全国高等职业教育预防医学专业规划教材

国家基本公共卫生服务规范

（供预防医学、公共卫生管理及相关专业使用）

主　编　王金勇

中国协和医科大学出版社

北　京

内容提要

本教材是"全国高等职业教育预防医学专业规划教材"之一，系根据本套教材的编写指导思想和原则要求，结合专业培养目标和本课程要求的教学目标编写而成，内容涵盖了0～6岁儿童健康管理、预防接种、孕产妇健康管理等内容。此外，本教材还增加了教学课件、思维导图、能力测试等数字资源，丰富了教材内容，增强了线上和线下教学的联动性，以提升学生学习的主动性和积极性。

本教材主要供预防医学、公共卫生管理及相关专业使用，也可作为基层公共卫生技能培训等项目的参考书。

图书在版编目（CIP）数据

国家基本公共卫生服务规范 / 王金勇主编. --北京：中国协和医科大学出版社，2024.7
（全国高等职业教育预防医学专业规划教材）
ISBN 978-7-5679-2380-5

Ⅰ. ①国…　Ⅱ. ①王…　Ⅲ. ①公共卫生－卫生服务－规范－中国－高等职业教育－教材
Ⅳ.①R199.2-65

中国国家版本馆CIP数据核字（2024）第085533号

主　　编	王金勇
策划编辑	沈紫薇
责任编辑	沈紫薇　张仟姗
封面设计	邱晓俐
责任校对	张　麓
责任印制	黄艳霞
出版发行	中国协和医科大学出版社

（北京市东城区东单三条9号　邮编100730　电话010-65260431）

网　　址	www.pumcp.com
印　　刷	涿州汇美亿浓印刷有限公司
开　　本	889mm×1194mm　　1/16
印　　张	12.5
字　　数	360千字
版　　次	2024年7月第1版
印　　次	2024年7月第1次印刷
定　　价	46.00元

全国高等职业教育预防医学专业规划教材建设指导委员会

编者名单

主　编　王金勇

副主编　李雁楠　肖　竹

编　者（按姓氏笔画排序）

王金勇（重庆医药高等专科学校）

刘　超（山东第一医科大学第一附属医院）

刘瑾倩（重庆市江津区中心医院）

李雁楠（红河卫生职业学院）

杨　林（重庆医药高等专科学校附属第一医院）

肖　竹（长沙卫生职业学院）

何　丹（重庆医药高等专科学校附属第一医院）

鲁玉苗（大理大学）

慕华桥（重庆市妇幼保健院/重庆医科大学附属妇女儿童医院）

出版说明

随着我国公共卫生事业的发展和社会对公共卫生服务需求的增加，预防医学在保障人民健康、提高生活质量方面的作用日益突出。高等职业教育作为培养高素质预防医学人才的摇篮，承担着重要的使命与责任。在国家教育改革的引领下，高等职业教育逐渐向现代化、职业化和信息化发展，对教材编写提出了更高要求。

本套教材是以实践科学发展观为指导思想，以服务教学、指导教学、规范教学、适应我国医学教育改革为宗旨，立足高等职业教育教学实际，以胜任能力培养为目标，使课程设置与理论实践紧密衔接，突出教材内容的实用性、先进性、科学性和通用性。本套教材为新形态教材，具体体现为：体现教育改革精神与职业教育特色；注重产教融合，突出实践教学；以实际操作技能为导向，融入新技术、新方法；融合思政，强化价值引领；以学生为中心，丰富模块设计；纸质教材与数字教材融合；教材编写在贯彻职业教育理念的同时，亦充分体现现代化的教育思想和方法，以全面提升学生的创新精神、人文素养、胜任能力等综合素质，培养适应医疗卫生体制改革的复合型和应用型人才。

同时，本套教材的编写遵循教材编写的基本规律，秉持"三基、五性、三特定"的原则，注重基础理论、基本知识和基本技能的培养，内容深度和广度适应全国高等职业教育的需求。教材编写以预防医学专业的培养目标为导向，着重培养学生的职业技能，满足职业岗位需求、学生学习需求和社会需求。教材内容涵盖了预防医学领域工作岗位所需的知识、技能和素质，帮助学生全面理解工作岗位，培养科学的临床思维和学习方法，以满足社会对学生知识和技能的要求，强调培养学生的创新能力、信息获取技能和终身学习能力，确保教材的启发性。在编写过程中，我们充分考虑到高等职业教育的多样性，确保教材既能适应不同院校的需求，又能满足学生毕业时的知识和技能要求。

本套教材涵盖流行病学、传染病学、卫生统计学等10门课程，定位清晰、特色鲜明，具有以下特点。

一、体现教育改革精神与职业教育特色

本套教材强调实际操作和技能培训，注重培养学生的职业素养和实际工作能力。内容贴近职业实践，力求使学生能够顺利进入职业领域，成为胜任基层医疗机构或预防医学相关岗位的高级技术型专业人才。编写过程中，我们注重教材内容与实际工作岗位匹配，确保教材内容符合基层实际工作的需求。

二、注重产教融合，突出实践教学

高等职业教育强调产教深度融合，创新培养模式，这是职业教育的重要发展方向。本套教材的建设始终把提高人才培养质量放在首位，密切联系实际，突出实践教学，将专业内容设置与行业需求对接；推动教学与行业技术发展同步，使课程内容与职业标准对接；完善职业教育教学过程机制，使教学过程与实际工作过程对接。

三、以学生为中心，丰富模块设计

考虑到职业教育学生的年龄和学习特点，本套教材的模块设置丰富多样，包括案例导入、思维导图、执考知识点总结、习题等模块。这种结构不仅有助于学生理解和记忆知识点，还能提高学生的学习兴趣和效果。每个模块设计精细，既有理论讲解，又有实践应用，旨在全面提升学生的综合素质。

四、贴合公共卫生执业助理医师资格考试

为了帮助学生更好地应对公共卫生执业助理医师资格考试，本套教材对比了2019版和2024版考纲，将最新考纲的变化细致拆解到各章中，方便学生掌握最新的考试要求。这一设计使教材更具针对性和实用性，帮助学生高效备考，提升考试通过率。

五、纸数融合，丰富学习体验

本套教材采用纸数融合的形式出版，即在纸质教材内容之上，配套提供数字化资源。通过思维导图、课件等多种媒体形式强化内容呈现，丰富教学资源。读者可以直接扫描书中二维码，阅读与教材内容相关联的课程资源，从而丰富学习体验，使学习更加便捷。这种创新的学习方式，不仅提高了教学效果，也提升了学生的学习积极性和主动性。

希望本套教材的出版，能够推动高质量预防医学专业人才的培养，促进我国预防医学学科或领域的教材建设与教育发展，为我国公共卫生事业的发展和人民健康的保障作出积极贡献。

前言

习近平总书记在党的二十大报告中指出"推进健康中国建设"。为人民群众提供全方位、全周期健康服务，是中国式现代化的民生福祉要求。本教材以《国家基本公共卫生服务规范（第三版）》（2017年）为指南，根据全国高等职业教育预防医学专业培养目标和主要就业方向及职业能力要求，按照本套教材编写指导思想和原则要求，结合本课程教学目标，由专家悉心编写而成。

本教材系预防医学专业核心课程教材，本课程的学习旨在为从事基层基本公共卫生服务奠定技能基础。本教材的主要内容包括绪论、城乡居民健康档案建立及管理、健康教育、0～6岁儿童健康管理、预防接种、孕产妇健康管理、老年人健康管理、高血压患者健康管理、糖尿病患者健康管理、严重精神障碍患者健康管理、肺结核患者健康管理、传染病及突发公共卫生事件报告和处理、中医药健康管理、卫生计生监督协管以及国家基本公共卫生服务项目绩效评价十五章内容。

"没有全民健康，就没有全面小康"，把保障人民健康放在优先发展的战略位置，是中国式现代化道路的重要特征。结合十几年的基本公共卫生服务项目实施情况，本教材重点内容是强化基层基本公共卫生服务项目服务规范，提高服务质量，助力人群健康水平。

本教材主要供预防医学、公共卫生管理及相关专业使用，也可作为基层公共卫生技能培训等项目的参考书。

为了保证本教材的编写质量，出版社遴选了数名来自全国高等医学院校教学一线及医院临床一线的专家作为编者，他们在教学、临床及科研方面都有着丰富的理论知识和实践经验，为本教材的编写付出了辛勤的努力。教材编写分工如下：第一章王金勇、李雁楠；第二、十四章慕华桥；第三章王金勇；第四、五、六章何丹、王金勇；第七章杨林、王金勇；第八章李雁楠、鲁玉苗；第九章王金勇、鲁玉苗、刘超；第十、十三章刘瑾倩、慕华桥；第十一、十二章肖竹、王金勇；第十五章李雁楠。

由于编写水平有限，书中难免存在疏漏和不足之处，望各位同仁和广大读者批评指正。

编　者

2024年4月

目录

第一章 绪 论

案例导入

【案例】

为了深入学习贯彻党的二十大精神，根据群众需求和当前服务实际，国家卫生健康委办公厅特制定2023—2025年基层医疗卫生机构便民惠民服务举措，并于2023年8月4日印发给各省、自治区、直辖市及新疆生产建设兵团卫生健康委。

基层医疗卫生机构便民惠民服务举措一共十项，包括预约号源向基层下沉，推进中高级职称医师值守门诊，方便居民配药开药，加强与签约居民的联系，深化"一老一小"健康管理服务，延长城市社区门诊服务时间，推行"先诊疗、后结算"，提供周末疫苗接种，为糖尿病、高脂血症、高血压等慢性病患者提供运动、饮食处方或建议，改善就医服务环境。

以"提供周末疫苗接种"服务为例，据人民日报记者杨彦帆1月11日（2024年）电：北京市卫生健康委公布2023年周末提供疫苗接种29.2万人次。根据乌鲁木齐市人民政府2023年10月23日发布的乌鲁木齐要闻，天山区、水磨沟区、沙依巴克区等多家社区卫生服务中心也开展周六、周日正常疫苗接种服务，满足辖区学生、上班族的疫苗接种需求。2023年11月23日，从新华网重庆频道获悉：重庆高新区也推出预约周末疫苗接种服务，旨在更方便上班上学的人群，为居民就近获得健康提供便利。通过周末接种服务，解决了特殊人群的健康需求，提升了群众健康的获得感，也加深了对基本公共服务项目的认识。

【问题】

1. 请问基层医疗服务的意义是什么？
2. 请问提供基本公共卫生服务的主体是什么？

核心知识拆解

一、国家基本公共卫生服务概述

（一）基本公共卫生服务

基本公共卫生服务是由社区卫生服务中心（站）、乡镇卫生院、村卫生室等城乡基层医疗卫生机构负责组织实施的，面向全体居民的、免费的、以预防和控制疾病为主要目的的、最基本的公共卫生干预措施。

凡是具有中国国籍的公民，无论是城市或农村、户籍或非户籍的常住人口，都能享受国家基本公共卫生服务。

（二）国家基本公共卫生服务项目

国家基本公共卫生服务项目是针对我国当前城乡居民存在的主要健康问题，以儿童、孕产妇、老年人、慢性病患者、肺结核患者和严重精神障碍患者为重点服务人群，由乡镇卫生院、村卫生室和社区卫生服务中心（站）主要负责组织实施的、面向全体居民的、最基本的、免费的公共卫生服务项目。

自2009年启动以来，国家基本公共卫生服务项目在基层医疗卫生机构得到了普遍开展，取得了一定成效。目前，国家基本公共卫生服务项目共开展12项服务内容。

1. 面向全体人群的服务项目 包括居民健康档案建立与管理、健康教育、传染病及突发公共卫生事件报告和处理、卫生计生监督协管、预防接种、中医药健康管理。

2. 面向重点人群的服务项目 包括0～6岁儿童健康管理、孕产妇健康管理、老年人健康管理。

3. 面向重点患病人群的服务项目 包括慢性病患者健康管理（包括高血压患者健康管理和2型糖尿病患者健康管理）、严重精神障碍患者管理、肺结核患者健康管理。

二、实施国家基本公共卫生服务项目的目的和意义

（一）目的

通过对城乡居民健康问题实施干预措施，减少主要健康危险因素，有效预防和控制主要传染病及慢性病，提高公共卫生服务和突发公共卫生事件应急处置能力，使城乡居民逐步享有卫生服务均等化，进而促进社会公平、健康公平，提高人群健康水平。

（二）意义

1. 实施国家基本公共卫生服务项目是我国政府为实现人人享有基本医疗卫生服务目标，促进基本公共卫生服务逐步均等化的重要内容。初级卫生保健（Primary Health Care，PHC）指最基本的、人人都能得到的、体现社会平等权利的、人民群众和政府都能负担得起的卫生保健服务，其核心理念是全民健康覆盖。联合国于2000年提出"千年发展目标"、2015年提出"可持续发展目标"，指出"人人享有基本医疗保健"的核心内涵以"基本药物全民可及"和"全民健康覆盖"等形式表现。2018年，《阿斯塔纳宣言》加强各自的初级卫生保健系统，是走向全民健康覆盖的重要一步。国家基本公共卫生服

务项目正是实现"人人享有卫生保健",迈向"全民健康"的中国实践。国家基本公共卫生服务项目由政府出资,通过项目实施,为居民免费提供必要的基础性公共卫生服务,满足城乡居民的基本需求;以基层卫生机构作为"网底",建立守护全民健康的第一道屏障,在服务人群上实现全民覆盖;以按人头拨付经费的方式,由政府买单,免费向居民提供基本的服务,体现了筹资保障的全覆盖和均等化。通过实施国家基本公共卫生服务项目,有利于提高居民对公共卫生服务的可及性,有利于逐步缩小城乡、地区和人群之间的健康和卫生服务差距。

2. 国家基本公共卫生服务项目是实现健康中国战略、增进人民健康、实现卫生公平的重大举措。习近平总书记在2016年8月举行的全国卫生与健康大会上指出,"新形势下,我国卫生与健康工作方针是:以基层为重点,以改革创新为动力,预防为主,中西医并重,将健康融入所有政策,人民共建共享"。而后,中共中央、国务院印发了《"健康中国2030"规划纲要》,国务院印发了《国务院关于实施健康中国行动的意见》,提出了健康中国建设的目标和任务,强调以人民健康为中心,坚持预防为主,全方位、全周期保障人民健康。国家基本公共卫生服务项目通过保基本、强基层、建机制,实现覆盖全人群、全生命周期的健康教育与健康管理服务,充分体现了预防为主、防治结合的理念;通过对重点人群健康问题的"早发现、早诊断"和分级转诊、健康指导等,促进了居民健康意识的提高,引导公民形成自主自律、健康的生活方式,营造了热爱健康、追求健康、促进健康的社会氛围,为健康中国战略核心目标的实现提供了有效路径。

3. 国家基本公共卫生服务项目是我国公共卫生制度建设的重要组成部分,在我国深化医疗体制改革中发挥重要作用。为城乡居民免费提供基本公共卫生服务,是我国政府坚持以人为本、落实预防为主卫生工作方针的具体体现,也是我国公共卫生领域的一项长期的、基础性的制度安排。国家基本公共卫生服务项目作为覆盖面广、实效性强的医改措施,推动了基层卫生服务机构的服务模式从"以疾病为中心、以治疗为主"向"以健康为中心,以预防为主、防治结合"转变,强化了以基层医疗卫生服务网络为基础的医疗服务体系的公共卫生服务功能和内涵,进一步推动了覆盖城乡居民的基本医疗卫生制度建设与改革。

三、公共卫生服务的发展史

(一)国外公共卫生服务的进展

现代公共卫生始于英国。18世纪60年代,产业革命带来了生产力的提高与经济繁荣,但人口集中,生活环境卫生条件差也为传染病的肆虐提供了基础条件,于是英国于19世纪40年代兴起了公共卫生改革运动。1848年英国议会通过了人类历史上第一个现代公共卫生法即1848年《公共卫生法案》,明确规定政府必须设立国家和地方卫生委员会,并逐步构建出一套以地方政府为核心,辅以中央政府监督引导的公共卫生管理制度。到19世纪末,公共卫生改革运动已经传遍欧洲并初见成效。通过有组织地开展污水和垃圾处理,供给清洁水源和改善环境卫生,传染病的流行明显减少。之后,细菌学、免疫学和现代药物学的最新进展应用到公共卫生领域,为现代公共卫生的发展提供了强大的武器。随着预防接种、抗生素的使用,以及营养改善和整体生活水平的提高,欧洲和美国传染病的发病率与死亡率大幅下降,人均期望寿命显著增长。

与英国相似,美国现代公共卫生也始于地方政府对工业化带来高死亡率和传染病流行的应对。自18世纪末,美国为了抑制天花、黑死病、黄热病等传染病,在波士顿等地设立了负责监督和执行隔离原则的委员会,但直到1850年,才提出城市或州有责任改善公共卫生条件。1872年,美国公共卫生协会成立,不断促进联邦、州和地方政府开展必要的公共卫生行动。

（二）我国公共卫生服务的发展历史和现状

现代公共卫生在我国起始于1910年伍连德主导的东三省鼠疫防治行动，我国的公共卫生发展史先后经历了建立期、调整期、发展期和改革期四个阶段，至今仍在不断探索与奋进中。

1. 我国公共卫生的建立期（1949—1978年） 新中国成立之初，我国的公共卫生体系十分薄弱。专业卫生防疫人员数量稀少，医疗资源短缺，民众卫生意识淡薄，传染病、地方病横行，居民健康水平极为低下。1949年11月，我国成立中央人民政府卫生部，标志着卫生防疫组织步入正规化。通过建立中央防疫总队和地方防疫队，创立了县、市、乡三级农村基层卫生防疫体系，成立了鼠疫、血吸虫病、结核病等专项疾病防治机构，从而构建了从中央到地方纵向的公共卫生防疫体系。1950—1953年，卫生部召开了三届全国卫生会议，制定了"面向工农兵、预防为主、团结中西医，卫生工作与群众运动相结合"的卫生工作方针，并针对当时对民众健康危害最大的天花、鼠疫、霍乱等20多种传染病，领导广大人民群众开展大规模的"爱国卫生运动"。

为应对传染病广泛传播和医疗资源严重短缺的巨大挑战，"赤脚医生"出现了。他们为村民、家庭和村庄提供方便、经济和一体化的基本医疗卫生服务，是农村健康管理服务的主要提供者。1966年初春，赤脚村医覃祥官在当地党委的支持下，创造性地提出并实施了"合作医疗"模式。新中国第一个农村合作医疗试点——"长阳县乐园公社杜家村大队卫生室"正式挂牌成立。1978年，在阿拉木图召开的国际初级卫生保健会议上，以"县乡村三级医疗体系、农村合作医疗制度、赤脚医生"为法宝的"中国模式"得到与会成员的一致认可，作为"以最少投入获得了最大健康收益"的中国初级卫生保健模式，被世界卫生组织作为典范向发展中国家推荐。

2. 我国公共卫生的调整期（1978—2001年） 1978年至1982年，我国先后颁布了《中华人民共和国急性传染病管理条例》《全国卫生防疫站工作条例》《中华人民共和国食品卫生法（试行）》等法律法规。通过加强政策体系建设与完善，促进了卫生防疫体系、特别是卫生防疫站的恢复与发展。自20世纪80年代初加入世界卫生组织后，我国公共卫生的许多领域都与国际组织加强了联系，公共卫生工作逐步融入国际社会，与国际接轨；20世纪80年代中后期，我国先后引入和利用国际资金合作项目，开展疾病防治、农村妇幼卫生建设和卫生防疫机构建设，通过合作项目，使我国一些传染病的控制水平和效果，达到世界卫生组织规定的目标要求。

3. 我国公共卫生的发展期（2001—2009年） 2002年，在中国预防医学科学院、卫生部工业卫生实验所、中国健康教育研究所、中国农村改水技术中心的基础上，组建成立了中国疾病预防控制中心（Chinese Center for Disease Control and Prevention，CCDC）。经过几年不懈的努力，我国公共卫生专业人才队伍不断壮大；传染病网络直报系统基本建立并投入使用，硬件实力有了极大的提升；还相继颁布了一系列有关突发公共卫生、食品安全、动物疫情的应急预案和法律法规，为长期的机制建设奠定了基础。

4. 我国公共卫生的改革期（2009年至今） 我国政府于2009年启动了新一轮的医药卫生体制改革。新医改强调基本公共卫生服务的可及性建设，大力推行以城乡均等化、公益化为宗旨的覆盖城乡居民的国家基本公共卫生服务项目。疾病预防控制机构的营利性项目逐步被取消，公共卫生的服务性和公益性日益凸显。为更好地管理和规范基本公共卫生服务，国家卫健委分别于2009年、2011年和2017年发布了三版《国家基本公共卫生服务规范》。基本公共卫生服务项目内容也从2009年的9大类22项增加至2021年的12大类41项。基本公共卫生服务项目人均财政补助标准由2009年的15元提高到2024年的94元。除了对全民开展的基本公共卫生服务项目外，针对部分传染病、地方病等重大疾病和主要健康危险因素，我国还设立实施了结核病、艾滋病等重大疾病防控、农村孕产妇住院分娩补助、农村新生儿疾病筛查、农村改水改厕等重大公共卫生服务项目。通过各类卫生服务项目的实施，我国居民的健康水平有了大幅提升。2020年6月，《中华人民共和国基本医疗卫生与健康促进法》开始实施，进一步明确了基层医疗卫生机构在医疗卫生体系中的基础地位，标志着以"健康中国战略"为顶层设计，以《"健康中国2030"规划纲要》为行动纲领，以"健康中国行动"为推进抓手的国民健康保护体系全面形成。2023年12月，国家中医药管理局发布《关于深化中医馆建设 加强中医医师配备的通知》，要求加快推进中医馆建设全覆盖，明确到2025年实现全部社区卫生服务中心和乡镇卫生院设置中医馆、配备中医医师。2024年全国基层卫生健康工作会议提出，各级卫生健康行政部门要围绕"县级强，乡级活，村级稳，上下联，信息通"目标，全力推进基层卫生健康工作高质量发展，要做实服务、方便群众利用服务、发挥非药物疗法的作用、促进医防协同、医防融合，持续提高基本公共卫生服务保障水平，更好服务城乡居民健康。

四、我国基本公共卫生服务面临的挑战

我国的公共卫生事业在过去几十年取得了巨大的进展，基本公共卫生服务初见成效。但面对社会发展的新形势、新变化，仍存在诸多困难与挑战。

1. 部分服务内容与居民需求不相适应，地区间服务质量存在差异。部分基本公共卫生服务项目，如卫生监督协管与居民的直接需求存在差距，居民参与的积极性和获得感较低。城乡发展不平衡导致城市居民和农村居民对相同的服务项目的接受度和积极性存在较大差异。严重精神障碍患者管理等项目与基层医疗卫生机构的服务能力不相符，基层医疗卫生机构在执行上存在困难。由于各地区人员能力、管理水平、管理手段等方面存在的差异，目前各地区在基本公共卫生服务质量方面也存在一定差异，且部分地区在项目实施过程中还存在服务质量不到位的情况。

2. 基层公共卫生人员队伍建设难以满足国家基本公共卫生服务项目增加的需求。基层医疗卫生机构作为国家基本公共卫生服务的提供方，长期以来都存在人员数量少的问题。面对国家基本公共卫生服务项目内容与任务量的不断增加，基层公共卫生服务人员，特别是村医的工作量日益加重。

3. 信息化建设与利用程度有待进一步提高。部分地区信息化建设落后，基本公共卫生服务信息系统功能仅限于信息记录和存储，缺乏在线监管、考核和统计分析等精细化管理功能，未充分发挥信息系统对基本公共卫生服务质量和效率的提升作用。同时，部分地区基本公共卫生服务系统与其他区域及医疗、医保等其他机构的工作系统未能实现互联互通，不仅在各系统对相同信息的重复采集中造成人力资源浪费，也制约了各部门之间的信息共享和利用。

4. 基本公共卫生服务机构多处于孤军作战，其他部门作用有限。目前，基本公共卫生服务的实施仍由卫生部门主要负责，如交通、农业、土地使用、房产、公共安全和教育等其他机构或部门，在国家基本公共卫生服务项目的开展过程中并未充分发挥其"将健康融入所有政策"的应有作用，多部门之间的合作有限。

知识拓展

影响世界的"中国公共卫生之父"——陈志潜

陈志潜（1903—2000）四川成都人，公共卫生学家、医学教育家，中国基层卫生保健先驱、社区医学创始人和现代健康教育奠基人。他为中国公共卫生事业的开创和建设鞠躬尽瘁，被誉为"中国公共卫生之父"。

在陈志潜的童年时期，他的亲人相继因病离世。12岁时，他本人罹患疟疾，家人心急如焚，却不知该如何治疗。14岁时，他带久病不愈的继母到法国驻成都领事馆求医问诊。医生使用了温度计、听诊器、血压计等新鲜物件，这给陈志潜留下了深刻印象。从那时起，他决心成为一名现代医生。之后，陈志潜考入北京协和医学院并与公共卫生学结缘。

1932年，陈志潜来到定县。他领导构建起后来被学界称作"定县模式"的"区（县）—乡—村"三级医疗卫生保健网。陈志潜用英文撰写了 *Medicine in Rural China: A Personal Account*（《中国农村医学：我的回忆》）一书，记述他的个人经历，以及他对中国农村公共卫生事业的研究、思考与实践，并在20世纪80年代末出版。兰安生之子格兰特，为本书作序，向全世界说明，"定县模式"的"基本工作思想"不仅长期有效，而且应被国际社会尽快接受和采纳。

资料来源：姚建红、王辰. 姚建红、王辰在光明日报发表署名文章：医者初心 卓越为民——纪念中国农村公共卫生事业开创者陈志潜. https://www.pumc.edu.cn/yxbd/a56a4f14a87344eebb9d1023ce3d0631.htm.

本章小结

教学课件

拓展练习及参考答案

（王金勇　李雁楠）

第二章　城乡居民健康档案建立及管理

素质目标：培养良好的职业道德，形成依法执业意识，在执业活动中能依法维护居民健康档案的运转和保存，保护个人隐私，维护社会公众信息安全与健康权益。

知识目标：掌握居民健康档案的概念、目的；熟悉服务对象、服务内容；了解各项健康档案管理表格填写细则。

能力目标：具备正确填写居民健康档案的能力。

案例导入

【案例】

王大爷，68岁，因近几月持续性消瘦，于上月在某市某医学院第一附属医院首次确诊为2型糖尿病。经医院治疗后，王大爷在医院开了一段时期的降糖药后出院，在家期间遵医嘱定时服用降糖药。这个月他来到社区医院进行糖尿病的首次随诊。

【问题】

1. 作为一名社区医务人员，应该采用哪些表格记录他哪些方面的信息？
2. 基本诊疗完成后，还应采取哪些后续措施？

核心知识拆解

一、背景

以问题为导向的健康档案记录方式（problem oriented medical record，POMR）是1968年由美国的Weed等首先提出来的，要求医生在医疗服务中采用以个体健康问题为导向的记录方式。已成为世界上许多国家和地区建立居民健康档案的基本方法。

2022年1月，国家卫生健康委印发"十四五"卫生健康标准化工作规划，提出健全卫生健康信息标准体系，完善基础类、数据类、应用类、技术类、管理类、安全与隐私类6类信息标准的制定，聚焦以居民电子健康档案为核心的区域全民健康信息化和以电子病历为核心的医院信息化两大重点业务标准。

二、定义

居民健康档案是医疗卫生机构为城乡居民提供医疗卫生服务过程中的规范记录，是以居民个人健康为核心、贯穿整个生命过程、涵盖各种健康相关因素的系统化文件记录，是实现信息多渠道动态收集、满足居民自身需要和健康管理的信息资源，也是开展居民健康管理服务、实现高效开展医疗卫生保健服务的前提和基础。

三、目的

建立健全居民健康档案在居民基本医疗、公共卫生、卫生管理等领域的应用，主要包括以下几个方面。

（一）居民健康服务

1. 根据居民健康档案，医务人员可以了解居民的健康状况，做出基本健康评价，并进行针对性的健康指导。

2. 居民健康档案具有系统性以及连续记录的特征。通过查看健康档案信息，医务人员可以系统地了解居民在不同阶段的健康状况与动态变化、存在的健康危险因素、所患疾病的诊治情况及病情变化，从而对居民的健康状况做出综合评估，采取相应的措施，更好地促进健康、控制疾病的发生发展。

（二）医疗卫生管理

1. 居民健康档案可有利于在基层医疗机构与上级医院之间实现分级诊疗、双向转诊，减少重复检查，降低医疗费用，缓解"看病贵、看病难"的问题。

2. 医疗质量和医疗效率指标统计的重要数据来源。

（三）公共卫生与医学科学研究

居民健康档案可为个人健康状况相关因素分析、流行病学（疾病地域分布、年龄分布、个人生活史、遗传史等）分析、疾病转归相关因素分析等与个人健康、疾病转归等公共卫生与医学科学研究提供重要数据来源。

四、服务对象

居民健康档案服务对象为各辖区内常住居民（居住半年以上的户籍及非户籍居民），其中以 0 ～ 6 岁儿童、孕产妇、老年人以及慢性病、严重精神障碍、肺结核患者等人群为服务重点。

五、服务内容

居民健康档案内容主要包括个人基本信息、健康体检记录、重点人群健康管理记录和其他医疗卫生服务记录共 4 个方面内容。

（一）个人基本情况

包括姓名、性别等基础信息和既往史、家族史等基本健康信息。

（二）健康体检记录

包括一般健康检查、生活方式、健康状况及其疾病用药情况、健康评价等。

（三）重点人群健康管理记录

包括国家基本公共卫生服务项目要求的0～6岁儿童、孕产妇、老年人、慢性病、严重精神障碍和肺结核患者等各类重点人群的健康管理记录。

（四）其他医疗卫生服务记录

包括上述记录之外的其他接诊、转诊、会诊记录等。

六、服务要求

（一）明确各级职责

乡镇卫生院、村卫生室、社区卫生服务中心（站）负责首次建立居民健康档案、更新信息、保存档案；其他医疗卫生机构负责将相关医疗卫生服务信息及时汇总、更新至健康档案；各级卫生计生行政部门负责健康档案的监督与管理。

（二）自愿原则，信息安全

健康档案的建立要遵循居民自愿与科学引导相结合的原则，在使用过程中要注意保护服务对象的个人隐私数据安全与信息系统的数据安全。

（三）动态更新

乡镇卫生院、村卫生室、社区卫生服务中心（站）应通过多种信息采集方式建立居民健康档案，及时更新健康档案信息。已建立电子健康档案的地区应保证居民接受医疗卫生服务的信息能汇总到电子健康档案中，保持资料的连续性。

（四）统一编码

统一为居民健康档案进行编码，采用17位编码制，以国家统一的行政区划编码为基础，以村（居）委会为单位，编制居民健康档案唯一编码。同时将建档居民的身份证号作为身份识别码，为在信息平台上实现资源共享奠定基础。

（五）妥善记录保存

按照国家有关专项服务规范要求记录相关内容，记录内容应齐全完整、真实准确、书写规范、基础内容无缺失。各类检查报告单据和转、会诊的相关记录应粘贴留存归档，如果服务对象需要可提供副本。已建立电子版化验和检查报告单据的机构，化验及检查的报告单据交居民留存。

（六）档案库管理

健康档案管理要具有必需的档案保管设施设备，按照防盗、防晒、防高温、防火、防潮、防尘、防鼠和防虫等要求妥善保管健康档案，指定专（兼）职人员负责健康档案管理工作，保证健康档案完整、安全。电子健康档案应有专（兼）职人员维护。

（七）中医应用

积极应用中医药方法为居民提供健康服务，记录相关信息纳入健康档案管理。

（八）统一标准，互联互通

电子健康档案在建立完善、信息系统开发、信息传输全过程中应遵循国家统一的相关数据标准与规范。电子健康档案信息系统应与新农合、城镇基本医疗保险等医疗保障系统相衔接，逐步实现健康管理数据与医疗信息以及各医疗卫生机构间数据互联互通，实现居民跨机构、跨地域就医行为的信息共享。

（九）跨平台整合

对于同一个居民患有多种疾病的，其随访服务记录表可以通过电子健康档案实现信息整合，避免重复询问和录入。

七、工作评价指标

居民健康档案的开展和建立工作评价指标主要包括健康档案建档率、电子健康档案建档率、健康档案使用率3个指标，计算方式如下。

1. 健康档案建档率＝建档人数/辖区内常住居民数×100%。注：建档指完成健康档案封面和个人基本信息表，其中0～6岁儿童不需要填写个人基本信息表，其基本信息填写在"新生儿家庭访视记录表"上。

2. 电子健康档案建档率＝建立电子健康档案人数/辖区内常住居民数×100%。

3. 健康档案使用率＝档案中有动态记录的档案份数/档案总份数×100%。注：有动态记录的档案是指1年内与患者的医疗记录相关联和（或）有符合对应服务规范要求的相关服务记录的健康档案。

八、填写总则

（一）基本要求

1. 档案填写一律用钢笔或圆珠笔，不得用铅笔或红色笔书写。字迹要清楚，书写要工整。数字或代码一律用阿拉伯数字书写。数字和编码不要填出格外，如果数字填错，用双横线将整笔数码划去，并在原数码上方工整填写正确的数码，切勿在原数码上涂改。

2. 在居民健康档案的各种记录表中，凡有备选答案的项目，应在该项目栏的"□"内填写与相应答案选项编号对应的数字，如性别为男，应在性别栏"□"内填写与"1男"对应的数字1，对于选择备选答案中"其他"或者是"异常"这一选项者，应在该选项留出的空白处用文字填写相应内容，并在项目栏的"□"内填写与"其他"或者是"异常"选项编号对应的数字，如填写"个人基本信息表"

中的既往疾病史时，若该居民曾患有"腰椎间盘突出症"，则在该项目中应选择"其他"，既要在"其他"选项后写明"腰椎间盘突出症"，同时在项目栏"□"内填写数字13，对各类表单中没有备选答案的项目用文字或数据在相应的横线上或方框内据情填写。

3．在为居民提供诊疗服务过程中，涉及疾病诊断名称时，疾病名称应遵循国际疾病分类标准ICD-10填写，涉及疾病中医诊断病名及辨证分型时，应遵循《中医病证分类与代码》（GB/T15657-1995，TCD）。

4．其他各类表单中涉及的日期类项目，如体检日期、访视日期、会诊日期等，按照年（4位）、月（2位）、日（2位）顺序填写。

（二）居民健康档案编码

统一为居民健康档案进行编码，采用17位编码制，以国家统一的行政区划编码为基础，村（居）委会为单位，编制居民健康档案唯一编码。同时将建档居民的身份证号作为统一的身份识别码，为在信息平台下实现资源共享奠定基础。

第一段为6位数字，表示县及县以上的行政区划，统一使用《中华人民共和国行政区划代码》（GB2260）；

第二段为3位数字，表示乡镇（街道）级行政区划，按照国家标准《县以下行政区划代码编码规则》（GB/T10114-2003）编制；

第三段为3位数字，表示村（居）民委员会等，具体划分为：001～099表示居委会，101～199表示村委会，901～999表示其他组织；

第四段为5位数字，表示居民个人序号，由建档机构根据建档顺序编制。

在填写健康档案的其他表格时，必须填写居民健康档案编号，但只需填写后8位编码。

（三）各类检查报告单据及转诊记录粘贴

服务对象在健康体检、就诊、会诊时所做的各种化验及检查的报告单据，都应该粘贴留存归档。可以有序地粘贴在相应健康体检表、接诊记录表、会诊记录表的后面。双向转诊（转出）单存根与双向转诊（回转）单可另页粘贴，附在相应位置上与本人健康档案一并归档。

（四）个人基本信息表（表2-1）填写要求

1．本表用于居民首次建立健康档案时填写。如果居民的个人信息有所变动，可在原条目处修改，并注明修改时间或重新填写。若失访，在空白处写明失访原因；若死亡，写明死亡日期和死亡原因。若迁出，记录迁往地点基本情况、档案交接记录。0～6岁儿童无须填写该表。

2．**性别** 按照国标分为男、女、未知的性别及未说明的性别。

3．**出生日期** 根据居民身份证的出生日期，按照年（4位）、月（2位）、日（2位）顺序填写，如19490101。

4．**工作单位** 应填写目前所在工作单位的全称。离退休者填写最后工作单位的全称，下岗待业或无工作经历者需具体注明。

5．**联系人姓名** 填写与建档对象关系紧密的亲友姓名。

6．**民族** 少数民族应填写全称，如彝族、回族等。

7．**血型** 在前一个"□"内填写与ABO血型对应编号的数字；在后一个"□"内填写与"RH"血型对应编号的数字。

8．**文化程度** 指截至建档时间，本人接受国内外教育所取得的最高学历或现有水平所相当的学历。

9. 药物过敏史 表中药物过敏主要列出青霉素、磺胺或者链霉素过敏，如有其他药物过敏，请在其他栏中写明名称。

表2-1　个人基本信息表

姓名：　　　　　　　　　　　　　　　　　　　　　　　　　编号□□□-□□□□□

性　别	1男 2女 9未说明的性别 0未知的性别　　　　　□	出生日期	□□□□ □□ □□
身份证号		工作单位	
本人电话		联系人姓名	联系人电话
常住类型	1户籍 2非户籍　　　　　□	民　族	01汉族 99少数民族＿＿＿＿＿□
血　型	1A型 2B型 3O型 4AB型 5不详/RH：1阴性 2阳性 3不详　　　　　□/□		
文化程度	1研究生 2大学本科 3大学专科和专科学校 4中等专业学校 5技工学校 6高中 7初中 8小学 9文盲或半文盲 10不详　　　　　□		
职　业	0国家机关、党群组织、企业、事业单位负责人 1专业技术人员 2办事人员和有关人员 3商业、服务业人员 4农、林、牧、渔、水利业生产人员 5生产、运输设备操作人员及有关人员 6军人 7不便分类的其他从业人员 8无职业　　　　　□		
婚姻状况	1未婚 2已婚 3丧偶 4离婚 5未说明的婚姻状况　　　　　□		
医疗费用支付方式	1城镇职工基本医疗保险 2城镇居民基本医疗保险 3新型农村合作医疗 4贫困救助 5商业医疗保险 6全公费 7全自费 8其他　　　　　□/□/□		
药物过敏史	1无 2青霉素 3磺胺 4链霉素 5其他　　　　　□/□/□/□		
暴露史	1无 2化学品 3毒物 4射线　　　　　□/□/□		
既往史	疾病	1无 2高血压 3糖尿病 4冠心病 5慢性阻塞性肺疾病 6恶性肿瘤＿＿＿7脑卒中 8严重精神障碍 9结核病 10肝炎 11其他法定传染病 12职业病＿＿＿13其他 □确诊时间 年 月/□ 确诊时间 年 月/□ 确诊时间 年 月 □确诊时间 年 月/□ 确诊时间 年 月/□ 确诊时间 年 月	
	手术	1无 2有：名称①＿＿＿时间＿＿/名称②＿＿＿时间＿＿　　　　　□	
	外伤	1无 2有：名称①＿＿＿时间＿＿/名称②＿＿＿时间＿＿　　　　　□	
	输血	1无 2有：原因①＿＿＿时间＿＿/原因②＿＿＿时间＿＿　　　　　□	
家族史	父　亲	□/□/□/□/□/□	母　亲　□/□/□/□/□/□
	兄弟姐妹	□/□/□/□/□/□	子　女　□/□/□/□/□/□
	1无 2高血压 3糖尿病 4冠心病 5慢性阻塞性肺疾病 6恶性肿瘤 7脑卒中 8严重精神障碍 9结核病 10肝炎 11先天畸形 12其他		
遗传病史	1无 2有：疾病名称＿＿＿＿＿＿＿＿＿＿＿＿＿＿　　　　　□		
残疾情况	1无残疾 2视力残疾 3听力残疾 4言语残疾 5肢体残疾 6智力残疾 7精神残疾 8其他残疾　　　　　□/□/□/□/□/□		
生活环境*	厨房排风设施	1无 2油烟机 3换气扇 4烟囱　　　　　□	
	燃料类型	1液化气 2煤 3天然气 4沼气 5柴火 6其他　　　　　□	
	饮水	1自来水 2经净化过滤的水 3井水 4河湖水 5塘水 6其他　　　　　□	
	厕所	1卫生厕所 2一格或二格粪池式 3马桶 4露天粪坑 5简易棚厕　　　　　□	
	禽畜栏	1无 2单设 3室内 4室外　　　　　□	

（五）健康体检表（表2-2）填写要求

1. 本表用于老年人、高血压、2型糖尿病和严重精神障碍患者等的年度健康检查。一般居民的健康检查可参考使用，肺结核患者、孕产妇和0～6岁儿童无须填写该表。

2. 表中带有*号的项目，在为一般居民建立健康档案时不作为免费检查项目，不同重点人群的免费检查项目按照各专项服务规范的具体说明和要求执行。对于不同的人群，完整的健康体检表指按照相应服务规范要求做完相关检查并记录的表格。

3. **一般状况** ①体重指数（BMI）＝体重（kg）/身高的平方（m²）。②老年人生活自理能力评估，65岁及以上老年人需填写此项。③老年人认知功能粗筛方法，告诉被检查者"我将要说三件物品的名称（如铅笔、卡车、书），请您立刻重复"，过1分钟后请其再次重复。如被检查者无法立即重复或1分钟后无法完整回忆三件物品名称为粗筛阳性，需进一步行"简易智力状态检查量表"检查。④老年人情感状态粗筛方法，询问被检查者"你经常感到伤心或抑郁吗"或"你的情绪怎么样"。如回答"是"或"我想不是十分好"，为粗筛阳性，需进一步行"老年抑郁量表"检查。

4. **生活方式** ①体育锻炼，指主动锻炼，即有意识地为强体健身而进行的活动。不包括因工作或其他需要而必需进行的活动，如为上班骑自行车、做强体力工作等。锻炼方式填写最常采用的具体锻炼方式。②吸烟情况，"从不吸烟者"不必填写"日吸烟量""开始吸烟年龄""戒烟年龄"等，已戒烟者填写戒烟前相关情况。③饮酒情况，"从不饮酒者"不必填写其他有关饮酒情况项目，已戒酒者填写戒酒前相关酒情况，"日饮酒量"折合成白酒量（啤酒/10＝白酒量，红酒/4＝白酒量，黄酒/5＝白酒量）。④职业暴露情况，指因患者职业原因造成的化学品、毒物或射线接触情况。如有，需填写具体化学品、毒物、射线名或填不详。⑤职业病危险因素接触史，指因患者职业原因造成的粉尘、放射物质、物理因素、化学物质的接触情况。如有，需填写具体粉尘、放射物质、物理因素、化学物质的名称或填不详。

5. **脏器功能**

（1）视力：填写采用对数视力表测量后的具体数值（五分记录），对佩戴眼镜者，可戴其平时所用眼镜测量矫正视力。

（2）听力：在被检查者耳旁轻声耳语"你叫什么名字"（注意检查时检查者的脸应在被检查者视线之外），判断被检查者听力状况。

（3）运动功能：请被检查者完成以下动作，"两手摸后脑勺""捡起这支笔""从椅子上站起，走几步，转身，坐下"。判断被检查者运动功能。

6. **查体** 如有异常请在横线上具体说明，如可触及的淋巴结部位、个数；心脏杂音描述；肝脾肋下触诊大小等。建议有条件的地区开展眼底检查，特别是针对高血压或糖尿病患者。

（1）眼底：如果有异常，具体描述异常结果。

（2）足背动脉搏动：糖尿病患者必须进行此项检查。

（3）乳腺：检查外观有无异常，有无异常泌乳及包块。

（4）妇科：①外阴，记录发育情况及婚产式（未婚、已婚未产或经产式），如有异常情况请具体描述。②阴道，记录是否通畅，黏膜情况，分泌物量、色、性状以及有无异味等。③宫颈，记录大小、质地，有无糜烂、撕裂、息肉、腺囊肿；有无接触性出血、举痛等。④宫体，记录位置、大小、质地、活动度；有无压痛等。⑤附件，记录有无块物、增厚或压痛；若扪及肿块，记录其位置、大小、质地、表面光滑与否、活动度、有无压痛以及与子宫及盆壁关系。左右两侧分别记录。

7. **辅助检查** 该项目根据各地实际情况及不同人群情况，有选择地开展。老年人、高血压、2型糖尿病和严重精神障碍患者的免费辅助检查项目按照各项规范要求执行。

（1）尿常规中的"尿蛋白、尿糖、尿酮体、尿潜血"可以填写定性检查结果，阴性填"-"，阳性根据检查结果填写"＋""＋＋""＋＋＋"或"＋＋＋＋"，也可以填写定量检查结果，定量结果需写明计量单位。

（2）大便潜血、肝功能、肾功能、胸部X线片、B超检查结果若有异常，请具体描述异常结果。其中B超写明检查的部位。65岁及以上老年人腹部B超为免费检查项目。

（3）其他：表中列出的检查项目以外的辅助检查结果填写在"其他"一栏。

8. 现存主要健康问题 指曾经出现或一直存在，并影响目前身体健康状况的疾病。可以多选。若有高血压、糖尿病等现患疾病或者新增的疾病需同时填写在个人基本信息表既往史一栏。

9. 住院治疗情况 指最近1年内的住院治疗情况。应逐项填写。日期填写年月，年份应写4位。如因慢性病急性发作或加重而住院/家庭病床，请特别说明。医疗机构名称应写全称。

10. 主要用药情况 对长期服药的慢性病患者了解其最近1年内的主要用药情况，西药填写化学名及商品名，中药填写药品名称或中药汤剂，用法、用量按医生医嘱填写。用法指给药途径，如口服、皮下注射等。用量指用药频次和剂量，如每日三次，每次5mg等。用药时间指在此时间段内一共服用此药的时间，单位为年、月或天。服药依从性是指对此药的依从情况，"规律"为按医嘱服药，"间断"为未按医嘱服药，频次或数量不足，"不服药"为医生开了处方，但患者未使用此药。

11. 非免疫规划预防接种史 填写最近1年内接种的疫苗的名称、接种日期和接种机构。

12. 健康评价 无异常是指无新发疾病、原有疾病控制良好无加重或进展，否则为有异常，填写具体异常情况，包括高血压、糖尿病、生活能力、情感筛查等身体和心理的异常情况。

13. 健康指导 纳入慢性病患者健康管理是指高血压、糖尿病、严重精神障碍患者等重点人群定期随访和健康体检。减体重的目标是指根据居民或患者的具体情况，制定下次体检之前需要减重的目标值。

表2-2 健康体检表

姓名：   编号□□□-□□□□□

体检日期	年　月　日		责任医生		
内容	检 查 项 目				
症状	1无症状　2头痛　3头晕　4心悸　5胸闷　6胸痛　7慢性咳嗽　8咳痰　9呼吸困难　10多饮 11多尿　12体重下降　13乏力　14关节肿痛　15视物模糊　16手脚麻木　17尿急　18尿痛 19便秘　20腹泻　21恶心呕吐　22眼花　23耳鸣　24乳房胀痛　25其他				
				□/□/□/□/□/□/□/□/□	
一般状况	体 温		℃	脉 率	次/分
	呼吸频率		次/分	血 压	左 侧 　/　mmHg
					右 侧 　/　mmHg
	身 高		cm	体 重	kg
	腰 围		cm	体质指数（BMI）	kg/m²
	老年人健康状态 自我评估*	1满意　2基本满意　3说不清楚　4不太满意　5不满意			□
	老年人生活自理 能力自我评估*	1可自理（0～3分）　2轻度依赖（4～8分） 3中度依赖（9～18分）　4不能自理（≥19分）			□
	老年人认知功能*	1粗筛阴性 2粗筛阳性，简易智力状态检查，总分			□
	老年人情感状态*	1粗筛阴性 2粗筛阳性，老年人抑郁评分检查，总分			□

生活方式	体育锻炼	锻炼频率	1 每天　2 每周一次以上　3 偶尔　4 不锻炼			□
		每次锻炼时间	分钟	坚持锻炼时间		年
		锻炼方式				
	饮食习惯		1 荤素均衡　2 荤食为主　3 素食为主　4 嗜盐　5 嗜油　6 嗜糖			□/□/□
	吸烟情况	吸烟状况	1 从不吸烟　2 已戒烟　3 吸烟			□
		日吸烟量	平均_____支			
		开始吸烟年龄	_____岁	戒烟年龄		_____岁
	饮酒情况	饮酒频率	1 从不　2 偶尔　3 经常　4 每天			□
		日饮酒量	平均_____两			
		是否戒酒	1 未戒酒　2 已戒酒，戒酒年龄:_____岁			□
		开始饮酒年龄	_____岁	近一年内是否曾醉酒	1 是　2 否	
		饮酒种类	1 白酒　2 啤酒　3 红酒　4 黄酒　5 其他			□/□/□/□
	职业病危害因素接触史		1 无　2 有（工种_____从业时间_____年） 毒物种类　粉尘_____　　　　防护措施　1 无　2 有 　　　　放射物质_____　　　防护措施　1 无　2 有 　　　　物理因素_____　　　防护措施　1 无　2 有 　　　　化学物质_____　　　防护措施　1 无　2 有 　　　　其他_____　　　　　防护措施　1 无　2 有			□ □ □ □ □ □
脏器功能	口腔		口唇　1 红润　2 苍白　3 发绀　4 皲裂　5 疱疹 齿列　1 正常　2 缺齿┼　3 龋齿┼　4 义齿（假牙）┼ 咽部　1 无充血　2 充血　3 淋巴滤泡增生			□ □/□/□ □
	视力		左眼_____右眼_____（矫正视力：左眼_____右眼_____）			
	听力		1 听见　2 听不清或无法听见			□
	运动功能		1 可顺利完成　2 无法独立完成任何一个动作			□
查体	眼底*		1 正常　2 异常			□
	皮肤		1 正常　2 潮红　3 苍白　4 发绀　5 黄染　6 色素沉着　7 其他			□
	巩膜		1 正常　2 黄染　3 充血　4 其他			□
	淋巴结		1 未触及　2 锁骨上　3 腋窝　4 其他			□
	肺		桶状胸:1 否　2 是			□
			呼吸音:1 正常　2 异常			□
			啰音:1 无　2 干啰音　3 湿啰音　4 其他			□
	心脏		心率:_____次/分　心律:1 齐　2 不齐　3 绝对不齐			□
			杂音:1 无　2 有			□
	腹部		压痛:1 无　2 有			□
			包块:1 无　2 有			□
			肝大:1 无　2 有			□
			脾大:1 无　2 有			□
			移动性浊音:1 无　2 有			□
	下肢水肿		1 无　2 单侧　3 双侧不对称　4 双侧对称			□
	足背动脉搏动*		1 未触及　2 触及双侧对称　3 触及左侧弱或消失　4 触及右侧弱或消失			□
	肛门指诊*		1 未及异常　2 触痛　3 包块　4 前列腺异常　5 其他			□

续　表

查体	乳　腺*		1 未见异常　2 乳房切除　3 异常泌乳　4 乳腺包块　5 其他	□/□/□/□
	妇科*	外阴	1 未见异常　2 异常	□
		阴道	1 未见异常　2 异常	□
		宫颈	1 未见异常　2 异常	□
		宫体	1 未见异常　2 异常	□
		附件	1 未见异常　2 异常	□
	其　他*			
辅助检查	血常规*		血红蛋白_____g/L 白细胞_____×10⁹/L 血小板_____×10⁹/L 其他_____	
	尿常规*		尿蛋白_____尿糖_____尿酮体_____尿潜血_____ 其他_____	
	空腹血糖*		_____mmol/L 或_____mg/dl	
	心电图*		1 正常　2 异常	□
	尿微量白蛋白*		_____mg/dl	
	大便潜血*		1 阴性　2 阳性	□
	糖化血红蛋白*		_____%	
	乙型肝炎表面抗原*		1 阴性　2 阳性	□
	肝功能*		血清谷丙转氨酶_____U/L　　血清谷草转氨酶_____U/L 白蛋白_____g/L　　　　总胆红素_____μmol/L 结合胆红素_____μmol/L	
	肾功能*		血清肌酐_____μmol/L　　血尿素_____mmol/L 血钾浓度_____mmol/L　　血钠浓度_____mmol/L	
	血　脂*		总胆固醇_____mmol/L　　甘油三酯_____mmol/L 血清低密度脂蛋白胆固醇_____mmol/L 血清高密度脂蛋白胆固醇_____mmol/L	
	胸部 X 线片*		1 正常　2 异常	□
	B　超*		腹部B超　1 正常　2 异常	□
			其他　1 正常　2 异常	□
	宫颈涂片*		1 正常　2 异常	□
	其　他*			
现存主要健康问题	脑血管疾病		1 未发现　2 缺血性卒中　3 脑出血　4 蛛网膜下腔出血　5 短暂性脑缺血发作	
			6 其他	□/□/□/□/□
	肾脏疾病		1 未发现　2 糖尿病肾病　3 肾衰竭　4 急性肾炎　5 慢性肾炎	
			6 其他	□/□/□/□/□
	心脏疾病		1 未发现　2 心肌梗死　3 心绞痛　4 冠状动脉血运重建　5 充血性心力衰竭	
			6 心前区疼痛　7 其他	□/□/□/□/□
	血管疾病		1 未发现　2 夹层动脉瘤　3 动脉闭塞性疾病　4 其他	□/□/□
	眼部疾病		1 未发现　2 视网膜出血或渗出　3 视乳头水肿　4 白内障	
			5 其他	□/□/□/□
	神经系统疾病		1 未发现　2 有	□
	其他系统疾病		1 未发现　2 有	□

住院治疗情况	住院史	入/出院日期	原 因	医疗机构名称	病案号
		/			
		/			
	家庭病床史	建/撤床日期	原 因	医疗机构名称	病案号
		/			
		/			

主要用药情况	药物名称	用 法	用 量	用药时间	服药依从性 1 规律 2 间断 3 不服药
	1				
	2				
	3				
	4				
	5				
	6				

非免疫规划预防接种史	名 称	接种日期	接种机构	
	1			
	2			
	3			

健康评价	1 体检无异常　　　　　　　　　　　　　　　　　　　　　　　　　　　　　　　　□ 2 有异常 异常 1 异常 2 异常 3 异常 4

健康指导	1 纳入慢性病患者健康管理 2 建议复查 3 建议转诊　　　　　　　　　　　□/□/□	危险因素控制：　　　　　　　　□/□/□/□/□/□/□ 1 戒烟　2 健康饮酒　3 饮食　4 锻炼 5 减体重（目标____kg） 6 建议接种疫苗 7 其他

知识拓展

　　迄今，我国已建立基本覆盖居民生命全过程的基本公共卫生服务，包括居民健康档案、健康教育、预防接种、0～6岁儿童健康管理、孕产妇健康管理、老年人健康管理、慢性病患者健康管理、严重精神障碍患者管理、肺结核患者健康管理、中医药健康管理、传染病和突发公共卫生事件报告和处理、卫生计生监督协管共12类服务项目。截至2016年底，全国居民电子健康档案建档率达76.9%，高血压、糖尿病患者健康管理人数分别达9023万人和2781万人。孕产妇和3岁以下儿童系统管理率分别达91.6%和91.1%，基本公共卫生服务覆盖率进一步提高。

本章小结

教学课件

拓展练习及参考答案

（慕华桥）

第三章 健康教育

案例导入

【案例】

王女士是一位烟民，每天都会抽一包烟。一直以来，王女士认为吸烟能缓解压力，使她感到更放松。但她在50岁时被确诊为心脏病。医生告诉她，吸烟是诱发心脏病的原因之一。尽管王女士的亲友对她吸烟的习惯表示担忧并试图帮助她戒烟，但她已无法摆脱这种习惯。最终，她因心脏病离世。

【问题】

1. 请列举吸烟带来的健康危害？
2. 请你拟定一个有关"烟草危害"的健康教育提纲。

核心知识拆解

一、健康教育的概述

健康教育是国家基本公共卫生服务中，面向全人群开展的免费服务项目，是以传播健康信息为主要措施，以改善对象的健康相关行为为目标，由基层医疗机构的相关人员计划、组织并实施的一系列与健康有关的干预活动，现已形成评价系统对其进行效果评价。健康教育以调查研究为前提，其最终目的是预防疾病、促进健康、提高生活质量。它是通过信息传播和行为干预，帮助个人和群体掌握卫生保健及相关知识，树立积极的健康观，合理利用资源，形成有利于健康行为和生活方式的教育活动与过程，消除或减轻影响健康的危险因素。健康教育着手解决目前主要影响人群健康的问题，具有投入低、产出高、效益佳的特点，是实现人人享有卫生保健的重要举措。常见的健康教育方式有健康教育宣传折页、宣传传单、宣传海报、宣传手册、宣传字画、宣传横幅、宣传视频及黑板报等。

二、健康教育服务规范

（一）服务对象

辖区内常住居民。

（二）服务内容

1. 健康教育内容

（1）宣传普及《中国公民健康素养——基本知识与技能（2015年版）》。配合有关部门开展公民健康素养促进行动。

（2）对青少年、妇女、老年人、残疾人、0～6岁儿童家长等人群进行健康教育。

（3）开展合理膳食、控制体重、适当运动、心理平衡、改善睡眠、限盐、控烟、限酒、科学就医、合理用药、戒毒等健康生活方式和可干预危险因素的健康教育。

（4）开展心脑血管、呼吸系统、内分泌系统、肿瘤、精神疾病等重点慢性非传染性疾病和结核病、肝炎、艾滋病等重点传染性疾病的健康教育。

（5）开展食品卫生、职业卫生、放射卫生、环境卫生、饮水卫生、学校卫生和计划生育等公共卫生问题的健康教育。

（6）开展突发公共卫生事件应急处置、防灾减灾、家庭急救等健康教育。

（7）宣传普及医疗卫生法律法规及相关政策。

（三）服务形式

1. 提供健康教育资料 ①发放印刷资料：印刷资料包括健康教育折页、健康教育处方和健康手册等。放置在乡镇卫生院、村卫生室、社区卫生服务中心（站）的候诊区、诊室、咨询台等处。每个机构每年提供不少于12种内容的印刷资料，并及时更新补充，保障使用。②播放音像资料：音像资料为视听传播资料，如VCD、DVD等各种影音视频资料。机构正常应诊的时间内，在乡镇卫生院、社区卫生服务中心门诊候诊区、观察室、健教室等场所或宣传活动现场播放。每个机构每年播放音像资料不少于6种。

2. 设置健康教育宣传栏 乡镇卫生院和社区卫生服务中心宣传栏不少于2个，村卫生室和社区卫生服务站宣传栏不少于1个，每个宣传栏的面积不少于2m²。宣传栏一般设置在机构的户外、健康教育室、候诊室、输液室或收费大厅的明显位置，宣传栏中心位置距地面1.5～1.6m高。每个机构每2个月最少更换1次健康教育宣传栏内容。

3. 开展公众健康咨询活动 利用各种健康主题日或针对辖区重点健康问题，开展健康咨询活动并发放宣传资料。每个乡镇卫生院、社区卫生服务中心每年至少开展9次公众健康咨询活动。

4. 举办健康知识讲座 定期举办健康知识讲座，引导居民学习、掌握健康知识及必要的健康技能，促进辖区内居民的身心健康。每个乡镇卫生院和社区卫生服务中心每月至少举办1次健康知识讲座，村卫生室和社区卫生服务站每两个月至少举办1次健康知识讲座。

5. 开展个体化健康教育 乡镇卫生院、村卫生室和社区卫生服务中心（站）的医务人员在提供门诊医疗、上门访视等医疗卫生服务时，要开展有针对性的个体化健康知识和健康技能的教育。

（四）服务流程（图3-1）

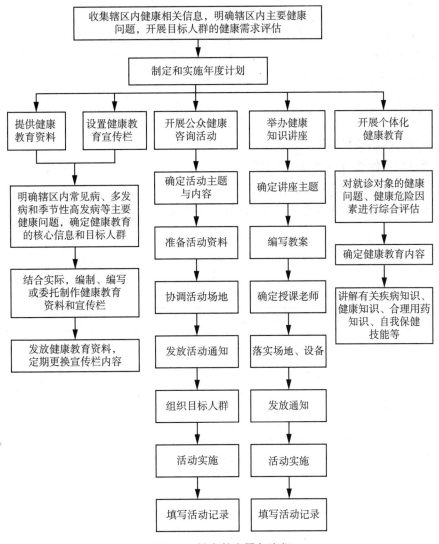

图3-1　健康教育服务流程

（五）服务要求

1. 乡镇卫生院和社区卫生服务中心应配备专（兼）职人员开展健康教育工作，每年接受健康教育专业知识和技能培训不少于8学时。树立全员提供健康教育服务的观念，将健康教育与日常提供的医疗卫生服务结合起来。

2. 具备开展健康教育的场地、设施、设备，并保证设施设备完好，正常使用。

3. 制定健康教育年度工作计划，保证其可操作性和可实施性。健康教育内容要通俗易懂，并确保其科学性、时效性。健康教育材料可委托专业机构统一设计、制作，有条件的地区，可利用互联网、手机短信等新媒体开展健康教育。

4. 有完整的健康教育活动记录和资料，包括文字、图片、影音文件等，并存档保存。每年做好年度健康教育工作的总结评价。

5. 加强与乡镇政府、街道办事处、村（居）委会、社会团体等辖区其他单位的沟通和协作，共同做好健康教育工作。

6. 充分发挥健康教育专业机构的作用，接受健康教育专业机构的技术指导和考核评估。

7. 充分利用基层卫生和计划生育工作网络和宣传阵地，开展健康教育工作，普及卫生计生政策和健康知识。

8. 运用中医理论知识，在饮食起居、情志调摄、食疗药膳、运动锻炼等方面，对居民开展养生保健知识宣教等中医健康教育，在健康教育印刷资料、音像资料的种类、数量、宣传栏更新次数以及讲座、咨询活动次数等方面，应有一定比例的中医药内容。

（六）工作指标

1. 发放健康教育印刷资料的种类和数量。
2. 播放健康教育音像资料的种类、次数和时间。
3. 健康教育宣传栏设置和内容更新情况。
4. 举办健康教育讲座和健康教育咨询活动的次数和参加人数。

（七）健康教育活动记录表（表3-1）

表3-1 健康教育活动记录表

活动时间：		活动地点：	
活动形式：			
活动主题：			
组织者：			
主讲人：			
接受健康教育人员类别：		接受健康教育人数：	
健康教育资料发放种类及数量：			
活动内容：			
活动总结评价：			
存档材料请附后 □书面材料　　　□图片材料　　　□印刷材料　　　□影音材料　　　□签到表 □其他材料			

填表人（签字）：　　　负责人（签字）：

填表时间：　年　月　日

知识拓展

"我的健康，我的权利"——2024年世界卫生日

4月7日是世界卫生日，世界卫生组织将今年的主题确定为"我的健康，我的权利"。"人人享健康　共同促健康"是中国的宣传主题，目的是倡导每个人当好自己健康的第一责任人，不断提高全体人民健康水平和健康素养。

　　国家卫生健康委副主任李斌，在与世界卫生组织中国代表处共同举办的主题宣传活动中表示，"中国聚焦卫生健康领域科技前沿，因地制宜发展新质生产力，不断推动医疗技术进步，实现优质医疗资源下沉，更好服务群众健康需求"。近年来，我国医疗卫生服务能力持续增强，人民健康水平持续提升，孕产妇死亡率、婴儿死亡率降至历史新低，全体人民健康权得到了充分保障。

　　自《"健康中国2030"规划纲要》印发以来，各部门更加关注健康，保障全体人民的健康权利，采用排话剧、发视频等方式加强健康科普，培养公众的"健康细胞"，让主动健康的意识深入人心。

　　为了提高公众健康素养水平，医疗机构不断创新健康教育的形式。江苏省人民医院院长刘云介绍医院完善相关激励制度和政策，鼓励医务人员开展健康科普，定制个体化方案、开运动处方，创出健康促进新模式，与主流媒体合作推出健康科普作品，不让任何人掉队。

　　国家卫生健康委不断创新传播渠道，开展"润物细无声"的健康教育。李斌介绍，"我们举办新时代健康科普作品征集大赛，让优秀作品广为传播，大力推进健康教育进机关、进学校、进企业、进社区、进乡村，培养'健康细胞'。"

　　世界卫生组织中国代表处代办乔建荣表示，"中国政府和卫生部门在实现全民健康覆盖、人人享有健康权利方面发挥着核心作用。以初级卫生保健为基础的卫生服务体系，为全体人民提供了重要的优质基本医疗和公共卫生服务。"

　　李斌还表示：当前，人民群众当好自己健康第一责任人的意识和能力在不断增强，中国居民的健康素养水平以每年2个百分点左右的速度稳步提升，健康生活方式日益普及。

本章小结

教学课件

拓展练习及参考答案

（王金勇）

第四章　0～6岁儿童健康管理

案例导入

【案例】

女童，12月龄。体格检查：体重8.6kg，身长70cm，头围45cm，前囟1.0cm，未萌牙，全身体格检查未见异常。能扶站，会用拇、示指对捏小物品，会挥手表示"再见"，拍手表示"欢迎"。10月龄断离母乳，每日配方奶500ml已持续1月有余，辅食摄入正常。出生史：胎龄35^{+1}周，出生体重2.5kg，出生身长46cm。

家长对于该女童体格生长落后于同龄儿童感到十分焦虑，前来社区卫生服务中心咨询。

【问题】

1. 请结合该女童的出生情况和目前体格生长水平做出体格生长评价和健康指导。

2. 除了对该女童的体格生长情况做出健康指导，对于该月龄儿童，儿童保健医生还应给家长提出哪些方面的预见性指导？

核心知识拆解

第一节　0～6岁儿童健康管理概述

儿童是国家的未来、民族的希望，儿童健康是社会可持续发展的重要保障。我国依托基本公共卫生服务体系建立了儿童保健三级网络服务体系，国家基本公共卫生服务免费向0～6岁儿童提供基本医疗保健服务。通过定期健康检查，对儿童生长发育进行监测和评价，早期发现异常及时进行干预，并指导家长做好疾病预防，提高儿童健康水平，促进儿童早期发展，构建和谐社会。

0～6岁儿童健康管理内容主要包括新生儿家庭访视、新生儿满月健康管理、婴幼儿健康管理，学龄前儿童健康管理。掌握儿童生长发育是做好0～6岁儿童健康管理的关键。

儿童的生长发育是一个连续渐进的动态过程，儿童在不同的生长发育阶段呈现一定的规律性。在实际工作中，我们将0～6岁儿童分为新生儿期、婴儿期、幼儿期、学龄前期。根据各阶段儿童的生长发育特点，为儿童提供综合性保健服务。

一、新生儿期

新生儿期是指从胎儿娩出脐带结扎时开始至28天之前，按年龄划分，此期实际包含在婴儿期内。由于此期在生长发育和疾病方面具有非常明显的特殊性，且发病率高，死亡率也高，因此单独列为婴儿期的一个特殊时期。在此期间，小儿脱离母体转而独立生存，所处的内外环境发生根本的变化，其适应能力尚不完善。此外，分娩过程中的损伤、感染延续存在，先天性畸形也常在此期表现。

新生儿期保健重点如下。

（一）护理

新生儿应着棉制的宽松衣物，每天洗澡保持皮肤清洁，注意脐部护理，预防感染，要注意臀部护理，清洁后及时给予疏水的护臀膏，避免臀部皮肤糜烂、感染。新生儿睡眠建议仰卧位睡姿防止窒息。应尽量避免过多的外来人员接触。

（二）保暖

由于出生后外界环境温度要明显低于母亲子宫内温度，因此需要积极保暖，尤其在冬季，温度保持在20～22℃，湿度以55%为宜；保持新生儿体温正常恒定。不同季节应该注意及时调节温度，增减衣被。

（三）喂养

新生儿出生后，应该尽早吸吮母乳，早期吸吮可以促使母乳分泌，提高母乳喂养率。足月新生儿出生后几天即开始补充维生素D 400IU/d，同时还需要注意因维生素K缺乏而发生出血性疾病。

（四）新生儿疾病筛查

新生儿出生后应进行包括苯丙酮尿症、先天性甲状腺功能低下等遗传代谢疾病的筛查，部分地区也开展了葡萄糖-6-磷酸脱氢酶缺乏症、先天性肾上腺皮质增生症的筛查。近年来新生儿听力筛查也在全国推广，目的是在早期发现听力障碍并及时干预，避免儿童语言能力受到损害。

（五）新生儿访视

新生儿期一般需要进行2次访视，如果是高危儿或者检查发现有异常的需要增加访视次数。目的是及时发现各种疾病，同时为新生儿父母提供喂养和护理指导。

二、婴儿期

婴儿期是指从出生到1周岁之前。这个阶段的体格生长十分迅速，需各种营养素满足其生长发育的需要，但婴儿的消化功能尚未成熟，故易发生消化紊乱和营养缺乏性疾病。

婴儿期保健重点如下。

（一）合理喂养

WHO推荐纯母乳喂养至6个月，母乳喂养可持续至2岁。6个月开始添加辅食，遵循循序渐进原则。每天补充维生素D 400IU，并推荐长期补充，直至儿童和青少年期。

（二）定期体检

建议6个月以下婴儿每月一次，6个月以后2～3个月一次健康体检。婴儿体检应坚持使用生长发育监测图，观察生长及营养状况，及时矫正生长偏离。生后6个月检查血红蛋白。

（三）定期预防接种，预防感染

参见第五章第二节。

（四）培养生活技能、促进各项技能发育

培养良好的进餐、睡眠技能。父母与婴儿面对面的交流以及皮肤与皮肤的接触，能促进早期感知觉和情感发育。利用色彩鲜艳、有声的玩具促进婴儿的视听觉发育和各种运动能力的发展。根据不同阶段运动发育的特点，可以针对性地进行一些身体活动训练，如训练抬头、翻身、独坐、爬行等。

三、幼儿期

幼儿期指儿童从1岁至满3周岁之前。由于感知能力和自我意识的发展，对周围环境产生好奇、乐于模仿，幼儿期是社会心理发育最迅速的时期。

幼儿期保健重点如下。

（一）合理膳食搭配、安排规律生活

这个年龄阶段除了需要提供丰富、平衡的膳食，保证儿童体格发育以外，需要注意培养儿童良好的进食行为和卫生习惯。鼓励儿童自己用餐具进餐、按时进餐、进餐时间不宜超过30分钟，不吃零食，不偏食、挑食。同时，应培养幼儿的独立生活能力，安排规律生活，养成良好的生活习惯。

（二）促进语言及各种能力的发展

这个阶段是语言发展的关键时期，父母应该重视与孩子的交流，利用各种游戏、故事情景帮助儿童的语言发展。适当地增加户外运动的时间，让孩子有充分的机会发展运动能力。这一阶段也是孩子心理行为发育的关键期，父母除了正确引导以外，还需要注意自己的言行，给孩子树立一个良好的榜样。

（三）定期体检、预防疾病

指导家长坚持使用生长发育监测图，监测肥胖以及营养不良等营养性疾病的发生。每3～6个月体检一次，筛查缺铁性贫血、进行眼保健和口腔保健。定期进行预防接种，预防异物吸入、烫伤、跌伤等意外伤害的发生。

四、学龄前期

学龄前期指从3周岁到6～7岁入小学前。学龄前期儿童的智能发展快、独立活动范围大，是性格

形成的关键时期。因此，加强学龄前期儿童的教育很重要，应注意培养良好的学习习惯、想象与思维能力，使之具有优良的心理素质。

学龄前期保健重点如下。

（一）合理膳食、保证营养

供给平衡的膳食，保证食物多样化以促进食欲，保证乳类的摄入。这一阶段儿童大部分在幼儿园或托儿所，每天适合安排3餐主食、1～2餐点心。优质蛋白的比例占总蛋白的1/2。

（二）定期体检、预防疾病

每6～12个月一次体检，继续使用生长发育监测图，关注营养状况。筛查缺铁性贫血、做好眼保健、口腔保健。定期进行预防接种。预防溺水、外伤、误服药物以及食物中毒等意外伤害。

（三）学前教育

为进入小学进行学前准备。学前教育不应该单纯是知识的灌输，甚至是把小学的课程提前至学前进行教学。这一阶段教育应该是以游戏中学习、培养思维能力和想象力、创造力为主，同时注意培养良好的学习习惯以及道德教育。

第二节 儿童生长发育

生长发育指从受精卵到成人的成熟过程。

体格生长是各器官、系统细胞的增殖、分化致身体形态或重量的改变，可反映器官成熟状况。体格生长状况可用数值表示。

发育代表器官功能成熟过程，包括神经心理行为发育。发育水平可用生理成熟或心理成熟状况评估。体格生长和发育过程同时存在，共同反映机体的动态变化。生长发育是儿童生命过程中最基本的特征。

一、儿童体格生长规律

儿童体格生长受到很多因素的影响，存在个体、地区、国家或种族的差异，但是所有儿童生长遵循共同的规律。认识总的规律性有助于对儿童体格生长进行正确的评价和指导。

（一）生长发育是连续的、有阶段性的过程

生长发育在整个儿童时期不断进行，即体格生长是一个连续过程。但连续过程中的各年龄阶段生长速度并不完全相同，呈非匀速性生长，形成不同的生长阶段。例如，体重和身长在生后第1年，尤其在出生后前3个月生长最快，第1年为生后的第一个生长高峰；第2年以后生长速度逐渐减慢，至青春期生长速度又加快，出现第二个生长高峰。

（二）各系统、器官生长发育不平衡

儿童时期各器官系统发育先后、快慢不一，即发育不平衡，发育顺序遵循生长的规律。如神经系统发育比较早，生后2年内发育最快，2.5～3.0岁时脑重量已达成人脑重量的75%左右，6～7岁时脑

重量已接近成人水平。儿童期淋巴系统生长迅速，青春期前达顶峰，以后逐渐降至成人水平。生殖系统在青春期前处于静止状态，青春期迅速发育。呼吸系统、循环系统、消化系统、泌尿系统、肌肉及脂肪的发育与体格生长平行。

（三）生长发育的一般规律

生长发育遵循着由上到下、由近到远、由粗到细、由低级到高级、由简单到复杂的规律。出生后儿童运动发育顺序：先抬头，后抬胸，而后学会坐、立、行（从上到下）；儿童从先学会手臂运动然后学会手指运动（由近及远）；从全掌抓握到手指捏取（由粗到细）；先画直线后画圈（由简单到复杂）；先学会看和听而后发展到分析、判断（由低级到高级）。

（四）生长发育的个体差异

儿童生长发育虽按一定的总规律发展，但因在一定范围内受遗传、环境的影响，存在着相当大的个体差异，每个儿童生长的轨道不会完全相同。如同性别、同年龄的儿童群体中，每个儿童的生长水平、生长速度、体型特点都不完全相同，即使是同卵双生子之间也存在差别。因此，儿童的生长发育水平有一定的正常范围，所谓的"正常值"不是绝对的，评价时必须考虑个体的不同的影响因素，才能全面了解每个儿童的生长状况。

二、影响生长发育的因素

（一）遗传因素

基因是决定遗传的物质基础。父母双方的遗传因素决定着儿童生长发育的轨道特征及潜力。遗传代谢性疾病、内分泌障碍、染色体畸形等与遗传直接有关，性染色体遗传性疾病与性别有关。

（二）环境因素

1. 营养　对儿童的生长发育起着重要作用。胎儿期营养不良不仅影响胎儿的体格发育，还可能对胎儿的大脑发育造成影响。出生后两年内营养不良，阻碍婴幼儿的体格发育及智能发育。

2. 疾病　生长发育过程深受疾病影响，其中急性感染常伴随体重下降的问题，而长期的慢性疾病则会同时对儿童的体重和身高产生影响。一些内分泌疾病可严重影响儿童生长发育，如生长激素缺乏症是导致儿童矮身材的重要原因之一。

3. 母亲情况　母体的健康因素对胎儿的宫内成长发育有着重要影响。孕期感染可能会诱发胎儿出现先天性异常；而母亲孕期的营养不足，则可能引发流产、早产，严重者可阻碍胎儿的大脑发育进程。

4. 家庭和社会环境　舒适的居住条件以及良好的养育氛围是促使儿童达到生长发育潜能的关键因素。采用科学的养育方法、实施全方位的教育培养，以及获取良好的医疗保健服务，均能促进儿童健康发育。

三、儿童体格生长常用指标

体格生长应选择易于测量、有较大人群代表性的指标来表示，常用的指标有体重、身高（长）、坐高（顶臀长）、头围、胸围、上臂围、皮下脂肪等。

（一）体重

体重为各器官、系统、体液的总重量。体重是体格生长指标中最容易获得，同时是最易波动的体格生长指标，反映近期营养状况。体重的生长规律是年龄越小，增长越快，儿童体重的增长为非匀速的增长，第1年内婴儿前三个月体重的增长约等于后9个月的增长值，即12月龄时婴儿体重约为出生时的3倍（10kg）。2岁后到青春期每年约增长2kg。

（二）身高（长）

身高指头部、脊柱与下肢长度的总和，3岁以下儿童仰卧位测量称为身长，3岁以上儿童立位测量称为身高。身高（长）的是体格生长指标中较稳定、准确的指标，受遗传、内分泌和疾病等因素的影响。身高的增长规律和体重一致，出生后第一年增长最快，约25cm，第二年增长速度减慢，为10～12cm，即2岁时身高约87cm。2岁以后每年增长6～7cm。

（三）头围

头围是指经眉弓上缘、枕骨结节左右对称环绕头一周的长度。头围的增长与脑和颅骨的生长有关。胎儿期脑生长居全身各系统的领先地位，故出生时头围相对大，平均33～34cm。出生后第1年增长最快，1岁时头围约46cm。头围的测量在2岁内最有价值，需要定期连续监测，头围增长过速需警惕脑积水的发生。

（四）胸围的增长

胸围是指平乳头下缘经肩胛角下缘平绕胸一周。胸围代表肺与胸廓的生长。出生时胸围32cm，略小于头围1～2cm。1岁左右胸围约等于头围，1岁至青春前期胸围大于头围（约为头围＋年龄−1cm）。

四、体格生长评价内容及方法

儿童生长发育迅速，体格的快速发育使儿童身体形态及各部分比例也发生变化。掌握儿童体格生长和神经心理发育评价方法，及时发现生长发育偏离并积极干预，是儿童健康管理的重要内容。

（一）原则

正确评价儿童的体格生长必须做到以下几个方面。

1. 选择适宜的体格生长指标，最重要和常用的形态指标为身高（长）和体重，＜3岁儿童应常规测量头围。

2. 采用准确的测量工具及规范的测量方法。

3. 选择恰当的生长标准或参照值，建议根据情况选择2006年世界卫生组织儿童生长标准或2015年中国九市儿童的体格发育数据制定的中国儿童生长参照值。

4. 定期评估儿童生长状况，即生长监测。

（二）儿童体格生长评价方法

1. 均值离差法　用于正态分布资料，儿童生长发育指标一般呈正态分布，故常使用均值离差法，用均值加减标准差（SD）来表示，均值±1SD包含了68.3%的受检儿童，均值±2SD包含了95%的受检儿童。

2. 百分位数法 用于偏正态分布的资料，P_{50}表示中位数（第50百分位），$P_{97.5}$和$P_{2.5}$分别相当于离差法中的均值加/减2个标准差。通常以$P_{2.5} \sim P_{97.5}$（包括总体的95%）表示为正常范围。

（三）评价内容

儿童体格生长评价的内容包括生长水平、生长速度及匀称度三个方面。

1. 生长水平 生长水平即儿童某一项体格生长指标（如身高、体重、胸围、头围）在同年龄、同性别人群中所处的位置。生长水平仅代表儿童某生长指标目前在人群中的等级，无法预示其未来生长趋势，生长水平是一种横向观察。

2. 生长速度 生长速度是对某一单项体格生长指标（如身高、体重、胸围、头围）进行定期连续测量，某一时期的增长值即为该时期生长速度。定期进行体格测量，动态观察儿童生长趋势，故儿童的生长速度相对于生长水平能更真实地反映每个儿童的生长情况。

3. 匀称度 匀称度是用于评价儿童各生长指标之间的关系。儿童体格生长匀称度又分为体型匀称度和身材匀称度。

（1）体型匀称度：儿童常用身高（身长）的体重来表示，与参照人群值相比，反映一定身高的相应体重的增长范围。

（2）身材匀称度：以坐高（顶臀长）/身高（身长）的比值与参照人群值比较，反映儿童的下肢生长情况。

五、儿童神经心理发育

在儿童成长过程中，神经心理的正常发育与体格生长具有同等重要的意义。儿童神经心理发育是以神经系统的发育和成熟为物质基础。儿童神经心理发育的水平表现在感知、运动、语言和心理等过程中的能力，对这些能力的评价称为心理测试。开展儿童心理行为发育筛查可以定期了解儿童心理行为发育情况，及时发现发育偏离儿童。神经心理测试需由专门训练的专业人员根须实际需要选用。根据国家《儿童心理保健技术规范》要求，在进行儿童健康管理服务时，根据社区卫生服务中心和乡镇卫生院的条件，结合家长需要，至少选择以下方法之一进行心理行为发育监测。

（一）儿童生长发育监测图

监测8项儿童行为发育指标（抬头、翻身、独坐、爬行、独站、独走、扶栏上楼梯、双脚跳），了解儿童在监测图中相应月龄的运动发育情况。如果某项运动发育指标至箭头右侧月龄仍未通过，提示有发育偏异的可能（附录A）。

（二）预警征象

根据儿童每个年龄阶段语言、个人社交、精细运动、大运动4个能区发育特点而制定了儿童心理行为发育问题预警征象（表4-1），用44项最适合反映0～6岁儿童发育进程的核心敏感指标检查有无相应月龄的发育预警征象，并在"□"内打"√"。出现任何一条预警征象应及时登记并采用其他检查工具做进一步筛查和诊断，不具备筛查诊断条件时，应转诊。

表4-1 儿童心理行为发育问题预警征象

年龄	预警征象		年龄	预警征象	
3月龄	1. 对很大声音没有反应	☐	2岁半	1. 兴趣单一、刻板	☐
	2. 不注视人脸，不追视移动人或物品	☐		2. 不会说2～3个字的短语	☐
	3. 逗引时不发音或不会笑	☐		3. 不会示意大小便	☐
	4. 俯卧时不会抬头	☐		4. 走路经常跌倒	☐
6月龄	1. 发音少，不会笑出声	☐	3岁	1.不会说自己的名字	☐
	2. 紧握拳不松开	☐		2.不会玩"拿棍当马骑"等假想游戏	☐
	3. 不会伸手及抓物	☐		3.不会模仿画圆	☐
	4. 不能扶坐	☐		4.不会双脚跳	☐
8月龄	1. 听到声音无应答	☐	4岁	1.不会说带形容词的句子	☐
	2. 不会区分生人和熟人	☐		2.不能按要求等待或轮流	☐
	3. 不会双手传递玩具	☐		3.不会独立穿衣	☐
	4. 不会独坐	☐		4.不会单脚站立	☐
12月龄	1. 不会挥手表示"再见"或拍手表示"欢迎"	☐	5岁	1.不能简单叙说事情经过	☐
	2. 呼唤名字无反应	☐		2.不知道自己的性别	☐
	3. 不会用拇示指对捏小物品	☐		3.不会用筷子吃饭	☐
	4. 不会扶物站立	☐		4.不会单脚跳	☐
18月龄	1. 不会有意识叫"爸爸"或"妈妈"	☐	6岁	1.不会表达自己的感受或想法	☐
	2. 不会按要求指人或物	☐		2.不会玩角色扮演的集体游戏	☐
	3. 不会独走	☐		3.不会画方形	☐
	4. 与人无目光对视	☐		4.不会奔跑	☐
2岁	1. 无有意义的语言	☐			
	2. 不会扶栏上楼梯/台阶	☐			
	3. 不会跑	☐			
	4. 不会用匙吃饭	☐			

（三）标准化量表

使用全国标准化的儿童发育筛查量表，如丹佛发育筛查法（DDST）、0～6岁儿童智能发育筛查测验（DST）等进行儿童心理行为发育问题的筛查评估。

六、常见儿童意外事故预防

儿童有着极强的好奇心同时又缺乏识别危险的能力，故儿童发生意外事故的概率较高。

（一）窒息

婴儿期应防止因被褥蒙头、乳房堵塞婴儿口鼻而造成的窒息。新生儿胃呈水平位，胃容量小，容易溢奶或者吐奶，应预防因奶液引起的窒息；避免给低龄儿童提供容易引起窒息伤害的食物，如圆形糖果、花生、黄豆、果冻等。对家长进行健康宣教，发生窒息后应立即行海姆立克急救，并将儿童送至附近医院诊治。

（二）中毒

避免将药物储存在儿童够得到的位置，提高儿童监护人预防儿童中毒的意识。

（三）溺水与交通事故

加强对儿童的看护，避免儿童在自然水体周围逗留，培养儿童使用安全座椅的习惯。对家长和儿童进行溺水安全教育，提高家长安全意识

（四）外伤

窗户、阳台，应设置安全防护网，防止儿童从高处意外跌落。避免将儿童留在盛有高温水或者油的周围，以免发生烫伤。室内插座应盖上防触电保护盖，电热用品应放置在儿童无法够到的地方，不用时及时断电。

第三节　0～6岁儿童健康管理服务规范

一、服务对象

辖区内常住的0～6岁儿童。

二、服务内容

（一）新生儿家庭访视

新生儿出院后1周内，医务人员到新生儿家中进行，同时进行产后访视。了解出生时情况、预防接种情况，在开展新生儿疾病筛查的地区应了解新生儿疾病筛查情况等。观察家居环境，重点询问和观察喂养、睡眠、大小便、黄疸、脐部情况、口腔发育等情况。为新生儿测量体温、记录出生时体重、身长，进行体格检查，同时建立《母子健康手册》。根据新生儿的具体情况，对家长进行喂养、发育、防病、预防伤害和口腔保健指导。如果发现新生儿未接种卡介苗和第1剂乙肝疫苗，提醒家长尽快补种。如果发现新生儿未接受新生儿疾病筛查，告知家长到具备筛查条件的医疗保健机构补筛。对于低出生体重、早产、双多胎或有出生缺陷等具有高危因素的新生儿根据实际情况增加家庭访视次数。

（二）新生儿满月健康管理

新生儿出生后28～30天，结合接种乙肝疫苗第二针，在乡镇卫生院、社区卫生服务中心进行随访。重点询问和观察新生儿的喂养、睡眠、大小便、黄疸等情况，对其进行体重、身长、头围测量、体格检查，对家长进行喂养、发育、防病指导。

（三）婴幼儿健康管理

满月后的随访服务均应在乡镇卫生院、社区卫生服务中心进行，偏远地区可在村卫生室、社区卫生服务站进行，时间分别在3、6、8、12、18、24、30、36月龄时，共8次。有条件的地区，建议结合儿童预防接种时间增加随访次数。服务内容包括询问上次随访到本次随访之间的婴幼儿喂养、患病等情况，进行体格检查，做生长发育和心理行为发育评估，进行科学喂养（合理膳食）、生长发育、疾病

预防、预防伤害、口腔保健等健康指导。在婴幼儿6～8、18、30月龄时分别进行1次血常规（或血红蛋白）检测。在6、12、24、36月龄时使用行为测听法分别进行1次听力筛查。在每次进行预防接种前均要检查有无禁忌证，若无，体检结束后接受预防接种。

（四）学龄前儿童健康管理

为4～6岁儿童每年提供一次健康管理服务。散居儿童的健康管理服务应在乡镇卫生院、社区卫生服务中心进行，集居儿童可在托幼机构进行。每次服务内容包括询问上次随访到本次随访之间的膳食、患病等情况，进行体格检查和心理行为发育评估，血常规（或血红蛋白）检测和视力筛查，进行合理膳食、生长发育、疾病预防、预防伤害、口腔保健等健康指导。在每次进行预防接种前均要检查有无禁忌证，若无，体检结束后接受疫苗接种。

（五）健康问题处理

对健康管理中发现的有营养不良、贫血、单纯性肥胖等情况的儿童应当分析其原因，给出指导或转诊的建议。对心理行为发育偏异、口腔发育异常（唇腭裂、诞生牙）、龋齿、视力低常或听力异常儿童等情况应及时转诊并追踪随访转诊后结果。

三、服务流程

0～6岁儿童健康管理服务流程如图4-1所示。

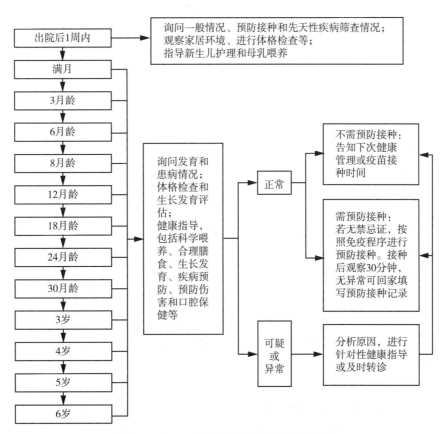

图4-1 0～6岁儿童健康管理服务流程图

四、服务要求

1. 开展儿童健康管理的乡镇卫生院、村卫生室和社区卫生服务中心（站）应当具备所需的基本设备和条件。

2. 按照国家儿童保健有关规范的要求进行儿童健康管理，从事儿童健康管理工作的人员（含乡村医生）应取得相应的执业资格，并接受过儿童保健专业技术培训。

3. 乡镇卫生院、村卫生室和社区卫生服务中心（站）应通过妇幼卫生网络、预防接种系统以及日常医疗卫生服务等多种途径掌握辖区中的适龄儿童数，并加强与托幼机构的联系，取得配合，做好儿童的健康管理。

4. 加强宣传，向儿童监护人告知服务内容，使更多的儿童家长愿意接受服务。

5. 儿童健康管理服务在时间上应与预防接种时间相结合。鼓励在儿童每次接受免疫规划范围内的预防接种时，对其进行体重、身长（高）测量，并提供健康指导服务。

6. 每次服务后及时记录相关信息，纳入儿童健康档案。

7. 积极应用中医药方法，为儿童提供生长发育与疾病预防等健康指导。

五、工作指标

1. 新生儿访视率＝年度辖区内按照规范要求接受1次及以上访视的新生儿人数/年度辖区内活产数×100%。

2. 儿童健康管理率＝年度辖区内接受1次及以上随访的0～6岁儿童数/年度辖区内0～6岁儿童数×100%。

知识拓展

生命早期"1000天"

生命最初的1000天，包括胎儿期与出生后2年，被WHO定义为一个人生长发育的"机遇窗口期"。这个时间窗里的营养不足对儿童发育造成的损伤是不可逆的。

我国儿童营养状况存在明显的城乡差异和地区差异，中国农村贫困地区儿童营养不良问题仍普遍存在。在党和国家的高度重视下，从2012年10月开始组织实施贫困地区儿童营养改善项目。项目内容是为贫困地区6～24个月婴幼儿免费提供营养包，普及婴幼儿科学喂养知识与技能。营养包的成分包括蛋白质、6种维生素（维生素A、维生素D、维生素B$_1$、维生素B$_2$、维生素B$_{12}$、叶酸）和3种矿物质（钙、铁、锌），食用方法为每日一袋，每袋12g。同时开展儿童营养知识的宣传和健康教育，努力改善贫困地区儿童营养健康状况。到2021年，项目已实施对832个原国家级的贫困县的全覆盖，累计受益的儿童人数达到1365万。监测结果显示，2021年项目持续监测地区6～24月龄婴幼儿平均贫血率和生长迟缓率与2012年基线比较，分别下降了66.6%和70.3%。该项目有效地改善了贫困地区儿童营养与健康状况，促进了儿童生长发育。

2021年国务院印发了《中国儿童发展纲要（2021—2030年）》，其中提到"儿童是国家的未来、民族的希望。当代中国少年儿童既是实现第一个百年奋斗目标的经历者、见证者，更是实现第二个百年奋斗目标、建设社会主义现代化强国的生力军。促进儿童健康成长，能够为国家可持续发展提供宝贵资源和不竭动力，是建设社会主义现代化强国、实现中华民族伟大复兴中国梦的必然要求"。

本章小结

教学课件

拓展练习及参考答案

（何　丹　王金勇）

第五章 预防接种

案例导入

【案例】

张某，男童，4岁。到当地社区卫生服务中心注射乙脑疫苗，15分钟后全身长出形态各异的风团疹。且出现瘙痒、眼睑水肿、喉头水肿，呼吸困难。社区卫生服务中心立即进行抗过敏、吸氧等治疗，不见好转。就近转入上级医疗机构儿科治疗，患儿出现发绀、四肢冰凉、血压下降、神志不清等症状。立即注射肾上腺素，进行吸氧，抗过敏、抗感染治疗，并持续进行激素治疗，4天后好转出院。

【问题】

1. 张某最可能的诊断是什么？
2. 我们可以从本案例中吸取哪些经验和教训？

核心知识拆解

第一节 预防接种概述

预防接种工作是公共卫生领域中成效最为显著、影响最为广泛的工作之一，也是各国预防控制传染病最主要的手段。通过预防接种，全球已经成功消灭了天花，大多数国家和地区已经阻断了脊髓灰质炎（小儿麻痹）野病毒传播，全球因白喉、百日咳、破伤风和麻疹导致的发病、致残与死亡也显著下降。麻疹、甲型肝炎、流行性乙型脑炎、流行性脑脊髓膜炎、百日咳、白喉等传染病的流行通过预防接种均降到历史较低水平。通过预防接种，构建起了坚实的免疫防护屏障。

一、我国预防接种发展历程

新中国成立以来，为有效遏制传染病流行，我国制定了一系列关于卫生工作的文件和法律法规，卫生保健事业得到了迅猛发展，其中新中国的预防接种工作经历了计划免疫前期、计划免疫时期和免疫规划时期。

1. 计划免疫前期（1950—1977年）。1950年，中央人民政府发出《关于发动秋季种痘运动的指示》，要求全国各卫生机构积极开展免费接种牛痘疫苗的活动。1963年，卫生部颁布了《预防接种工作实施办法》，各地方的预防接种工作逐步走向正规。与此同时，卫生机构的专职接种人员配备也有很大改观。到20世纪70年代中期，基层单位的预防接种工作已经初具规模，在经济条件较好的地区率先建立了预防接种卡，装备了简易疫苗冷藏、运输设备。

2. 计划免疫时期（1978—2000年）。1978年开始实施计划免疫，即"四苗防六病"，对7周岁及以下儿童进行麻疹疫苗、卡介苗、脊髓灰质炎（脊灰）疫苗和百白破混合疫苗常规免疫，使其获得对麻疹、结核病、脊灰、百日咳、白喉、破伤风六种传染病的免疫力。1989年颁布的《中华人民共和国传染病防治法》，从法律层面保证儿童计划免疫工作的开展。1991～2000年，在保持高接种率的工作基础上，消除新生儿破伤风、麻疹和消灭野病毒脊灰。

3. 免疫规划时期（2001年至今）。自2001年以来，中国继续巩固预防接种成绩，提升预防接种质量。随着经济水平和社会的发展进步，中国预防接种事业有了突飞猛进的发展，很多非免疫规划疫苗逐渐纳入国家免疫规划中成为免疫规划疫苗。2000年至今中国继续维持无脊灰状态，其他疫苗针对传染病已控制在历史较低水平。

二、预防接种的定义

预防接种是利用人工制备的抗原或抗体通过适宜的途径对机体进行接种，使机体获得对某种传染病的特异免疫力，以提高个体或群体的免疫水平，预防和控制传染病的发生和流行。

三、免疫防御

免疫防御即免疫预防，是宿主抵御、清除入侵病原微生物的免疫防护作用，免疫预防根据免疫学机制可分为主动免疫和被动免疫。

（一）主动免疫

主动免疫指机体对抗原刺激产生特异性应答所建立的免疫。主动免疫有天然和人工主动免疫。

天然主动免疫时间持续长，免疫效果好。自然感染疾病是获得天然主动免疫的主要方式，如麻疹患者产生对麻疹病毒的免疫力，终身不再患麻疹。人工主动免疫制剂具有抗原性，机体接种后产生特异性免疫力，包括灭活疫苗、减毒活疫苗等。如接种麻疹疫苗使机体产生特异性抗体，即属主动特异性免疫。疫苗接种引起儿童的免疫反应受到许多因素的影响，包括母体抗体、抗原的性质和剂量、接种途径、佐剂等，机体因素如年龄、营养状况、遗传以及潜在疾病等。

（二）被动免疫

被动免疫指机体被动接受抗体、致敏淋巴细胞或其产物获得特异性免疫的能力。被动免疫效应快，但维持时间短，也分天然和人工被动免疫。

妊娠后期1～2个月母亲抗体通过胎盘传递给胎儿，使足月婴儿具有与母亲相同的抗体，即为天然被动免疫。人工被动免疫指采用抗原或病原的特异性免疫效应制剂作用于机体预防疾病发生。被动免疫制剂属特异性免疫球蛋白，具有抗体属性，使机体产生被动免疫力，达到预防疾病的目的，包括抗毒素、异体高价免疫血清和特异性免疫球蛋白等。

四、疫苗

疫苗是指为了预防、控制传染病的发生、流行，用于人体预防接种，使机体产生对某种传染病的特异免疫力的生物制品。

（一）按疫苗的性质分类

疫苗按其性质分为减毒活疫苗、灭活疫苗、亚单位疫苗、组合疫苗、多糖疫苗等。

1. 减毒活疫苗 减毒活疫苗是将病原微生物在人工培育的条件下，使其失去毒力或明显降低其毒力从而最大限度地丧失其致病性，但仍保留免疫原性及繁殖能力。接种后类似隐性感染或轻症感染，减毒活疫苗一般只需接种一次，免疫效果维持时间长。不建议免疫缺陷者及孕妇接种减毒活疫苗。

2. 灭活疫苗 灭活疫苗是将病原微生物经人工大量培养后，经化学或物理方法灭活，使其完全丧失致病力，但仍保存相应的免疫原性，故又称死疫苗。相对于减毒活疫苗，灭活疫苗免疫维持时间较短，需多次接种。

3. 亚单位疫苗 亚单位疫苗是去除病原体中与激发保护性免疫无关的甚至有害的成分，保留有效免疫原成分的疫苗。例如从乙肝病毒表面抗原阳性者血浆中提取表面抗原制成的乙肝疫苗。

4. 结合疫苗 结合疫苗是将细菌荚膜多糖连接于其他抗原或类毒素，为细菌荚膜多糖提供了蛋白质载体，使其成为TD抗原。结合疫苗能引起T细胞、B细胞的联合识别，明显提高了免疫效果。

5. 多糖疫苗 多糖疫苗是唯一由某些细菌外膜的长链糖分子组成的灭活亚单位疫苗。常用的多糖疫苗有A群脑膜炎球菌多糖疫苗、肺炎双球菌多糖疫苗、B型嗜血流感杆菌疫苗等。

（二）按疫苗的应用分类

根据《疫苗流通和预防接种管理条例（2016修正）》，疫苗分为第一类疫苗和第二类疫苗。

1. 第一类疫苗 是指政府免费向公民提供，公民应当依照政府规定受种的疫苗，包括国家免疫规划确定的疫苗，省、自治区、直辖市人民政府在执行国家免疫规划时增加的疫苗，县级以上人民政府或者其卫生主管部门组织的应急接种或者群体性预防接种所使用的疫苗。

目前第一类疫苗以儿童常规免疫疫苗为主，包括乙肝疫苗、卡介苗、脊髓灰质炎减毒活疫苗、脊髓灰质炎灭活疫苗、百白破疫苗、白破疫苗、麻风腮疫苗、甲肝疫苗、A群流脑多糖疫苗、A群C群流脑多糖疫苗和乙脑疫苗等。此外还包括对重点人群接种的出血热疫苗和应急接种的炭疽疫苗、钩体疫苗。

2. 第二类疫苗 是指由公民自费并且自愿受种的其他疫苗，如口服轮状病毒疫苗、B型流感嗜血杆菌疫苗、流感疫苗、狂犬病疫苗等。

（三）接种部位和接种方法

疫苗接种途径通常为口服、皮下注射、皮内注射、肌内注射和划痕法。注射部位通常为上臂外侧三角肌处和大腿前外侧中部。当多种疫苗同时注射接种（包括肌内、皮下和皮内注射）时，可在左右上臂、左右大腿分别接种，卡介苗选择上臂。

1. 口服法 适用于口服脊灰减毒活疫苗和口服轮状病毒疫苗。液体剂型疫苗直接将规定剂量的疫苗滴入儿童口中。糖丸剂型疫苗用消毒药匙送入儿童口中，用凉开水送服，对于小月龄儿童，喂服时可将糖丸放在消毒的小药袋中，碾碎后放入药匙内，加少许凉开水溶解成糊状服用，或将糖丸溶于凉开水中，使其完全溶化后口服。

2. 皮内注射法 主要适用于卡介苗，于上臂外侧三角肌中部略下处注射。

3. 皮下注射法 主要适用于麻腮风疫苗、乙脑减毒活疫苗、A群流脑多糖疫苗、A群C群流脑多糖疫苗、甲肝减毒活疫苗、钩体疫苗等，一般于上臂外侧三角肌下缘附着处注射。

4. 肌内注射法 用于百白破疫苗、白破疫苗、乙肝疫苗、乙脑灭活疫苗、脊灰灭活疫苗、甲肝灭活疫苗、出血热疫苗等，于上臂外侧三角肌、大腿前外侧中部肌内注射。

5. 划痕法 适用炭疽疫苗，于上臂外侧三角肌附着处皮上划痕接种。

五、预防接种组织形式

（一）常规接种

接种单位按照免疫规划疫苗免疫程序、非免疫规划疫苗使用指导原则和接种方案，在相对固定的接种服务周期内，为受种者提供的预防接种服务。

（二）群体性预防接种

根据监测和预警信息，为预防和控制传染病暴发、流行，在特定范围和时间内，针对可能受某种传染病威胁的特定人群，有组织实施的预防接种活动。

（三）应急接种

在传染病暴发、流行时，为控制传染病疫情蔓延，对目标人群开展的预防接种活动。根据不同组织形式，可采用定点接种、设立临时接种单位、入户接种等方式，为受种者提供就近便捷的接种服务。

六、疫苗冷链及冷链系统

疫苗冷链是指为保障疫苗质量，疫苗从生产企业到接种单位，均在规定的温度条件下储存、运输和使用的全过程。

疫苗冷链系统是指在冷链设备设施的基础上加入管理因素（人员、管理措施和保障）的工作体系。

（一）冷链设备、设施

冷链设施设备包括冷藏车、疫苗运输车、冷库、冰箱、冷藏箱、冷藏包、冰排、冷链温度监测设备、备用发电机组和安置设备的房屋等。

（二）接种单位冷链设备装备要求

需要配备冰箱（包括冷藏和冷冻）、冷藏箱或冷藏包、冰排、温度监测器材或设备，需要储存大量疫苗的接种单位可配备普通冷库。冷链设备可配备不间断电源、双路供电或备用发电机组。

（三）冷链系统管理

接种单位制定冷链管理制度，开展冷链设备设施维护和温度监测等工作，保障冷链设备正常运转。

（1）接种单位应有专人对冷链设备进行管理与维护。

（2）冷链设备应按需求计划购置和下发，建立健全领发手续，做到专物专用，禁止存放其他物品。

（3）冷链设备要有专用房屋安置，房屋应通风、干燥，避免阳光直射。

（4）对储存疫苗的冷链设备进行温度记录，记录保存至疫苗有效期满后不少于5年备查。

（5）定期检查、维护和更新冷链设备设施，保证设备的良好运转状态，符合疫苗储存规定要求。当冷链设备状况异常时，应及时报告、维修、更换，并做好设备维修记录。

（6）建立冷链管理应急预案，确保突发停电或设备故障等问题时，及时妥善处理。

（四）疫苗储存温度监测

1. 采用自动温度监测设备对普通冷库、低温冷库进行温度监测　自动温度监测设备测量精度要求在±0.5℃范围内，在疫苗储存过程中应每隔30分钟自动记录一次温度数据。发现异常温度记录要及时评估，根据评估结果采取相应措施。采用自动温度监测设备记录温度的可代替人工记录。

2. 采用温度计或自动温度监测设备对冰箱进行温度监测　温度计应分别放置在冰箱冷藏室及冷冻室的中间位置。每日上午和下午各测温1次（间隔不少于6小时），并填写冷链设备温度记录表，每次应测量冰箱内存放疫苗的各室温度，冰箱温度应控制在规定范围（冷藏室为2～8℃，冷冻室≤-15℃）。采用自动温度监测设备记录温度的可代替人工记录。

冷链设备温度超出疫苗储存要求时，应及时将疫苗转移到其他设备单独存放，经评估不能使用的疫苗按照有关规定进行处置。

第二节　国家免疫规划疫苗儿童免疫程序

我国在1978年开始推行计划免疫。卫生部颁布《全国计划免疫工作条例（1982）》，规范我国儿童基础免疫程序。1986年制定新的儿童基础免疫程序，确定4月25日为全国儿童预防接种日。2004年修订的《中华人民共和国传染病防治法》规定"国家对儿童实行预防接种证制度"，家长需持儿童接种证进行儿童疫苗注射。2008年卫生部颁布了《扩大国家免疫规划实施方案》，将甲型肝炎、流行性脑膜炎等15种传染病疫苗纳入国家免疫规划。

一、免疫规划和免疫程序

免疫规划是指按照国家或省、自治区、直辖市确定的疫苗品种、免疫程序或者接种方案，在人群中有计划地进行预防接种，以预防和控制特定传染病的发生和流行。

免疫程序是指某一特定人群（如儿童）预防相应传染病需要接种疫苗的种类、年（月）龄、剂次、次序、剂量、部位及有关要求。

二、儿童免疫程序

（一）接种年龄

（1）接种起始年龄：国家免疫规划疫苗各剂次的接种时间，是指可以接种该剂次疫苗的最小年龄。儿童年龄达到相应剂次疫苗的接种年龄时，应尽早接种，根据国家卫生健康委员会关于免疫规划疫苗建议在下述推荐的年龄之前完成国家免疫规划疫苗相应剂次的接种。①乙肝疫苗第1剂：出生后24小时内完成。②卡介苗：小于3月龄完成。③乙肝疫苗第3剂、脊灰疫苗第3剂、百白破疫苗第3剂、麻腮风疫苗第1剂、乙脑减毒活疫苗第1剂或乙脑灭活疫苗第2剂：小于12月龄完成。④A群流脑多糖疫苗第2剂：小于18月龄完成。⑤麻腮风疫苗第2剂、甲肝减毒活疫苗或甲肝灭活疫苗第1剂、百白破疫苗第4剂：小于24月龄完成。⑥乙脑减毒活疫苗第2剂或乙脑灭活疫苗第3剂、甲肝灭活疫苗第2剂：小于3周岁完成。⑦A群C群流脑多糖疫苗第1剂：小于4周岁完成。⑧脊灰疫苗第4剂：小于5周岁完成。⑨白破疫苗、A群C群流脑多糖疫苗第2剂、乙脑灭活疫苗第4剂：小于7周岁完成。

（2）如果儿童未按照上述推荐的年龄及时完成接种，应根据补种通用原则和每种疫苗的具体补种要求尽早进行补种。

（二）同时接种原则

（1）不同疫苗同时接种：两种及以上注射类疫苗应在不同部位接种。严禁将两种或多种疫苗混合吸入同一支注射器内接种。

（2）现阶段的国家免疫规划疫苗均可按照免疫程序或补种原则同时接种。

（3）不同疫苗接种间隔：两种及以上注射类减毒活疫苗如果未同时接种，应间隔不小于28天进行接种。国家免疫规划使用的灭活疫苗和口服类减毒活疫苗，如果与其他灭活疫苗、注射或口服类减毒活疫苗未同时接种，对接种间隔不做限制。

（三）补种通用原则

未按照推荐年龄完成国家免疫规划规定剂次接种的小于18周岁人群，在补种时掌握以下原则。

（1）应尽早进行补种，尽快完成全程接种，优先保证国家免疫规划疫苗的全程接种。

（2）只需补种未完成的剂次，无须重新开始全程接种。

（3）当遇到无法使用同一厂家同种疫苗完成接种程序时，可使用不同厂家的同种疫苗完成后续接种。

（4）具体补种建议根据每种疫苗的使用说明中补种原则部分。

三、国家免疫规划疫苗及免疫程序

（一）乙肝疫苗（HepB）

1. 接种对象及剂次 按"0-1-6个月"程序共接种3剂次，其中第1剂在新生儿出生后24小时内接种，第2剂在1月龄时接种，第3剂在6月龄时接种。

2. 接种途径 肌内注射。

3. 接种剂量 ①重组（酵母）HepB：每剂次10μg，无论产妇乙肝病毒表面抗原（HBsAg）阳性或阴性，新生儿均接种10μg的HepB。②重组［中国仓鼠卵巢（CHO）细胞］HepB：每剂次10μg或20μg，HBsAg阴性产妇所生新生儿接种10μg的HepB，HBsAg阳性产妇所生新生儿接种20μg的HepB。

4. 其他事项 ①在医院分娩的新生儿由出生的医院接种第1剂HepB，由辖区接种单位完成后续剂次接种。未在医院分娩的新生儿由辖区接种单位全程接种HepB。②HBsAg阳性产妇所生新生儿，可按医嘱肌内注射100国际单位乙肝免疫球蛋白（HBIG），同时在不同（肢体）部位接种第1剂HepB。HepB、HBIG和卡介苗（BCG）可在不同部位同时接种。

5. 补种原则 ①若出生24小时内未及时接种，应尽早接种。②对于未完成全程免疫程序者，需尽早补种，补齐未接种剂次。③第2剂与第1剂间隔应不小于28天，第3剂与第2剂间隔应不小于60天，第3剂与第1剂间隔不小于4个月。

（二）卡介苗（BCG）

1. 接种对象及剂次　出生时接种1剂。

2. 接种途径　皮内注射。

3. 接种剂量　0.1ml。

4. 其他事项　①严禁皮下或肌内注射。②早产儿胎龄大于31孕周且医学评估稳定后，可以接种BCG。胎龄小于或等于31孕周的早产儿，医学评估稳定后可在出院前接种。③与免疫球蛋白接种间隔不做特别限制。

5. 补种原则　①未接种BCG的小于3月龄儿童可直接补种。②3月龄～3岁儿童对结核菌素试验阴性者，应予补种。③大于或等于4岁儿童不予补种。④已接种BCG的儿童，即使卡痕未形成也不再予以补种。

（三）脊髓灰质炎（脊灰）灭活疫苗（IPV）、二价脊灰减毒活疫苗（脊灰减毒活疫苗，bOPV）

1. 接种对象及剂次　共接种4剂，其中2月龄、3月龄各接种1剂IPV，4月龄、4周岁各接种1剂bOPV。

2. 接种途径　IPV：肌内注射。bOPV：口服。

3. 接种剂量　IPV：0.5ml。bOPV：糖丸剂型每次1粒；液体剂型每次2滴（约0.1ml）。

4. 其他事项　以下人群建议按照说明书全程使用IPV：原发性免疫缺陷、胸腺疾病、HIV感染、正在接受化疗的恶性肿瘤、近期接受造血干细胞移植、正在使用具有免疫抑制或免疫调节作用的药物、目前或近期曾接受免疫细胞靶向放射治疗。

5. 补种原则　小于4岁儿童未达到3剂（含补充免疫等），应补种完成3剂；大于或等于4岁儿童未达到4剂（含补充免疫等），应补种完成4剂。补种时遵循先IPV后bOPV的原则。两剂次间隔不小于28天。对于补种后满4剂次脊灰疫苗接种的儿童，可视为完成脊灰疫苗全程免疫。

（四）吸附无细胞百白破联合疫苗（百白破疫苗，DTaP）、吸附白喉破伤风联合疫苗（白破疫苗，DT）

1. 接种对象及剂次　共接种5剂次，其中3月龄、4月龄、5月龄、18月龄各接种1剂DTaP，6周岁接种1剂DT。

2. 接种途径　肌内注射。

3. 接种剂量　0.5ml。

4. 其他事项　①如儿童已按疫苗说明书接种含百白破疫苗成分的其他联合疫苗，可视为完成相应剂次的DTaP接种。②根据接种时的年龄选择疫苗种类，3月龄～5周岁使用DTaP，6～11周岁使用儿童型DT。

5. 补种原则　3月龄～5周岁未完成DTaP规定剂次的儿童，需补种未完成的剂次，前3剂每剂间隔不小于28天，第4剂与第3剂间隔不小于6个月。

（五）麻疹腮腺炎风疹联合减毒活疫苗（麻腮风疫苗，MMR）

1. 接种对象及剂次　共接种2剂次，8月龄、18月龄各接种1剂。

2. 接种途径　皮下注射。

3. 接种剂量　0.5ml。

4. 其他事项 ①如需接种包括MMR在内多种疫苗，但无法同时完成接种时，应优先接种MMR疫苗。②注射免疫球蛋白者应间隔不小于3个月接种MMR，接种MMR后2周内避免使用免疫球蛋白。③当针对麻疹疫情开展应急接种时，可根据疫情流行病学特征考虑对疫情波及范围内的6～7月龄儿童接种1剂含麻疹成分疫苗，但不计入常规免疫剂次。

5. 补种原则 ①自2020年6月1日起，2019年10月1日及以后出生儿童未按程序完成2剂MMR接种的，使用MMR补齐。②如果需补种两剂MMR，接种间隔应不小于28天。

（六）乙型脑炎减毒活疫苗（乙脑减毒活疫苗，JE-L）

1. 接种对象及剂次 共接种2剂次。8月龄、2周岁各接种1剂。

2. 接种途径 皮下注射。

3. 接种剂量 0.5ml。

4. 其他事项 ①青海、新疆和西藏地区无乙脑疫苗免疫史的居民迁居其他省份或在乙脑流行季节前往其他省份旅行时，建议接种1剂JE-L。②注射免疫球蛋白者应间隔不小于3个月接种JE-L。

5. 补种原则 乙脑疫苗纳入免疫规划后出生且未接种乙脑疫苗的适龄儿童，如果使用JE-L进行补种，应补齐2剂，接种间隔不小于12个月。

（七）乙型脑炎灭活疫苗（乙脑灭活疫苗，JE-I）

1. 接种对象及剂次 共接种4剂次。8月龄接种2剂，间隔7～10天；2周岁和6周岁各接种1剂。

2. 接种途径 肌内注射。

3. 接种剂量 0.5ml。

4. 其他事项 注射免疫球蛋白者应间隔不小于1个月接种JE-I。

5. 补种原则 乙脑疫苗纳入免疫规划后出生且未接种乙脑疫苗的适龄儿童，如果使用JE-I进行补种，应补齐4剂，第1剂与第2剂接种间隔为7～10天，第2剂与第3剂接种间隔为1～12个月，第3剂与第4剂接种间隔不小于3年。

（八）A群脑膜炎球菌多糖疫苗（A群流脑多糖疫苗，MPSV-A）、A群C群脑膜炎球菌多糖疫苗（A群C群流脑多糖疫苗，MPSV-AC）

1. 接种对象及剂次 MPSV-A接种2剂次，6月龄、9月龄各接种1剂。MPSV-AC接种2剂次，3周岁、6周岁各接种1剂。

2. 接种途径 皮下注射。

3. 接种剂量 0.5ml。

4. 其他事项 ①两剂次MPSV-A间隔不小于3个月。②第1剂MPSV-AC与第2剂MPSV-A，间隔不小于12个月。③两剂次MPSV-AC间隔不小于3年，3年内避免重复接种。

5. 补种原则 流脑疫苗纳入免疫规划后出生的适龄儿童，如未接种流脑疫苗或未完成规定剂次，根据补种时的年龄选择流脑疫苗的种类：①小于24月龄儿童补齐MPSV-A剂次。大于或等于24月龄儿童不再补种或接种MPSV-A，仍需完成两剂次MPSV-AC。②大于或等于24月龄儿童如未接种过MPSV-A，可在3周岁前尽早接种MPSV-AC；如已接种过1剂次MPSV-A，间隔不小于3个月尽早接种MPSV-AC。③补种剂次间隔参照本疫苗其他事项要求执行。

（九）甲型肝炎减毒活疫苗（甲肝减毒活疫苗，HepA-L）

1. 接种对象及剂次 18月龄接种1剂。

2. 接种途径 皮下注射。

3. 接种剂量 0.5ml或1.0ml，按照相应疫苗说明书使用。

4. 其他事项 ①如果接种2剂次及以上含甲型肝炎灭活疫苗成分的疫苗，可视为完成甲肝疫苗免疫程序。②注射免疫球蛋白后应间隔不小于3个月接种HepA-L。

5. 补种原则 甲肝疫苗纳入免疫规划后出生且未接种甲肝疫苗的适龄儿童，如果使用HepA-L进行补种，补种1剂HepA-L。

（十）甲型肝炎灭活疫苗（甲肝灭活疫苗，HepA-I）

1. 接种对象及剂次 共接种2剂次，18月龄和24月龄各接种1剂。

2. 接种途径 肌内注射。

3. 接种剂量 0.5ml。

4. 其他事项 如果接种2剂次及以上含HepA-I成分的联合疫苗，可视为完成HepA-I免疫程序。

5. 补种原则 ①甲肝疫苗纳入免疫规划后出生且未接种甲肝疫苗的适龄儿童，如果使用HepA-I进行补种，应补齐2剂HepA-I，接种间隔不小于6个月。②如已接种过1剂次HepA-I，但无条件接种第2剂HepA-I时，可接种1剂HepA-L完成补种，间隔不小于6个月。

四、预防接种流程

实施接种前，要做到"三查七对一验证"，做到受种者、预防接种证和疫苗信息相一致，接种人员和受种者双方确认无误后方可实施接种。三查包括：一是检查受种者健康状况、核查接种禁忌；二是查对预防接种证；三是检查疫苗、注射器的外观、批号、有效期。"七对"是指核对受种者的姓名、年龄和疫苗的品名、规格、剂量、接种部位、接种途径。"一验证"是指接种前请受种者或其监护人验证接种疫苗的品种和有效期等。

五、接种后受种者留观

（1）告知受种者或其监护人，在接种疫苗后留在现场观察30分钟后方可离开。

（2）在现场留观期间出现疑似预防接种异常反应的，应按照疑似预防接种异常反应监测与处置相关要求，及时采取救治等措施，必要时转医院救治。

六、疑似预防接种异常反应及处置

疑似预防接种异常反应（AEFI），是指在预防接种后发生的怀疑与疫苗接种有关的反应或事件，包括不良反应、疫苗质量事故、接种事故、偶合症、心因性反应。

疑似预防接种异常反应的报告和管理，应按照《全国疑似预防接种异常反应监测方案》等有关规定执行。

（一）不良反应

合格的疫苗在实施规范接种后，发生的与预防接种目的无关或意外的有害反应，包括一般反应和异常反应。

1. 一般反应 在预防接种后发生的，由疫苗本身所固有的特性引起的，对机体只会造成一过性生理功能障碍的反应，主要有发热和局部红肿，同时可能伴有全身不适、倦怠、食欲缺乏、乏力等综合症状。

2. 异常反应 合格的疫苗在实施规范接种过程中或者实施规范接种后，造成受种者机体组织器官、功能损害，相关各方均无过错的药品不良反应。异常反应是由疫苗本身所固有的特性引起的相对罕见、严重的不良反应，与疫苗的毒株、纯度、生产工艺、疫苗中的附加物如防腐剂、稳定剂、佐剂等因素有关。

（二）疫苗质量事故

由于疫苗质量不合格，接种后造成受种者机体组织器官、功能损害。疫苗质量不合格是指疫苗毒株、纯度、生产工艺、疫苗中的附加物、外源性因子、疫苗出厂前检定等不符合国家规定的疫苗生产规范或标准。

（三）接种事故

由于在预防接种实施过程中违反预防接种工作规范、免疫程序、疫苗使用指导原则、接种方案，造成受种者机体组织器官、功能损害。

（四）偶合症

受种者在接种时正处于某种疾病的潜伏期或者前驱期，接种后巧合发病。偶合症不是由疫苗的固有性质引起的。

（五）心因性反应

在预防接种实施过程中或接种后，因受种者心理因素发生的个体或者群体的反应。心因性反应不是由疫苗的固有性质引起的。

第三节 预防接种服务规范

一、服务对象

辖区内0～6岁儿童和其他重点人群。

二、服务内容

（一）预防接种管理

1. 及时为辖区内所有居住满3个月的0～6岁儿童建立预防接种证和预防接种卡（卡、簿）等儿童预防接种档案。

2. 采取预约、通知单、电话、手机短信、网络、广播通知等适宜方式，通知儿童监护人，告知接种疫苗的种类、时间、地点和相关要求。在边远山区、海岛、牧区等交通不便的地区，可采取入户巡回的方式进行预防接种。

3．每半年对辖区内儿童的预防接种卡（卡、簿）进行1次核查和整理，查缺补漏，并及时进行补种。

（二）预防接种

根据国家免疫规划疫苗免疫程序，对适龄儿童进行常规接种。在部分省份对重点人群接种出血热疫苗。在重点地区对高危人群实施炭疽疫苗、钩体疫苗应急接种。根据传染病控制需要，开展乙肝、麻疹、脊灰等疫苗强化免疫或补充免疫、群体性接种工作和应急接种工作。

1．接种前的工作　接种工作人员在对儿童接种前应查验儿童预防接种证（卡、簿）或电子档案，核对受种者姓名、性别、出生日期及接种记录，确定本次受种对象、接种疫苗的品种。询问受种者的健康状况以及是否有接种禁忌等，告知受种者或者其监护人所接种疫苗的品种、作用、禁忌、不良反应以及注意事项，可采用书面和/或口头告知的形式，并如实记录告知和询问的情况。

2．接种时的工作　接种工作人员在接种操作时再次查验并核对受种者姓名、预防接种证、接种凭证和本次接种的疫苗品种，核对无误后严格按照《预防接种工作规范》规定的接种月（年）龄、接种部位、接种途径、安全注射等要求予以接种。接种工作人员在接种操作时再次进行"三查七对"，无误后予以预防接种。三查：检查受种者健康状况和接种禁忌证，查对预防接种证（卡、簿）与儿童预防接种证，检查疫苗、注射器外观与批号、效期；七对：核对受种对象姓名、年龄、疫苗品名、规格、剂量、接种部位、接种途径。

3．接种后的工作　告知儿童监护人，受种者在接种后应在留观室观察30分钟。接种后及时在预防接种证（卡、簿）上记录，与儿童监护人预约下次接种疫苗的种类、时间和地点。有条件的地区录入计算机并进行网络报告。

（三）疑似预防接种异常反应处理

如发现疑似预防接种异常反应，接种人员应按照《全国疑似预防接种异常反应监测方案》的要求进行处理和报告。

三、服务流程

预防接种管理服务流程如图5-1所示。

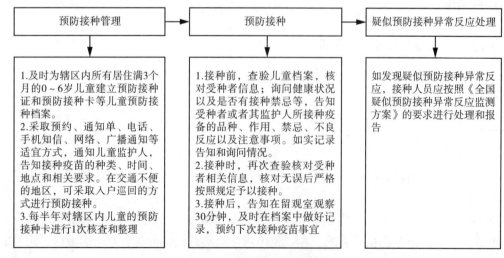

图5-1　预防接种管理服务流程

四、服务要求

1. 接种单位必须为区县级卫生计生行政部门指定的预防接种单位，并具备《疫苗储存和运输管理规范》规定的冷藏设施、设备和冷藏保管制度，按照要求进行疫苗的领发和冷链管理，保证疫苗质量。

2. 应按照《疫苗流通和预防接种管理条例》《预防接种工作规范》《全国疑似预防接种异常反应监测方案》等相关规定做好预防接种服务工作，承担预防接种的人员应当具备执业医师、执业助理医师、执业护士或者乡村医生资格，并经过县级或以上卫生计生行政部门组织的预防接种专业培训，考核合格后持证方可上岗。

3. 基层医疗卫生机构应积极通过公安、乡镇（街道）、村（居）委会等多种渠道，利用提供其他医疗服务、发放宣传资料、入户排查等方式，向预防接种服务对象或监护人传播相关信息，主动做好辖区内服务对象的发现和管理。

4. 根据预防接种需要，合理安排接种门诊开放频率、开放时间和预约服务的时间，提供便利的接种服务。

五、工作指标

1. 建证率＝年度辖区内已建立预防接种证人数/年度辖区内应建立预防接种证人数×100%。
2. 某种疫苗接种率＝年度辖区内某种疫苗实际接种人数/年度辖区内某种疫苗应接种人数×100%。

知识拓展

决定初次接种反应的因素

从进化的角度看母亲对婴儿的保护作用。母体IgG通过胎盘进入胎儿体内，在婴儿自身产生的IgG水平以前可帮助婴儿抵抗感染。6月龄后婴儿自身产生IgG水平逐渐增加，婴儿体内的母体IgG逐渐消退，至10～12月龄婴儿体内IgG均为自身产生，8～10岁时达成人水平。因此，理想的儿童预防接种年龄需结合儿童体内的母体抗体消退水平，以及儿童产生免疫应答能力的年龄。如新生儿对结核病无先天免疫，出生即易感染，但新生儿细胞免疫发育已较成熟，故新生儿出生后即可接种卡介苗。HBV感染母亲持续的HBsAg血症可能导致胎儿过早接触HBsAg，同时新生儿有成熟的免疫应答反应，故新生儿可接种高价乙肝免疫球蛋白。新生儿从母体获得脊髓灰质炎和百日咳被动免疫抗体很短暂，婴儿早期即可发病，故规定2月龄开始接种脊髓灰质炎疫苗，3月龄开始接种百白破疫苗。

儿童年龄达到相应剂次疫苗的接种年龄时，应尽早接种，按时接种疫苗有助于构建群体免疫屏障。我国持续增加免疫规划的公共投入，推动预防接种工作高质量发展。这些投入不仅有助于提升公众健康水平，也为构建健康中国、实现全民健康目标奠定了坚实基础。

每个人都应该积极行动起来，按照国家免疫程序尽早接种疫苗，为构建健康、安全的社会环境做出自己的努力。

资料来源：黎海芪实用儿童保健学［M］. 2版. 北京：人民卫生出版社，2022.

本章小结

教学课件

拓展练习及参考答案

（何　丹　王金勇）

第六章　孕产妇健康管理

学习目标

素质目标： 培养出敬畏、维护和尊重生命的新时代医务工作者。

知识目标： 掌握孕产妇各个时期的保健重点；熟悉孕产妇各期常见健康问题的处理；了解孕产妇健康管理服务的服务流程及工作指标。

能力目标： 能处理孕产期常见的健康问题，及时识别出需要立即转诊治疗的健康问题。

案例导入

【案例】

张芳，女，36岁。已婚，停经61天，阴道流血半日，晨起呕吐1周。今日无明显诱因出现阴道流血，量少，无腹痛，无血块及组织物排出，平素月经周期规律，5/30天，精神好，食欲可，二便无异常。平时身体健康，无妇科疾病史，未避孕半年。

张芳目前为A县流动人口，已常住A县2年，户籍一直在B县未迁出。

【问题】

1. 张芳最可能的诊断？针对张芳目前的情况应作出哪些处理？

2. 张芳户籍地在B县，能否在A县接受国家基本公共卫生服务，张芳能享受的免费国家基本公共卫生服务项目有哪些？

核心知识拆解

第一节　孕产妇保健概述

孕产妇健康管理质量与母婴安全息息相关，决定着出生人口素质，同时将影响评价人群健康的两项重要指标即孕产妇死亡率和婴儿死亡率。因此孕产妇健康保健对个人和社会都影响深远，意义重大。中华人民共和国成立以来，国家高度重视妇女儿童健康，妇幼健康领域取得了瞩目的成绩。《中华人民共和国母婴保健法》促进并规范了孕产期保健服务工作的实施。2022年孕产妇死亡率从1949年的1500/10万下降至15.7/10万。2021年9月，国务院印发了《中国妇女发展纲要（2021—2030年）》，纲要提出保障孕产妇安全分娩，提倡科学备孕和适龄怀孕，保持适宜生育间隔，合理控制剖宫产率。完善医疗机构产科质量规范化管理体系。提供生育全程基本医疗保健服务，将孕产妇健康管理纳入基本公共卫生服务范围。

孕产期保健是妇女保健的重要内容，这一时期妇女将经历妊娠、分娩、哺乳等重要阶段，包括孕前、孕期、分娩期和产褥期的全过程。孕产期保健是以孕产妇和胎婴儿为主体，以保障母子健康，促进两代人的生命质量为目标，提供生理、心理、社会多方面的综合保健服务。

一、孕前保健

孕前保健可以使育龄妇女选择最佳的受孕时机，有计划妊娠，以减少许多危险因素和高危妊娠。在国家取消强制性婚前检查后，提倡计划妊娠，建议在受孕前4～6个月进行孕前健康检查，目的是在受孕前进入最佳的健康状态，包括健康教育、健康促进、健康检查和健康咨询。孕前仔细评估既往慢性疾病史，家族和遗传病史，积极治疗对妊娠有影响的疾病如病毒性肝炎、心脏病等，选择适宜时间受孕，告知两次妊娠间隔时间最好在2～5年，不宜妊娠者应及时告知。妊娠前3个月开始补充叶酸（0.4～0.8mg）或含叶酸的复合维生素可明显降低胎儿神经管畸形、先天性心脏病等风险，若前次有不良孕产史者，此次受孕应向医师咨询，作好孕前准备，以减少高危妊娠和高危儿的发生。

（一）孕前卫生指导

1. 有准备、有计划地妊娠，尽量避免高龄妊娠。
2. 合理营养，控制体重增加。
3. 补充叶酸0.4～0.8mg/d或含叶酸的复合维生素。既往生育过神经管缺陷儿的孕妇，则需每天补充叶酸4mg。
4. 有遗传病、慢性疾病和传染病而准备妊娠的妇女，应予以评估并指导。
5. 合理用药，避免使用可能影响胎儿正常发育的药物。
6. 避免接触生活及职业环境中的有毒有害物质（如放射线、高温、铅、汞、苯、砷、农药等），避免密切接触宠物。
7. 改变不良的生活习惯（如吸烟、酗酒、吸毒等）及生活方式；避免高强度的工作、高噪声环境和家庭暴力。
8. 保持心理健康，解除精神压力，预防孕期及产后心理问题的发生。
9. 合理选择运动方式。

（二）孕前检查

在孕前卫生咨询了解一般情况的基础上，征得夫妻双方同意，建议通过一些实验室检查，以提高生育质量。一般孕前检查项目包括：血常规、尿常规、血型、肝功能、肾功能、甲状腺功能、空腹血糖、乙型肝炎表面抗原、梅毒血清抗体筛查、HIV筛查、TORCH感染筛查等。

二、孕早期保健

孕早期是指从妊娠开始到妊娠12^{+6}周前，是胚胎、胎儿分化发育阶段，易受外界因素及孕妇疾病的影响，导致胎儿畸形或发生流产，应注意防病致畸。

（一）孕早期的保健要点

1. 及早确定妊娠开始保健 对于育龄期妇女出现月经推迟、不规则阴道出血或出现恶心、呕吐、乏力等症状均应考虑妊娠的可能，可通过尿妊娠试验初步诊断。确定阳性后应及时开始孕产期保健。特别是既往有不良妊娠结局的妇女，更应尽早就诊。有研究表明对习惯性流产的妇女，妊娠后通过定期监测hCG、B超等指标变化情况，了解胚胎是否存活，通过干预可明显改善妊娠结局。及时改变不健康的生活方式，如吸烟、饮酒、药物滥用等。使孕妇了解妊娠早期对胎儿发育的重要性，避免使用对胚胎有害的药物、避免接触放射线及有毒有害物质，如家庭装修中的甲醛等。不必过分担心妊娠早期营养不足对胚胎的影响，整个妊娠早期孕妇体重正常增加不足1kg，胎儿体重仅10g左右，对营养物质的需求量较少，但应保证维生素及优质蛋白质的摄入，特别应注意叶酸的补充。

2. 适时开展产前筛查及产前诊断　产前筛查应根据当地的疾病流行病学特征和现有的医疗资源合理开展，尽量做到个体化。在妊娠11 ~ 13^{+6}周开展超声颈部透明层厚度测量，在妊娠10 ~ 13^{+6}周可以进行早孕期唐氏综合征血清学筛查，无创产前检测（NIPT）技术在妊娠12 ~ 22^{+6}周进行。

3. 及时发现高危孕妇，进行高危孕妇专案管理　在妊娠早期进行第一次产前检查时，应采用适合本地区的高危因素筛查表进行筛查，注意详细询问病史。了解孕妇是否有不良孕产史、家族成员中是否有遗传疾病史。了解有无慢性高血压、心脏病、糖尿病、系统性红斑狼疮等慢性病史，对于不宜继续妊娠者应告知并及时终止妊娠。及时发现有危险因素的孕妇，并根据现有的医疗条件，指导孕妇对出现合并症、并发症的孕妇应及时诊治或转诊。

4. 开展健康教育，促进孕妇在整个孕期保持健康的生活方式。

（二）孕早期常见健康问题的处理

1. 妊娠呕吐　妇女妊娠后，因内分泌因素影响。最早和最突出的表现就是恶心、呕吐、厌食等妊娠反应，程度因人而异。可给予维生素B$_6$10 ~ 20mg/次，每日3次，口服。如果孕妇对妊娠非常恐惧，害怕孕吐影响胎儿的营养发育等，这些顾虑会成为消极的精神因素使控制大脑呕吐的中枢更加兴奋，加重妊娠反应。对于妊娠反应较重的孕妇，应注意多饮水，多吃青菜和水果，可以少食多餐。在口味上选择适合自己口味的食品，适当吃营养丰富的瘦肉、动物肝脏等。孕妇持续出现恶心，频繁呕吐，不能进食，明显消瘦，自觉全身乏力。并引起脱水、酮症甚至酸中毒，怀疑妊娠呕吐，则按该病处理。

2. 阴道流血　妊娠早期出血主要原因可能是先兆流产、流产、异位妊娠、葡萄胎等，应及时产科就诊。

三、孕中期保健

孕中期是指妊娠13 ~ 27^{+6}周，是胎儿生长发育较快的阶段。妊娠中期胎盘已形成，不易发生流产，妊娠晚期并发症尚未出现。

（一）孕中期保健要点

1. 了解胎动出现时间　初产妇通常在妊娠20周，经产妇在妊娠18周左右感觉到胎动，由于孕妇腹壁脂肪厚度及自我感觉的差异，首次感到胎动的时间也因人而异。对于月经不规律又没有在妊娠早期行B超确定胎龄的孕妇，初次胎动时间可以帮助用于胎儿孕周的粗略估计。

2. 绘制妊娠图，监测胎儿生长发育情况　妊娠图是将孕妇体重、血压、腹围、宫底高度、胎位、胎心、水肿、蛋白尿及超声检查的双顶径等，制成一定的标准曲线。在每次产前检查时，将检查所见及检查结果记录在曲线图上进行连续观察对比，可以了解胎儿的生长发育情况。其中耻骨联合到子宫底高度测量是反映胎儿生长情况较敏感的指标，从妊娠20 ~ 34周，宫底高度平均每周增加约1cm，34周后宫底增加速度变慢，子宫底高度在30cm以上表示胎儿已基本成熟。如在妊娠中期胎儿出现生长受限，应高度警惕胎儿是否存在先天性疾病，包括染色体异常、宫内感染等，应进一步明确诊断并及时处理。

3. 进行严重出生缺陷的筛查和诊断 妊娠20～24周通过胎儿系统超声能发现胎儿严重畸形，彩色多普勒超声在产前筛查及诊断中的应用极大地提高了胎儿严重畸形的检出率。由于这时胎儿心脏发育基本成形，超声通过"四腔心"切面的扫查，结合血流分析，可检查出80%以上的先天性心脏畸形。同时系统超声对神经管畸形、唇裂以及肢体、内脏畸形也有很高的诊断价值。孕中期胎儿染色体非整倍体母亲血清学筛查（妊娠15～20周，最佳检测孕周为16～18周）及无创产前检测技术（NIPT）等在孕中期的筛查极大地减少了出生缺陷。妊娠期糖尿病（OGTT）、早产高危（经阴道超声测量子宫颈长度）、前置胎盘等妊娠常见的并发症均在孕中期进行筛查。

通过孕中期筛查结果识别出需要建议进行产前诊断的孕妇。对需要作产前诊断的孕妇应及时转诊到具有产前诊断资质的医疗保健机构进行产前诊断。建议产前诊断的对象包括：①高龄孕妇（年龄达到或超过35岁）。②羊水过多或者过少者。③胎儿发育异常或怀疑有畸形者。④孕早期接触过可导致胎儿先天缺陷的物质者。⑤夫妻一方患有先天性疾病或有遗传病家族史。⑥曾经分娩过先天性严重缺陷的婴儿者。⑦曾经有2次以上不明原因的流产、死胎或新生儿死亡者。⑧产前筛查结果异常者。

4. 保健指导 提供营养、心理及卫生指导，提倡适量运动，预防及纠正贫血，补充铁、钙等矿物质。改变生活习惯，监测胎动、宫缩。进行孕产妇心理评估，早期发现孕产妇抑郁症，并及时处理。

（二）孕中期常见健康问题的处理

1. 便秘 妊娠期间容易发生便秘，妊娠期间，由于孕激素水平升高，导致胃肠道蠕动及肠张力减弱，食物在肠道停留时间延长，加上孕妇运动量减少，容易发生便秘。孕妇便秘，首选是调节饮食，多吃纤维素含量高的新鲜蔬菜和水果，养成每日按时排便的良好习惯。必要时服用缓泻剂或乳果糖，慎用开塞露、甘油栓，禁用硫酸镁，也不应灌肠。以免引起流产或早产。

2. 胃灼热感 是胸骨后或喉部的烧灼感或不适感，可能是由于胃酸反流至喉部、口腔，导致口腔有酸苦的感觉。治疗目的在于减少胃酸反流，减轻症状。可改善生活习惯，少食多餐，避免食用含咖啡因等刺激胃酸分泌的食物，尤其是在饭后应保持立姿，避免躺卧。若改变生活习惯仍不能缓解，建议在医生的指导下服用抗酸药。

3. 静脉曲张 表现为大腿内侧曲张的静脉，可伴有瘙痒和全身不适，是孕期经常出现的症状，并不会对胎儿发育带来危害。妊娠期应尽量避免长时间站立，穿有压力梯度的弹力袜可改善症状，但不能阻止静脉曲张的发生。睡眠时应适当垫高下肢以利静脉回流。

4. 贫血 由于孕妇血液被稀释，部分孕妇会发生不同程度的贫血。应及时补充铁剂以免影响胎儿发育，当孕妇贫血严重时还会出现头晕的症状。

四、孕晚期

孕晚期是指妊娠28周及以后至临产。由于胎儿发育较孕中期更快，因此孕晚期保健中孕期营养及胎儿生长发育监测更为重要。孕晚期并发症较多，时常威胁着分娩及母婴安全，故孕晚期应积极防治妊娠合并症。

（一）孕晚期保健要点

妊娠晚期胎儿生长发育最快，体重明显增加。加强妊娠晚期营养及生活方式、孕妇自我监护、分娩及产褥期相关知识、母乳喂养、新生儿筛查及预防接种等宣教。定期行产前检查，监测胎儿生长发育的各项指标，防治妊娠并发症（妊娠期高血压疾病、妊娠期肝内胆汁淤积症、胎膜早破、早产、产前出血等），及早发现且及时纠正胎儿宫内缺氧，作好分娩前的心理准备，选择对母婴合适的分娩方式。指导孕妇作好乳房准备，提供母乳喂养等方面的知识，有利于产后哺乳。

（二）孕晚期常见健康问题的处理

1. 下肢水肿 孕妇于妊娠后期常有踝部及小腿下半部轻度水肿，经休息后消退，属正常现象。若下肢水肿明显，经休息后不消退，应想到妊娠期高血压疾病、合并肾脏疾病或其他合并症，查明病因后及时给予治疗。

2. 痔疮 妊娠晚期多见或明显加重，因增大的妊娠子宫压迫和腹压增高，使痔静脉回流受阻和压力增高导致痔静脉曲张。应多吃蔬菜，少吃辛辣食物，必要时服缓泻剂软化大便，纠正便秘。

3. 腰背疼痛 由于子宫增大，孕妇重心前移，脊柱过度前凸，背伸肌持续紧张加上关节松弛造成腰背痛。有时缺钙，腰背部与骨盆的肌肉酸痛。孕妇在日常走路、站立、坐位及提物等活动时，尽量保持腰部挺直。轻轻按摩酸痛的肌肉。尽多休息，严重时应卧床。

4. 胸闷 在妊娠的最后几周，增大的子宫上推膈肌，引起呼吸困难。如果轻微活动即有心悸、气促，要区别有无心肺疾病。

5. 腹痛下坠 孕晚期时，随着胎儿不断长大，孕妇腹部以及全身负担也逐渐增加，接近临产时期，出现宫缩的次数会比孕中期明显增加。孕晚期腹痛分为生理性腹痛和病理性腹痛。生理性腹痛，随着子宫逐渐增大，增大的子宫刺激肋骨下缘，引起孕妇肋骨钝痛，一般左侧卧位有利于疼痛缓解。孕晚期有时出现因假宫缩引起的下腹阵痛，持续时间短且不伴下坠感。病理性腹痛，因胎盘早剥引起的下腹部撕裂样疼痛多伴有流血应及时到医院就诊，以防出现意外。如孕晚期孕妇突然感到下腹持续剧痛，有可能是早产或子宫先兆破裂应及时产科就诊，切不可拖延时间。

五、产后健康管理

产褥期是指从胎盘娩出至产妇全身各器官除乳腺外逐渐恢复到未孕状态所需的一段时期，一般为6周。产褥期母体各个系统变化很大，虽然属于正常生理范畴，但容易发生感染和其他病理状况。为了保护产妇及新生儿的健康，应了解产褥期的生理过程，观察产妇的临床表现，进行卫生宣教和保健，积极预防和处理各种异常产褥情况。

出院后产后健康保健包括产后访视和产后42天健康检查。《孕产妇健康管理服务规范》要求产妇出院后7天内应接受一次家庭访视，分娩后42天完成产后健康检查。

（一）产后访视

1. 产后访视时间 产妇出院后1周内进行家庭访视若母婴出现异常情况应适当增加访视次数或指导及时就医。

2. 产妇访视内容 ①了解产妇分娩情况、孕产期有无异常以及诊治过程。②询问一般情况，观察精神状态、面色和恶露情况。③了解产妇精神心理状态。④监测体温、血压、脉搏，检查子宫复旧、伤口愈合及乳房有无异常。⑤产妇在妊娠期有合并症或并发症时，应作建议出相应的复查和处理。如子痫前期产妇血压高，产后应严密监测血压，复查尿蛋白，并给予指导直至完全恢复正常。心脏病产妇产后应定期在心血管内科随诊。肝炎或肝功能不良的产妇应在内科医师的指导下积极治疗。⑥提供喂养、营养、心理、卫生及避孕方法等指导。关注产后抑郁等心理问题。督促产妇在产后42天进行产后健康检查。

（二）产后42天健康检查

产后42天检查内容：①了解产褥期基本情况。②测量体重、血压进行盆腔检查，了解子宫复旧及伤口愈合情况。③对孕产期有合并症和并发症者，应当进行相关检查，提出诊疗意见。④提供喂养、营养、心理、卫生及避孕方法等指导。

产褥期精神障碍是指发生在孕妇分娩后的一组精神障碍，发病率国外报道约为30%。产后抑郁症的发生受社会因素、心理因素及妊娠因素的影响。妇女在妊娠期、分娩期、产褥期承受了身体和心理上的巨大压力，足以造成精神障碍而诱发精神病，或使原有的精神病复发或程度加重。因此，孕产妇健康管理医务工作者应在其整个孕期及产后服务中给予孕产妇更多的人文关怀，积极预防产后抑郁症的发生。

第二节　孕产妇健康管理服务规范

一、服务对象

辖区内常住的孕产妇。

二、服务内容

（一）孕早期健康管理

妊娠13周前为孕妇建立《母子健康手册》，并进行第1次产前检查。

1. 进行孕早期健康教育和指导。

2. 妊娠13周前由孕妇居住地的乡镇卫生院、社区卫生服务中心建立《母子健康手册》。

3. 妊娠妇健康状况评估：询问既往史、家族史、个人史等，观察体态、精神等，并进行一般体检、妇科检查和血常规、尿常规、血型、肝功能、肾功能、乙型肝炎病毒检查，有条件的地区建议进行血糖、阴道分泌物、梅毒血清学试验、HIV抗体检测等实验室检查。

4. 开展孕早期生活方式、心理和营养保健指导，特别要强调避免致畸因素和疾病对胚胎的不良影响，同时告知和督促孕妇进行产前筛查和产前诊断。

5. 根据检查结果填写第1次产前检查服务记录表（表6-1），对具有妊娠危险因素和可能有妊娠禁忌症或严重并发症的孕妇，及时转诊到上级医疗卫生机构，并在2周内随访转诊结果。

表6-1　第1次产前检查服务记录表

姓　名：　　　　　　　　　　　　　　　　　　　　　　　　　　编号□□□-□□□□□

填表日期		年　月　日	孕　周		周
孕妇年龄					
丈夫姓名		丈夫年龄		丈夫电话	
孕　次		产次	阴道分娩　　次　剖宫产　　　次		

末次月经	年　月　日或不详	预产期		年　月　日
既往史	1无　2心脏病　3肾脏疾病　4肝脏疾病　5高血压　6贫血　7糖尿病　8其他			□/□/□/□/□/□/□
家族史	1无　2遗传性疾病史　3精神疾病史　4其他＿＿＿＿＿＿			□/□/□
个人史	1无特殊　2吸烟　3饮酒　4服用药物　5接触有毒、有害物质　6接触放射线　7其他			□/□/□/□/□/□
妇产科手术史	1无　2有			□
孕产史	1自然流产　2人工流产　3死胎　4死产　5新生儿死亡　6出生缺陷儿			
身高	＿＿＿cm	体重	＿＿＿kg	
体重指数（BMI）	＿＿＿kg/m²	血压	＿＿＿/＿＿＿mmHg	
听诊	心脏：1未见异常　2异常　　　□	肺部：1未见异常　2异常		□
妇科检查	外阴：1未见异常　2异常　　　□	阴道：1未见异常　2异常		□
	宫颈：1未见异常　2异常　　　□	子宫：1未见异常　2异常		□
	附件：1未见异常　2异常			□

辅助检查	血常规	血红蛋白值＿＿＿＿g/L　白细胞计数值＿＿＿＿/L 血小板计数值＿＿＿＿/L　其他＿＿＿＿	
	尿常规	尿蛋白＿＿＿尿糖＿＿＿尿酮体＿＿＿尿潜血＿＿＿其他＿＿	
	血型	ABO	
		Rh*	
	血糖*	＿＿＿＿mmol/L	
	肝功能	血清谷丙转氨酶＿＿＿U/L　血清谷草转氨酶＿＿＿U/L 白蛋白＿＿＿g/L　总胆红素＿＿μmol/L　结合胆红素＿＿＿μmol/L	
	肾功能	血清肌酐＿＿＿μmol/L　血尿素＿＿＿mmol/L	
	阴道分泌物*	1未见异常　2滴虫　3假丝酵母菌　4其他＿＿＿	□/□/□
		阴道清洁度：1Ⅰ度　2Ⅱ度　3Ⅲ度　4Ⅳ度	□
	乙型肝炎	乙型肝炎表面抗原　　　乙型肝炎表面抗体* 乙型肝炎e抗原*　　　乙肝肝炎e抗体* 乙型肝炎核心抗体*	
	梅毒血清学试验*	1阴性　2阳性	□
	HIV抗体检测*	1阴性　2阳性	□
	B超*		
	其他*		
总体评估	1未见异常2异常＿＿＿＿＿		□
保健指导	1生活方式　2心理　3营养　4避免致畸因素和疾病对胚胎的不良影响 5产前筛查宣传告知　6其他		□/□/□/□/□

转诊　1无　2有
原因：＿＿＿＿＿机构及科室：＿＿＿＿＿＿＿

下次随访日期	年　月　日	随访医生签名	

填表说明：

1. 本表由医生在第一次接诊孕妇（尽量在孕13周前）时填写。若未建立居民健康档案，需同时建立。随访时填写各项目对应情况的数字。

2. 孕周：填写此表时孕妇的怀孕周数。

3. 孕次：怀孕的次数，包括本次妊娠。

4. 产次：指此次怀孕前，孕期超过28周的分娩次数。

5. 末次月经：此怀孕前最后一次月经的第一天。

6. 预产期：可按照末次月经推算，为末次月经日期的月份加9或减3，为预产期月份数；天数加7，为预产期日。

7. 既往史：孕妇曾经患过的疾病，可以多选。

8. 家族史：填写孕妇父亲、母亲、丈夫、兄弟姐妹或其他子女中是否曾患遗传性疾病或精神疾病，若有，请具体说明。

9. 个人史：可以多选。

10. 妇产科手术史：孕妇曾经接受过的妇科手术和剖宫产手术。

11. 孕产史：根据具体情况填写，若有，填写次数，若无，填写"0"。

12. 体重指数（BMI）＝体重（kg）/身高的平方（m²）。

13. 体格检查、妇科检查及辅助检查：进行相应检查，并填写检查结果。标有＊的项目尚未纳入国家基本公共卫生服务项目，其中梅毒血清学试验、HIV抗体检测检查为重大公共卫生服务免费测查项目。

14. 总体评估：根据孕妇总体情况进行评估，若发现异常，具体描述异常情况。

15. 保健指导：填写相应的保健指导内容，可以多选。

16. 转诊：若有需转诊的情况，具体填写。

17. 下次随访日期：根据孕妇情况确定下次随访日期，并告知孕妇。

18. 随访医生签名：随访完毕，核查无误后随访医生签署其姓名。

（二）妊娠中期健康管理

1. 进行妊娠中期（妊娠16～20周、21～24周各一次）健康教育和指导。并填写第2～5次产前检查服务记录表（表6-2）。

2. 孕妇健康状况评估：通过询问、观察、一般体格检查、产科检查、实验室检查对孕妇健康和胎儿的生长发育状况进行评估，识别需要做产前诊断和需要转诊的高危重点孕妇。

3. 对未发现异常的孕妇，除了进行孕期的生活方式、心理、运动和营养指导外，还应告知和督促孕妇进行预防出生缺陷的产前筛查和产前诊断。

4. 对发现有异常的孕妇，要及时转至上级医疗卫生机构。出现危急征象的孕妇，要立即转上级医疗卫生机构，并在2周内随访转诊结果。

（三）孕晚期健康管理

1. 进行妊娠晚期（妊娠28～36周、37～40周各一次）健康教育和指导。并填写第2～5次产前检查服务记录表（表6-2）。

2. 开展孕产妇自我监护方法、促进自然分娩、母乳喂养以及孕期并发症、合并症防治指导。

3. 对随访中发现的高危孕妇应根据就诊医疗卫生机构的建议督促其酌情增加随访次数。随访中若发现有高危情况，建议其及时转诊。

表6-2　第2～5次产前随访服务记录表

姓　名：　　　　　　　　　　　　　　　　　　　　　　　　　　　　编号□□□-□□□□□

项　目	第2次	第3次	第4次	第5次
（随访/督促）日期				
孕　周				
主　诉				
体重（kg）				

	项 目	第2次	第3次	第4次	第5次
产科检查	宫底高度（cm）				
	腹围（cm）				
	胎 位				
	胎心率（次/分）				
血压（mmHg）					
血红蛋白（g/L）					
尿蛋白					
其他辅助检查*					
分 类		1未见异常 □ 2异常_____	1未见异常 □ 2异常_____	1未见异常 □ 2异常_____	1未见异常□ 2异常_____
指 导		1. 生活方式 2. 营养 3. 心理 4. 运动 5. 其他_____	1. 生活方式 2. 营养 3. 心理 4. 运动 5. 自我监护 6. 母乳喂养 7. 其他_____	1. 生活方式 2. 营养 3. 心理 4. 运动 5. 自我监测 6. 分娩准备 7. 母乳喂养 8. 其他_____	1. 生活方式 2. 营养 3. 心理 4. 运动 5. 自我监测 6. 分娩准备 7. 母乳喂养 8. 其他_____
转 诊		1无2有 □ 原因：_____ 机构及科室： _____	1无2有 □ 原因：_____ 机构及科室： _____	1无2有 □ 原因：_____ 机构及科室： _____	1无2有 □ 原因：_____ 机构及科室： _____
下次随访日期					
随访医生签名					

填表说明：

1. 孕周：此次随访时的妊娠周数。

2. 主诉：填写孕妇自述的主要症状和不适。

3. 体重：填写此次测量的体重。

4. 产科检查：按照要求进行产科检查，填写具体数值。

5. 血红蛋白、尿蛋白：填写血红蛋白、尿蛋白检测结果。

6. 其他辅助检查：若有，填写此处。

7. 分类：根据此次随访的情况，对孕妇进行分类，若发现异常，写明具体情况。

8. 指导：可以多选，未列出的其他指导请具体填写。

9. 转诊：若有需转诊的情况，具体填写。

10. 下次随访日期：根据孕妇情况确定下次随访日期，并告知孕妇。

11. 随访医生签名：随访完毕，核查无误后医生签名。

12. 第2～5次产前随访服务，应该在确定好的有助产技术服务资质的医疗卫生机构进行相应的检查，并填写相关结果；没有条件的基层医疗卫生机构督促孕产妇前往有资质的机构进行相关随访，注明督促日期，无须填写相关记录。

13. 若失访，在随访日期处写明失访原因；若死亡，写明死亡日期和死亡原因。

（四）产后访视

乡镇卫生院、村卫生室和社区卫生服务中心（站）在收到分娩医院转来的产妇分娩信息后应于产妇出院1周内到产妇家中进行产后访视，进行产褥期健康管理，加强母乳喂养和新生儿护理指导，同时进行新生儿访视。

1. 通过观察、询问和检查，了解产妇一般情况、乳房、子宫、恶露、会阴或腹部伤口恢复等情况。检查结果填写在表6-3。

2. 对产妇进行产褥期保健指导，对母乳喂养困难、产后便秘、痔疮、会阴或腹部伤口等问题进行处理。

3. 发现有产褥感染、产后出血、子宫复旧不佳、妊娠合并症未恢复者以及产后抑郁等问题的产妇，应及时转至上级医疗卫生机构进一步检查、诊断和治疗。

4. 通过观察、询问和检查了解新生儿的基本情况。

表6-3　产后访视记录表

姓　名：　　　　　　　　　　　　　　　　　　　　　　　　　　编号□□□-□□□□□

随访日期	年　月　日		
分娩日期	年　月　日	出院日期	年　月　日
体　温（℃）			
一般健康情况			
一般心理状况			
血　压（mmHg）			
乳　房	1未见异常　2异常_____		□
恶　露	1未见异常　2异常_____		□
子　宫	1未见异常　2异常_____		□
伤　口	1未见异常　2异常_____		□
其　他			
分　类	1未见异常　2异常_____		□
指　导	1个人卫生 2心理 3营养 4母乳喂养 5新生儿护理与喂养 6其他_____		□/□/□/□/□
转　诊	1无　2有		□
	原因： 机构及科室：_____		
下次随访日期			
随访医生签名			

填表说明：

1. 本表为产妇出院后一周内由医务人员到产妇家中进行产后检查时填写。

2. 一般健康状况：对产妇一般情况进行检查，具体描述并填写。

3. 一般心理状况：评估产妇是否有产后抑郁的症状。

4. 血压：测量产妇血压，填写具体数值。

5. 乳房、恶露、子宫、伤口：对产妇进行检查，若有异常，具体描述。

6. 分类：根据此次随访情况，对产妇进行分类，若为其他异常，具体写明情况。

7. 指导：可以多选，未列出的其他指导请具体填写。

8. 转诊：若有需转诊的情况，具体填写。

9. 随访医生签名：随访完毕，核查无误后随访医生签名。

（五）产后42天健康检查

1. 乡镇卫生院、社区卫生服务中心为正常产妇做产后健康检查，异常产妇到原分娩医疗卫生机构检查。检查结果填写在表6-4。

2. 通过询问、观察、一般体检和妇科检查，必要时进行辅助检查对产妇恢复情况进行评估。

3. 对产妇应进行心理保健、性保健与避孕、预防生殖道感染、纯母乳喂养6个月、产妇和婴幼营养等方面的指导。

表6-4　产后42天健康检查记录表

姓　名：　　　　　　　　　　　　　　　　　　　　　　　　编号□□□-□□□□□

随访日期	年　月　日		
分娩日期	年　月　日	出院日期	年　月　日
一般健康情况			
一般心理状况			
血　压（mmHg）			
乳　房	1未见异常　2异常_____		□
恶　露	1未见异常　2异常_____		□
子　宫	1未见异常　2异常_____		□
伤　口	1未见异常　2异常_____		□
其　他			
分　类	1已恢复　2未恢复_____		□
指　导	1心理保健 2性保健与避孕 3婴儿喂养 4产妇营养 5其他_____		□/□/□/□/□
处　理	1结案 2转诊 原因： 机构及科室：_____		□
随访医生签名			

填表说明：

1. 一般健康状况：对产妇一般情况进行检查，具体描述并填写。

2. 一般心理状况：评估是否有产后抑郁的症状。

3. 血压：如有必要，测量产妇血压，填写具体数值。

4. 乳房、恶露、子宫、伤口：对产妇进行检查，若有异常，具体描述。

5. 分类：根据此次随访情况，对产妇进行分类。若为未恢复，具体写明情况。

6. 指导：可以多选，未列出的其他指导请具体填写。

7. 处理：若产妇已恢复正常，则结案。若有需转诊的情况，具体填写。

8. 随访医生签名：检查完毕，核查无误后检查医生签名。

9. 若失访，在随访日期处写明失访原因；若死亡，写明死亡日期和死亡原因。

三、服务流程

孕产妇健康管理服务流程如图6-1所示。

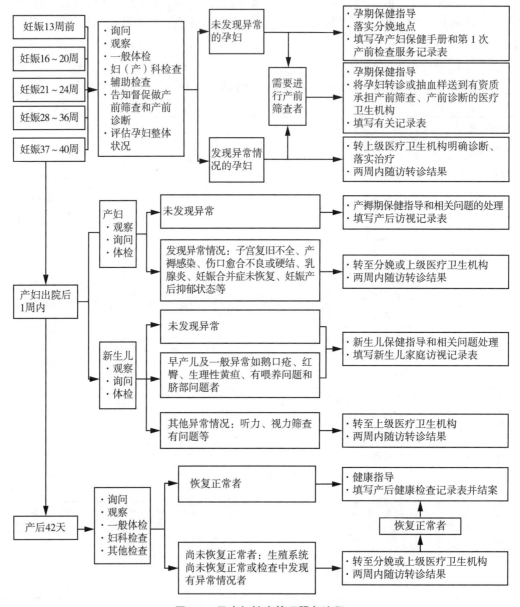

图6-1 孕产妇健康管理服务流程

四、服务要求

1. 开展孕产妇健康管理的乡镇卫生院和社区卫生服务中心应当具备服务所需的基本设备和条件。

2. 按照国家孕产妇保健有关规范要求，进行孕产妇全程追踪与管理工作，从事孕产妇健康管理服务工作的人员应取得相应的执业资格，并接受过孕产妇保健专业技术培训。

3. 加强与村（居）委会、妇联相关部门的联系，掌握辖区内孕产妇人口信息。

4. 加强宣传，在基层医疗卫生机构公示免费服务内容。使更多的育龄妇女愿意接受服务，提高早孕建册率。

5．每次服务后及时记录相关信息，纳入孕产妇健康档案。

6．积极运用中医药方法（如饮食起居、情志调摄、食疗药膳、产后康复等），开展孕期、产褥期、哺乳期保健服务。

7．有助产技术服务资质的基层医疗卫生机构在孕中期和孕晚期对孕产妇各进行2次随访。没有助产技术服务资质的基层医疗卫生机构督促孕产妇前往有资质的机构进行相关随访。

五、工作指标

1．早孕建册率＝辖区内孕13周之前建册并进行第一次产前检查的产妇人数/该地该时间段内活产数×100%。

2．产后访视率＝辖区内产妇出院后28天内接受过产后访视的产妇人数/该地该时间内活产数×100%。

> **知识拓展**
>
> ### "三孩"时代的到来
>
> 进入21世纪后，我国人口增长模式发生彻底转变，"低出生率、低死亡率、低自然增长率"的"三低"模式已形成，我国进入了人口老龄化社会。为积极应对总和生育率持续下降、人口老龄化程度不断加深等人口发展问题，党的十八大以来，党中央根据我国人口发展变化形势，先后作出实施单独两孩，全面两孩政策等重大决策部署，取得积极成效。近年来，进一步优化生育政策，实施一对夫妻可生育三个子女政策及配套支持措施。
>
> 随着"三胎"时代的到来，35岁以上高龄产妇及瘢痕子宫等高危孕产妇比例增高，这给孕产妇健康管理工作提出了更高的要求。由于高风险孕产妇更加担心孩子罹患畸形或其他疾病，其发生焦虑、抑郁等问题的概率增高。因此，在孕产妇健康管理工作中应提供更多的健康教育与心理疏导，提高孕产妇的心理适应能力，进而提高孕产妇健康水平。
>
> 三孩政策的实施有利于改善人口结构，缓解我国的人口老龄化趋势，有利于促进我国人口长期均衡发展。孕产妇健康管理服务工作应适应当下更高的服务需求，实现"三孩"政策下的优生优育服务。
>
> 资料来源：
>
> ［1］聂建亮，董子越．"三孩"政策：积极影响、多重障碍与因应策略［J］．广州大学学报，2021，20（6）：77-84.
>
> ［2］徐薪蓉，汤秋勤．三孩政策下妇幼保健服务新需求预测分析［J］．黑龙江科学，2022，13（17）：14-16.

本章小结

教学课件

拓展练习及参考答案

（何　丹　王金勇）

第七章　老年人健康管理

素质目标: 培养学生基于我国国情,服务基层的职业观念和就业观,将人文关怀内化于老年人健康管理服务全过程。

知识目标: 掌握老年人概念,老年期特征,老年人保健概念、措施,老年人健康管理概念,老年人健康管理服务对象、服务内容;了解老年人健康管理服务流程、要求、工作指标、老年健康与医养结合管理服务规范。

能力目标: 针对老年人的健康问题,初步具备开展老年人健康管理的能力。

案例导入

【案例】

李某,女性,68岁。高血压病史6年,一直服用硝苯地平缓释片(5mg、每日1次)控制血压,半月来头痛、头晕、乏力、视物模糊,自行将降压药服用次数增加为每日3次,仍不见好转,来社区卫生服务中心就诊。测血压161/112mmHg(服药后),查眼底显示视网膜动脉变细,血脂略高,血糖正常。无高血压家族史,经主管医师诊断为原发性高血压。患者在辖区内已居住3年,未建立健康档案。现已退休在家,平日喜欢多盐、高脂饮食,近日睡眠不规律,烦躁易怒,不爱运动,无烟酒嗜好,喜欢看电视、打麻将等娱乐活动。由于此次的病情加重,患者及家属希望能纳入健康管理。

【问题】

1. 应该对李某开展哪些健康管理服务?
2. 对李某开展健康教育的内容有哪些?

核心知识拆解

据预测,到2035年左右,我国60岁及以上人口将突破4亿,占总人口比重将超过30%。随着我国人口老龄化程度持续加深,老年人的生活、健康、精神等方面的需求都在增长。针对老年人开展一系列健康管理服务,不仅对老年人晚年生活质量有着重要保障,也对实现健康中国2030建设目标有着至关重要的意义。

第一节 老年人概述

一、人口老龄化

人口老龄化是21世纪各国面临的严峻挑战。按照联合国卫生组织的定义，当一个国家或地区65岁及以上人口比例达7%，或60岁及以上人口比例达到10%时，便被称为老龄化国家。我国是世界上老年人口规模最大的国家，也是世界上老龄化速度最快的国家之一。2020年我国60岁以上人口比例达18.7%，老年人口数量达到2.64亿，其中65岁及以上人口比例达到13.50%，数量达到1.91亿。"十四五"期间，我国人口老龄化程度将进一步加深，60岁及以上人口占总人口比例将超过20%，进入中度老龄化社会。我国迅速进展的"人口老龄化"以未富先老和慢病高发为特点，给整个社会的发展带来了严峻的挑战。

未来我国每个家庭将面临4～8位老年人的长期照护，老年人健康状况不容乐观，年龄增长伴随的认知、运动、感官功能下降及营养、心理等健康问题日益突出。但我国的慢病管理与养老照护尚未形成完善体系；医学面临全社会人口老龄化的严峻挑战；国民经济的发展将以巨大老年人口的赡养为前提；社会的稳定和谐将很大程度取决于老龄化政策。老龄化问题的核心是老年健康，而解决问题的关键之一是大力发展老年医学、老年健康服务管理，促进健康老龄化，有效提高老年人身心健康水平。

二、老年期和老年人的概念

老年期是生物生命过程中细胞、组织与器官不断趋于衰老，生理功能日趋衰退的一个阶段。每个老年人衰老的速度各不相同，即使是同一个老年人，各种器官与各个系统的衰老变化也不尽相同。

关于老年人年龄的界定，各个组织或国家划分标准不一。目前有以下几种划分标准。

1. 联合国标准 发达国家老年人年龄为≥65岁；发展中国家老年人年龄为≥60岁。

2. WHO标准 年龄≥60岁为老年人；60～74岁为年轻老年人；75～89岁为老老年人；90岁以上为长寿老年人或非常老老年人。

3. 我国标准 年龄≥60岁为老年人；60～69岁为低龄老年人；70～79岁为中龄老年人；80～89岁为高龄老年人；90～99岁为长寿老年人；100岁以上为百岁老年人。

三、老年期的特征

老年期是每个人的必经之路。根据老年学理论，人体生长发育在30岁达到高峰，之后人体内的组织结构和生理功能会逐渐出现退行性变化，且随着生理变化，心理社会适应等方面的变化也随之而来。

（一）老年期生理变化

30岁以后，人体内的生理结构会逐渐出现退行性变化，主要表现为脏器组织萎缩、体重减轻、实质细胞总数减少，机体的再生能力、储备能力、防御能力等降低、内环境稳定性降低。

1. 体表外形变化 皮肤干燥、皱纹多、弹性差、缺乏光泽，常伴老年色素斑及白斑形成；须发变白，脱落稀疏；牙龈萎缩，牙齿松脱；上睑下垂，眼球凹陷；身高下降，体重减轻等。

2. 各系统功能变化

（1）呼吸系统：老年人支气管黏膜萎缩，肺泡壁变薄，肺泡弹性减退。肺血流量减少、胸廓顺应性降低。表现为肺通气量、肺活量降低，肺残气量增加，动脉血氧含量降低，气管黏膜纤毛运动减少，气管分泌物不易排出，易发生肺部感染。

（2）循环系统：①老年人的冠状动脉逐渐硬化，冠状动脉血流量减少。②心脏收缩功能随年龄增长而下降，心输出量减少。③心脏传导系统也发生改变，窦房结内的起搏细胞数量减少，心肌纤维减少，容易引起心率减慢及产生异位兴奋，出现心律失常。

（3）消化系统：①老年人食管和胃黏膜逐渐萎缩，胃腺体萎缩，胃蛋白酶和胃酸分泌随增龄而减少，食欲减退。②胆汁、胰液分泌减少，对脂肪的消化能力明显减退。③胃肠活动减弱，胃排空时间延缓，小肠吸收功能减退，易发生消化不良、便秘。④肛门括约肌松弛，可出现大便失禁等。

（4）泌尿生殖系统：①随着年龄的增长，肾血管硬化，肾血流量减少，肾小球滤过率下降，肾小管的浓缩与稀释功能减退。②膀胱括约肌收缩无力、膀胱容积变小，因而老年人常出现尿液稀释、尿频或尿失禁现象。

（5）内分泌系统：①随着年龄的增长，甲状腺腺体萎缩明显，甲状腺滤泡缩小，导致甲状腺功能减退，分泌甲状腺素减少，从而引起老年人代谢降低、耐寒力差及活动能力下降。②胰腺随着年龄的增长出现萎缩、纤维化、硬化，胰岛功能减退，胰岛素分泌减少，因此，老年人容易发生糖尿病。

（6）运动系统：①随着年龄的增长，老年人运动系统结构和功能逐渐发生退行性改变，尤其是脊柱、膝关节、髋关节，严重影响老年人的日常生活及生活质量。②老年人脊柱缩短、椎间盘变薄，故身高下降。③由于骨骼、关节、肌肉的老化，导致老年人在活动上受到很大的限制，容易跌倒，所以应特别注意安全问题。

（7）神经系统：神经系统结构随着年龄增长，主要表现在大脑重量逐渐减轻，脑细胞数量明显减少，神经细胞和神经递质减少。神经系统功能进而易出现自主神经功能紊乱，甚至出现老年性精神症状和痴呆。

（8）感官系统：①老年人视力下降，视野缩小，出现老视。②眼底血管硬化、视网膜变薄，晶体浑浊，易患白内障、青光眼等眼科疾病。③由于听力下降，老年人对高音量或噪声易产生焦虑，常有耳鸣。

（9）免疫系统：①老年人的免疫系统功能逐渐减退，免疫监护系统失调，防御能力低下。②老年人胸腺萎缩，细胞免疫效应减弱。

总之，衰老是人体生命中一个普遍的、逐渐累积的、不断进展的过程，是生命发展的必然规律。

（二）老年期心理变化

随着老年人生理功能减退，老年人的社会地位、家庭人际关系等变化，老年人的心理也发生着微妙的变化，会出现智力衰退、记忆力减退、思维退化、情感与意志改变。

1. 智力衰退　表现为在限定时间内加快学习速度较之前有所减退；学习新东西、接受新事物能力减退，易受干扰。

2. 记忆力减退　记忆能力下降且变慢，呈现出有意识记忆为主，无意识记忆为辅；再认能力尚好，回忆能力差；理解记忆、机械记忆、速度记忆衰退等特征。

3. 思维退化　在概念形成、解决问题的思维过程，创造性思维和逻辑推理等方面均有所退化。

4. 情感与意志改变　步入老年期后，老年人出现躯体疾病及社会角色的转变，将影响老年人情感意志方面的改变，如过于固执、谨慎、多疑、保守、怀旧、孤独感和焦虑不安等。

四、老年人患病的特点

1. 临床表现不典型　老年人的感受性降低，有时疾病发展到严重程度，患者尚无症状或症状不典型，如肺炎患者的典型表现为咳嗽、咳痰、发热等，而老年患者却没有此类症状，有的仅表现为厌食、精神萎靡，感染严重时也常常仅有低热表现。

2. 多种疾病同时存在　老年人全身各系统生理功能均有不同程度的老化，防御及代谢功能普遍降低，常常同时患有多种疾病，因此单病指南的指导作用有限。超过90%的老年人患有慢性病（需要医疗超过1年以上，具有形态学改变并影响日常生活能力的医学情况），半数老年人患3种及以上慢性病（≥两种慢性病称为共病）。当老年人多种疾病并存时，大多无典型症状，常以一种疾病的特异性表现为主，而且容易干扰另一种疾病的诊断，同时给鉴别诊断造成困难。

3. 并发症多　由于老年患者免疫力低下，抗病能力与修复能力弱，常导致病程长。随着病情的变化，容易并发各种疾病。老年人特有的临床问题和综合征，专科医生常难以解决，如认知障碍、抑郁、谵妄、视听障碍、睡眠障碍、跌倒与骨折、尿便失禁和压疮，以及功能残障、多重用药、医疗不连续等问题。

4. 个体差异大　由于个体差异大，老年人患病后表现及对药物的反应常大于年轻人，要特别强调个体化处理，切忌千篇一律。

5. 不易获得完整的病史　老年人的记忆力减退、敏感性下降、语言表达困难和听力障碍，导致医生在采集病史时除耐心细致外，还要与家属核对病史的可靠性。医生与老年患者交流和沟通难度大，患者的意愿、经济文化背景、宗教信仰、价值观和世界观均会影响和决定其对治疗决策的认同，而支持系统（家庭支持和社会支持）的情况也影响诊疗决策和长期疗效。

6. 诊断困难　老年人患病时，常易发生嗜睡、昏迷、躁动或精神错乱等意识障碍和精神症状，增加了早期诊断的困难。老年化所致的器官功能减退（如感官），常常需要与疾病状态相鉴别。

第二节　老年人健康与保健

一、健康老年人的标准

1. WHO健康老年人标准　20世纪中期，WHO提出健康的定义，指个体不仅没有疾病和衰弱，并且在身体、精神和社会上都呈现完满状态。WHO对老年人健康的标准还提出了多维评价，包括精神健康、躯体健康、日常生活能力、社会健康和经济状况。

2. 我国健康老年人标准　1982年，中华医学会老年医学分会提出了有关健康老年人标准的5条建议，认为健康老年人是指主要的脏器没有器质性病理改变的老年人。1995年，依据医学模式从生物医学模式向生物－心理－社会医学模式转变的要求，中华医学会老年医学分会又对这一标准进行了补充修订，该标准侧重健康和精神心理等方面，但对健康相关危险因素、社会参与度和社会贡献度以及自我满意度、幸福度等方面均未描述。

2013年，中华医学会老年医学分会和中华老年医学杂志编辑部基于国内外健康概念的演变，并结合我国老年人的具体情况，在广泛征求老年医学专家意见的基础上，形成了我国新的健康老年人标准：①重要脏器的增龄性改变未导致功能异常，无重大疾病，相关高危因素控制在与其年龄相适应的达标范围内，具有一定的抗病能力。②认知功能基本正常，能适应环境，处事乐观积极，自我满意或自我评价好。③能恰当处理家庭和社会人际关系，积极参与家庭和社会活动。④日常生活活动正常，生活自理或基本自理。⑤营养状况良好，体重适中，保持良好生活方式。新的健康老年人标准有5大特点：强调了重要脏器的增龄性改变；将认知功能放在第二位置；突出了积极老龄化的概念；强调了即使老年人有疾病，只要能维持基本日常生活也可视为健康老年人；倡导老年人养成健康的生活习惯，积极预防疾病。

2022年，国家卫生健康委发布了《中国健康老年人标准》，该标准规定了60周岁及以上中国健康老年人标准、评估实施和评估标准，中国健康老年人应满足生活自理或基本自理、乐观积极和自我满意等9大标准。具体包括：生活自理或基本自理；重要脏器的增龄性改变未导致明显的功能异常；影响健康的危险因素控制在与其年龄相适应的范围内；营养状况良好；认知功能基本正常；乐观积极，自我满意；具有一定的健康素养，保持良好生活方式；积极参与家庭和社会活动；社会适应能力良好。

二、老年人的保健策略

在老年卫生规划项目中，WHO曾提出老年保健（health care in elderly）这一概念，即在平等享用卫生资源的基础上，充分利用现有的人力、物力，以维护和促进老年人健康为目的，发展老年保健事业，使老年人得到基本的医疗、护理、康复、保健等服务。通过老年保健工作，运用老年医学知识，开展老年疾病的防治工作，以达到监测老年病、控制老年慢性病、防止伤残发生的目的，使老年人安享晚年。

（一）老年保健策略

根据我国现有的经济和法律基础，参照老年保健目标，针对老年人的特点和权益，将我国的老年保健策略归纳为"六个有所"，即"老有所医""老有所养""老有所乐""老有所学""老有所为""老有所教"。

（二）老年保健的基本要点

1. 建立科学健康的生活方式 老年人应建立和保持健康的生活方式，平稳度过生理、心理等方面的转变期，维持正常、健康的老化过程，预防疾病，从而减少生活依赖。老年期将面临很多未知的影响健康的危险因素，可通过科学健康的生活方式进行预防，在饮食上要做到膳食平衡，戒除吸烟、酗酒等不良行为，养成良好的生活习惯，提高个体健康。

2. 培养自我调适能力，具备良好的心态 在日常生活中，不仅要时刻保持乐观心态，学会自我控制，建立理性认知，增强"我能行"的信念，还要学会心理防御，自我调节，通过积极主动和家人交流、就医等方式，合理宣泄情绪，缓解心理冲突，维持心理健康。

3. 加强健康教育，提高防范意识 通过社区卫生服务中心定期开展健康教育和健康宣传提高老年人对有害健康危险因素的认识，从而在生活中能自觉维护健康，增强自我保健意识，加强自我保健能力。

4. 延缓对照护的依赖 老年人群通过保健活动能增强机体功能，提高生活质量，从而延缓对他人照护的依赖。

三、老年人的保健措施

（一）心理保健措施

1. 积极的生活目标 步入老年期，随着社会角色的转变，老年人要积极找寻新的生活方式，多参与社交活动，特别是社区公益活动，老有所为，保持良好的精神状态。

2. 稳定的心理情绪 老年人应避免情绪大喜大悲，避免各种心理刺激因素，坚持"三乐"，即自得其乐、助人为乐、知足常乐。

3. 有益的脑力活动 老年人应利用各种机会学习自己感兴趣的知识，如进入老年大学学习，培养各种爱好，坚持用脑，增添生活情趣，丰富精神生活，有益心理健康。

4. 友好的人际交往 随着躯体健康的衰退，老年人不愿意出远门社交等，此时可选择就近融入社交圈子，通过聊天、倾听以缓解或消除不良情绪，邻居、亲戚、新老朋友、同事、同学、战友等都是人际交往的有益对象。

5. 规律的日常生活 合理安排老年期时间，有张有弛，有劳有逸，使生活充实而不紧张，丰富而不忙乱。

6. 适时的心理咨询 社区应开展老年心理健康教育，使老年人学会控制情绪，调节心理，出现心理问题或心理障碍时，能及时与他人倾诉得到宣泄，能主动寻求心理咨询得到疏导。

（二）日常生活保健措施

1. 居住环境支持 老年人的起居环境和活动场所要保持空气清新，光线充足，无噪声，无污染，温度、湿度适中，活动安全、方便。

2. 注意个人卫生 避免有害物质侵入人体，常洗手，保持指甲清洁，经常洗澡，保持机体清洁；早晚刷牙，饭后漱口，保持口腔清洁；房间内注意通风换气，保持空气清洁。

3. 平衡膳食营养 给予老年人合理的膳食营养，可起到延缓衰老、提高机体免疫力及预防老年疾病的作用。维持饮食结构的合理均衡，降低饮食中糖类、脂肪和胆固醇的含量。注意补充维生素和微量元素，适当饮水。妥善安排膳食制度、烹调方法与就餐环境。

4. 保持适量运动 生命在于运动，运动可促进血液循环，改善冠状动脉侧支循环，稳定血压，降低血脂，对预防和延缓心血管疾病的发生和发展有重要意义。老年人参加运动前要先做健康检查，并在医生指导下按运动处方进行。运动处方的主要内容有：运动目的、运动项目、运动强度、运动密度、持续时间、注意事项。老年人运动还应当注意以下几点：①应当选择安全性较高的项目，不宜参加竞技性、突击性的运动。宜在自己健康状态允许的情况下选择游泳、快走、骑自行车或慢跑等有氧运动，活动时间应持续20～30分钟。②运动应循序渐进、坚持不懈、因人而异、运动前做好准备活动，运动后做整理活动，坚持娱乐性与全面锻炼相结合的原则。

5. 预防意外伤害 随着身体机能下降，老年人常常会受到意外伤害，特别是独居老人，因无人照顾而常受到意外伤害的威胁。预防老年人意外，需要老年人及家人在日常生活中加强火源管理，关注老年人日常用火、用电情况，尤其是冬季防止取暖时引燃衣物；平时要经常检查老人居住环境的电器线路安全；老年人居住地地板尽量避免光滑，降低老年人行走跌倒风险。老年人外出时，应注意乘车出行交通安全。

6. 给予社会支持 要营造良好的人文环境，发扬中华民族尊老、敬老、扶老的传统美德，教育并动员全社会来关心老年人，为老年人提供切实可行的生活、医疗等服务，尽到社会责任，以使老年人体会到社会的关爱。

第三节　老年人健康管理与评估

一、老年人健康管理

老年人健康管理，指对65岁及以上常住老年人口，由政府宏观调控，以老年人的健康需求为标准，为老年人健康状态的提高提供一系列服务的过程。这个过程包括老年人健康状态信息的收集整理，健康档案的建立，健康危险因素的评估、分析、监测和干预，健康咨询和指导，制订个性化的健康管理计划等，以实现老年人临床、财务和生命质量的最佳结局。

知识拓展

人大代表郑理玲：当好老年人健康"守门人"

我国人口老龄化程度日益加剧，呈基数大、增速快、高龄化的特点。人口老龄化对进一步完善医疗卫生服务体系提出了新挑战。福建省人大代表郑理玲建议，将老年健康与医养结合服务项目纳入绩效评价内容，要求基层医疗机构切实履行基本公共卫生服务，做好医养结合工作和老年人健康管理工作。同时督促基层医疗机构重视落实基本公共卫生服务，组织实施服务项目、内容，提高服务频次和服务质量，并优先为高龄、失能、行动不便的老年人提供医养结合服务，不断扩大服务覆盖范围，进一步提升老年人健康管理率和医养结合服务指导率。

（一）老年人健康管理的意义

1. 公共服务的运用和体现　老年人健康管理具有非盈利、非竞争性的特点。

2. 新公共管理的运用与体现　老年人的健康管理以老年人的群体需求为主导，以促进老年人的健康状况为基本目标，可引进私人企业和社会组织的参与，有利于提高工作质量和工作效率，降低投入成本。政府部门可通过相应的政策、方针引导和完善，使老年人健康管理更灵活。

3. 多元共治的体现　老年人健康管理过程中，必须努力健全不同社会组织与政府的多元合作机制及合作模式。

4. 有利于和谐社会的构建　老年人健康管理体现了以人为本，关系到社会的发展和稳定，只有确保老年人身心健康，才能积极应对人口老龄化，才能营造和谐有序的社会环境。

5. 有助于进一步推动我国医疗卫生体制的改革　老年人健康管理形成了以政府为主导的多元化合作管理模式，可减轻子女负担，减少老年人的医药费支出，使医疗资源合理利用。老年人健康管理重视对老年疾病的预防，对一些慢性病危险因素进行控制、干预，具有前瞻性。还为医疗保险模式提供了科学合理的发展思路。巩固老年人的健康权益，推动我国医疗卫生体制的改革，有助于我国社区卫生管理模式由单一向多元化转变，由传统的文字管理向信息化、数字化、网格化转变。

老年人健康管理可以减轻社会、家庭负担，减心老年人的健康危险因素，可以使老年人保持健康心态，提高生活质量。

（二）老年人健康管理的目标

1. 减少健康危险因素 对高血压、肥胖等慢性疾病、健康危险因素进行分析与干预。

2. 预防疾病高危人群患病 控制慢性病和意外伤害，预防高危人群患病。

3. 增加临床效率 充分发挥、利用现有的技术设备和人力资源，既节约资源又节省时间，减少或消除无效或不必要的医疗服务，提高临床效率。

4. 老而少病 辖区内65岁及以上的老年人每年做一次健康检查，及时更新健康档案并动态监测；提供疾病预防、自我保健及伤害预防、自救等健康指导，减少健康危险因素。构建居家养老为基础、社区服务为依托、机构养老为支撑的社会养老服务体系，达到老而少病的目标。

5. 病而不残 易患疾病早期诊断、早期治疗、早期康复。

6. 残而不废 避免可预防的疾病相关并发症的发病。做好慢性病的防控、康复护理。

7. 对疾病的转归做出判断 提供持续的评估和改进，对疾病转归做出判断。

（三）老年人健康管理模式

老年人健康管理模式应以维护老年人的健康为宗旨，实现预防为主、主动健康的目的。目前老年人的健康管理模式主要依托于家庭、社区和医疗机构，如医院相关科室的慢性病管理模式，以社区、体检中心为基础的健康管理模式。

单一的健康管理模式远不能满足老年人的健康需求，因此多元化的健康管理模式已成为发展方向。多元化的老年人健康管理模式是把健康管理的理念贯穿在老年人慢性病的预防、保健、康复全过程中，以健康管理为中心，建立全面、全程、连续和个性化的健康管理服务模式。多元化的老年人健康管理模式可对老年人的健康状况及健康风险进行分层评估，根据检查结果将老年人分为健康、亚健康、亚临床、慢性病四类人群，针对不同的人群制订不同的干预方案，把老年人的疾病预防、治疗、护理、功能锻炼、健康教育结合起来，多元化维护老年人健康，全面提升老年人的生活质量。

二、老年人健康评估——老年综合评估

老年人在衰老的基础上常有多种慢性病、老年综合征、不同程度的功能障碍或接受多种药物治疗，以及复杂的心理、社会问题。生理、心理和社会因素三者息息相关，共同影响老年人的健康状态，也增加了诊疗难度。如何全面地评估老年人的健康状况，一直是老年临床医学最具有挑战性的课题之一。其关键是要采用不同于成年人的观点来评估老年人，不仅在诊断疾病的可能性要有不同的排序，同时要关注老年综合征，结合老年慢性病恢复慢、影响大等特点，用较精细的量表来定量与定性相结合的动态评估疾病的进程。传统的医学评估（病史、查体及辅助检查）仅局限于疾病评估，不能反映功能、心理及社会方面的问题，已满足不了老年人评估的需要，要求有一个更全面的评估方法——老年综合评估（comprehensive geriatric assessment，CGA），以发现老年人所有现存的和潜在的问题。

1. 概念 CGA是指采用多学科方法来评估老年人的躯体健康、功能状态、心理健康和社会环境状况，并制订和启动以保护老年人健康和功能状态为目的的治疗计划，最大限度地提高老年人的功能水平和生活质量。CGA不单纯是评估，也包括评估后的处理，实际上是多学科诊断和处理的整合过程。CGA强调老年人的功能状态和生活质量。

2. 评估目的与意义

（1）评估目的：CGA能够及时识别和发现老年人频繁出现的老年综合征，并分析哪些干预措施有

助于维持老年人的功能水平和独立生活能力，依其医疗、心理和社会需求进行早期干预，目的在于维持功能水平和保证生活质量。

（2）评估意义：CGA经过80多年的发展，各种评估量表不断修订与完善，评估时间逐渐缩短，在西方国家已得到广泛的应用，现已成为老年病学中不可缺少的工具，也是老年医学的精髓所在。我国人口老龄化进展迅速，开展CGA对提高我国老年病学的专科建设水平和老年人的生活质量具有重要意义。老年人独立生活能力是实现社会功能的基本保证。CGA还有多种目标（表7-1），能为老年人提供相当多的益处，如提高疾病诊断的准确率、改善日常生活活动水平和认知功能、提高生活质量、降低医疗需求和费用、改善居住环境的适宜性、增加居家保健和社会服务的利用度等作用。

表7-1　CGA目标

目标	内　　容
1	更关注预防医学而非急性病医疗
2	重关注改善或维持功能水平而非寻求"治愈"
3	为反复就诊，住院日难以随访管理的患者提供长期支持
4	为影响健康的疾病提供诊断帮助
5	制订治疗和随访计划
6	建立医疗协调计划
7	判断长期照护的必要性和地点

3. 评估对象与时机

（1）评估对象：CGA的适宜对象是病情复杂（有多种慢性病、老年综合征、伴有不同程度功能损害以及心理、社会问题）且有一定恢复潜力的虚弱老年人，因为他们从CGA中获益最多，不仅包括会诊，还有治疗、康复、长期随访、病案管理和卫生资源合理利用等方面。虚弱老年人是指具有以下三项之一者：①≥75岁，有心身疾病的老年人。②入住医疗、养老机构的老年人。③日常生活活动受损的老年人。有严重疾病（急危重症、疾病晚期、重度痴呆、日常生活完全依赖者），或健康和相对健康的老年人不宜进行CGA，因为他们不能从中获益。对于健康和有较少慢性病的老年人，医疗的重点应放在疾病预防与健康促进（改变生活行为、调整饮食、注射疫苗和疾病筛查等）。

（2）评估时机：老年人功能状态是动态变化的，受医疗条件、心理状态、视听能力、营养和社会需要等因素的影响，因而在老年人一生不同时点进行评估是至关重要的。尽管CGA可作为常规年度或季度评估，但因该方法费时费力，通常在老年人情况发生变化时进行，如健康状况急骤恶化、功能衰退、居住环境改变、遇到不寻常的应激事件等。

4. 评估地点与人员

（1）评估地点：评估要考虑到老年人的病情、功能障碍、家庭支持和交通工具等因素。如病情加重而未影响到功能状态，可由社区医生来评估。一旦影响功能状态，需到老年病医院或其他养老机构进行CGA。如门诊不能迅速完成，则可能需住院评估。养老机构是进行评估的最佳场所，因为有多学科小组，且有较充分的时间，备有床位可让不能久坐或久站的老年人使用。

评估内容在不同地方侧重不同。在医院，首先评估导致老年人入院的急性病和入院前的功能状态。随着病情的好转，应做社会支持和生活环境的评估。由于急性病影响老年人的功能状态，是否需要康复和康复潜在的获益有多大，通常在出院前做CGA更为妥当。在养老院，主要针对营养状态、日常生活活动和移动/平衡活动进行评估，而工具性日常生活活动则不太重要。在家庭评估主要强调环境因素

（居家安全）、功能状态和社交方面等内容。

（2）评估人员：CGA需要一个老年医学多学科小组，通常由老年病科医生、护师、药师、康复师、社会工作者等核心成员组成，必要时还需要心理师、营养师、职业治疗师等人员参与。大家集中在一起制定目标、分享资源、承担责任。多学科小组制订的防治计划比单一专业人员更有效，一个高效的多学科小组的标志是具有灵活性且互相尊重，并始终关注老年人的需求和愿望。CGA能否成功，取决于医患之间能否有效沟通和彼此信任。

5. 评估内容 CGA包括功能评估、老年综合征评估及社会评估等。这里主要介绍功能评估。

目前，近20%的老年人处于部分或完全失能状态，依赖于他人的照料，给家庭和社会带来沉重的负担。传统的医学评估对急、慢性疾病的诊疗十分有用，但临床诊断（脑卒中、关节炎等）有时无法体现老年人内在的能力和外在的行为表现，不能反映功能状态。功能是指老年人完成日常生活活动（activity of daily living，ADL）的能力，主要包括日常生活活动的能力、移动/平衡能力和理解/交流能力。功能评估是以提高老年人生活质量和幸福指数为目的，采用定性和定量的方法来评估老年人执行日常生活活动、社交、娱乐和职业等能力。通过评估可以明确老年人日常生活所具备的能力和存在的问题，以便制订防治目标和计划。功能评估是CGA的重点，因为功能状态既是评估的内容，又是改进和维持的最终目标。老年医学的最高目标是维持和修复老年人的功能，以维持其独立生活能力。老年医学强调功能是基于以下三点：①功能是判断老年人是否需要医疗和社会服务的重要指标。②反映老年人心身健康状态的最佳指标是功能而不是疾病，因为功能状态较疾病更能预测老年人对医疗和社会服务的需求。③关注老年综合征，老年人的功能改变如跌倒、尿失禁、谵妄等，最能反映在日常生活活动之中是健康受损最直接、最重要的线索。基于功能评估在老年人中的重要性，已将功能评估列入老年人查体中第六大生命体征（疼痛为第五大生命体征）。老年医学强调功能评估并非比诊断更重要，而是强调二者都是必需的，缺一不可。

（1）基本日常生活活动（basic activity of daily living，BADL）：BADL表示维持老年人基本生活所需的自我照顾能力，如洗澡、穿衣、梳理、离床活动、上卫生间和进食6项（表7-2），可用Katz指数量表、Barthel指数量表测定。通常最早丧失的功能为洗澡，最后丧失的是进食，恢复则反之。老年人洗澡功能缺失率最高，通常是需要家人帮助的原因。通过评估可明确BADL的缺失，有利于制订治疗目标和治疗计划，尽早进行补救，最大限度地保持老年人的自理能力。自理能力和社会支持程度是决定老年人在家居住还是去养老院的重要因素。老年人如多项功能无法独立完成时，不能独居，需雇用护工或送养老院。

（2）工具性日常生活活动（instrumental activity of daily living，IADL）：IADL表示老年人在家独立生活能力，包括BADL未涉及的内容，如上街购物、使用交通工具、食物烹调、家务维持、洗衣服、使用电话的能力、服用药物、处理财务能力8项（表7-3），可用Lawton量表测定。如有IADL障碍，应提供相应的生活服务（如送餐服务、代购物品等），尽可能维持老年人的独立生活能力。

日常生活活动量表可综合评定患者的BADL和IADL，且操作简单，适用于临床（表7-2、表7-3、表7-4）。

表 7-2 基本日常生活活动（BADL）

项目内容	评分标准	评分
1. 上卫生间	（1）完全自理，无大小便失禁	10
	（2）需提醒，或需帮助洁身，或偶有渗便或尿裤（最多每周1次）	5
	（3）熟睡时发生渗便或尿裤（每周不止1次）	0
	（4）清醒时发生渗便或尿裤（每周不止1次）	0
	（5）大小便失禁	0
2. 进食	（1）完全自理	10
	（2）吃饭需一点帮助（或）需流质饮食（或）饭后需人擦洗	5
	（3）吃饭需适当帮助，饭后不洁净	0
	（4）吃饭需特殊照顾	0
	（5）不能自己进食或抵抗别人喂食	0
3. 穿衣	（1）自己在衣柜中选择衣物，穿衣、脱衣自理	10
	（2）穿衣、脱衣需一点帮助	5
	（3）穿衣、选衣需适当帮助	5
	（4）需人帮助穿衣，但能配合	0
	（5）完全不能穿衣并抵抗别人帮助	0
4. 梳理（整洁头发、指甲、手、脸、衣着）	（1）总是穿着整洁，梳理体面	10
	（2）一般能自己梳理，偶尔需要一点帮助，如刮脸	5
	（3）需适当常规帮助才能完成梳理	5
	（4）完全需要别人帮助梳理，但完成后保持较好	0
	（5）拒绝别人帮助梳理	0
5. 离床活动	（1）可以四处行走	15
	（2）可在社区内活对	10
	（3）可在帮助下行走：a.陪护；b.栏杆；c.拐杖；d.助行器；e.轮椅	5
	（4）可坐在无扶手的椅子或轮椅上，但需要人帮助	0
	（5）大半时间卧床不起	0
6. 洗澡	（1）能自己洗澡（盆浴、淋浴或擦洗）	10
	（2）能自己洗澡，但需人帮助进出澡盆	5
	（3）可自己洗脸或洗手，但不能洗其他部位	0
	（4）不能自己洗漱，但可与陪护配合	0
	（5）从不打算洗漱，并拒绝别人帮助洗漱	0

得分：___分

表7-3 工具性日常生活活动（IADL）

项目内容	评分标准	评分
1. 上街购物	（1）独立完成所有购物需求	4
	（2）独立购买日常生活用品	3
	（3）每次上街购物都需要人陪伴	2
	（4）完全不上街购物	1
2. 使用交通工具	（1）能够独立乘坐公共交通工具或独自驾车	4
	（2）能够独立乘坐出租车并安排自己的行车路线，但不能乘坐公交车	3
	（3）在他人帮助或陪伴下能乘坐公共交通工具	3
	（4）仅能在他人陪伴下乘坐出租车或汽车	2
	（5）不能外出	1
3. 食物烹调	（1）能独立计划、烹煮和摆设一顿适当的饭菜	4
	（2）如果准备好一切的佐料，会做一顿适当的饭菜	3
	（3）会将已做好的饭菜加热	2
	（4）需要别人把饭菜做好、摆好	1
4. 家务维持	（1）能做比较繁重的家务或需偶尔协助，如搬动沙发、擦地板、擦窗户	4
	（2）能做比较简单的家务，如洗碗、擦桌子、铺床、叠被	3
	（3）能做比较简单的家务，但不能达到可被接受的整洁程度	3
	（4）所有家务活动均需要在别人帮助下完成	2
	（5）完全不能做家务	1
5. 洗衣服	（1）自己清洗所有衣物	4
	（2）只清洗小件衣物或部分衣物需协助	3
	（3）所有衣物都必须由别人洗及晾晒	1
6. 使用电话的能力	（1）能独立使用电话，会查电话簿、拨号等	4
	（2）仅可拨熟悉的电话号码	3
	（3）仅会接电话，不会拨电话	2
	（4）完全不会使用电话或不使用	1
7. 服用药物	（1）能自己负责在正确的时间服用正确的药物	4
	（2）需要提醒或少许协助	3
	（3）药品事先按照时间和剂量摆好，可以自行服用	2
	（4）不能自己服药	1
8. 处理财务能力	（1）可独立处理财务	4
	（2）可以处理日常的购买，但与银行的往来或大宗买卖需要别人的协助	3
	（3）完全不能处理财务	1

得分：____分

表7-4　BADL、IADL评价

依赖程度	BADL	IADL
生活自理	＞60分	＞8分
轻度依赖	41～60分	6～8分
中度依赖	20～40分	2～5分
重度依赖	＜20分	＜2分

注：各种功能的急性和亚急性变化都是疾病、心理或社会问题的标志。BADL在反映基本病理损害方面优于IADL，但IADL包括老年人的学习能力，评估其能力与外界的相互作用。

6. 评估程序

（1）寻找合适的患者：选择能从CGA中获益的虚弱老年人作为调查对象，这是CGA成功与否的重要一环。

（2）收集资料：多学科小组共同制订切实可行的调查问卷，由专业人员进行调查，然后将获得的大量资料整理、归纳出问题表，此表可依病情和诊断的变化而随时修改。问题表要超脱传统疾病的诊断格式，应同时包括短期或长期医疗诊断及问题（危及生命的急性疾病、慢性疾病的急性发作、亚急性和慢性疾病以及老年综合征）、所有影响日常生活活动的症状及危险因子（即使不是疾病诊断）、任何社会状况及过去史，以及可能需要积极干预或对将来处理有影响的因素（如独居）。

（3）讨论与会诊：多学科小组讨论、组织多学科小组的相关人员会诊，实际上是对问卷结果进行多学科综合分析的过程。会诊的重点对象是那些具有复杂问题或可能有日常活动能力减退的高危老年人。会诊目的如下。①明确目前的健康问题：重点是针对影响预后的主要问题，如可治性的医疗问题及功能状态。②明确治疗目标：有近期目标和远期目标之分。③拟订防治计划：分析哪些干预措施有助于维持老年人的功能水平和独立生活能力，拟订一个合理、可行、综合的防治计划，包括药物、饮食、运动、康复、心理、环境及社会等内容，同时要避免不同专业的治疗重复和冲突。④判断预后。

（4）实施防治计划：防治计划的实施应以老年病科医生为主，相关专业人员参与，医务人员的耐心指导、患者的积极参与和家属的支持与监督是取得疗效的关键。

（5）追踪随访：根据老年人问题的复杂程度、治疗方式和预期恢复情况，决定随访时间和细节。若患者无法达到预期的治疗目标，应分析其可能原因，并做出适当的修正或调整治疗目标。总之，要达到CGA的最终目标，必须重视以下几点。①评估对象必须是有一定恢复潜力的虚弱老年人。②根据老年人的具体情况制订切实可行的防治计划。③医疗人员、家属及照护人员共同监督防治计划的实施。④及时随访。

第四节　老年人健康管理服务规范

一、服务对象

老年人健康管理服务的对象为辖区内65岁及以上常住居民，即居住在辖区内半年及以上、年龄在65周岁及以上的人群。基层乡镇卫生院、村卫生室、社区卫生服务中心（站）等，及其他医疗卫生机构、各级卫生计生行政部门联合开展健康管理服务。

二、服务内容

每年为老年人提供至少1次健康管理服务，其具体内容包括生活方式和健康状况评估、体格检查、辅助检查和健康指导四个方面。

（一）生活方式和健康状况评估

1. 问诊　了解其基本健康状况、体育锻炼、饮食、吸烟、饮酒、慢性病常见症状、既往所患疾病、治疗及目前用药和生活自理能力等情况。

2. 老年人健康状态自评　通过《老年人生活自理能力评估表》，对老年人生活自理能力进行评估（表7-5）。该表为自评表，根据表中5个方面进行评估，将各方面判断评分汇点后，0～3分者为可自理；4～8分者为轻度依赖；9～18分者为中度依赖；≥19分者为不能自理。

表7-5　老年人生活自理能力评估表

评估事项、内容与评分	程度等级				判断评分
	可自理	轻度依赖	中度依赖	不能自理	
1. 进餐：使用餐具将饭菜送入口，进行咀嚼、吞咽等活动	独立完成	—	需要协助，如切碎、搅拌食物等	完全需要帮助	
评分	0	0	3	5	
2. 梳洗：梳头、洗脸、刷牙、剃须、洗澡等活动	独立完成	能独立洗头、梳头、洗脸、刷牙、剃须等；洗澡需要协助	在协助下和适当的时间内，能完成部分梳洗活动	完全需要帮助	
评分	0	1	3	7	
3. 穿衣：穿衣裤、袜子、鞋子等活动	独立完成	—	需要协助，在适当的时间内完成部分穿衣	完全需要帮助	
评分	0	0	3	5	
4. 如厕：小便、大便等活动及自控能力	不需协助，可自控	偶尔失禁，但基本上能如厕或使用便具	经常失禁，在很多提示和协助下尚能如厕或使用便具	完全失禁，完全需要帮助	
评分	0	1	5	10	
5. 活动：站立、室内行走、上下楼梯、户外活动	独立完成所有活动	借助较小的外力或辅助装置能完成站立、行走、上下楼梯等	借助较大的外力才能完成站立、行走，不能上下楼梯	卧床不起，活动完全需要帮助	
评分	0	1	5	10	

得分：＿＿＿分

（二）体格检查

体格检查包括体温、脉搏、呼吸、血压、身高、体重、腰围、皮肤、浅表淋巴结、肺、心脏、腹部等常规检查，并对口腔、视力、听力和运动功能等进行判断。

（三）辅助检查

辅助检查包括血常规、尿常规、肝功能（血清谷草转氨酶、血清谷丙转氨酶和总胆红素）、肾功能（血清肌酐和尿素氮）、空腹血糖、血脂（总胆固醇、甘油三酯、低密度脂蛋白胆固醇、高密度脂蛋白胆固醇）、心电图和腹部B超（肝、胆、胰、脾）检查。

（四）健康指导

1. 对发现已确诊的原发性高血压和2型糖尿病等患者，同时开展相应的慢性病患者健康管理。

2. 对患有其他疾病的（非高血压或糖尿病）患者，应及时治疗或转诊。

3. 对发现有异常的老年人，建议定期复查或向上级医疗机构转诊。

4. 进行健康生活方式及疫苗接种、骨质疏松预防、防跌倒、意外伤害预防和自救，认知和情感等健康指导。

5. 生活方式指导

（1）膳食指导：根据《中国居民膳食指南》，普及中国营养学会推荐的膳食指导原则。

（2）戒酒：宣传过量饮酒的危害，对患有慢性肝病或肝功能损害者建议禁酒，并进行戒酒的干预指导。

（3）戒烟：进行吸烟有害健康的宣传，建议吸烟的老年戒烟，并协助制订戒烟计划。

（4）肥胖：对老年人进行体重评估，指导老年人合理控制体重，开展体重管理。

6. **心理健康指导**　普及心理健康的重要性，告知长期精神压力和精神抑郁是引起高血压、糖尿病、冠心病和肿瘤的重要原因之一，普及培养健康心理的方法。

三、服务流程

老年人健康管理的服务流程，见图7-1。

1. **准备工作**　向辖区内65岁以上的常住居民预约服务，确定开展服务的时间与地点，提醒老年人

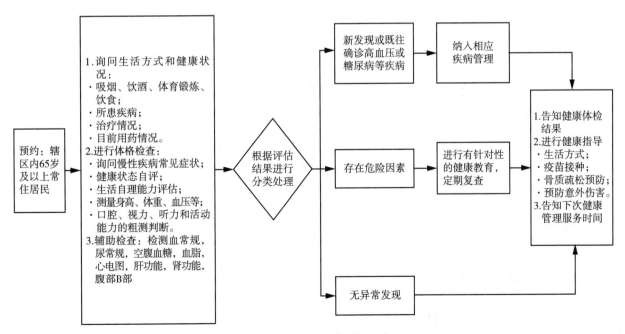

图7-1　老年人健康管理服务流程

在查体前7天低脂饮食，查体当天空腹，抽血后再进食。

2. 健康评估 按照老年人健康管理服务内容，对老年人进行健康评估。老年人完成整个健康评估，需要分两次进行。第一次为完成健康查体并留取相应辅助检查标本；第二次为了解健康评估结果，接受服务人员对其进行健康教育指导与处理。

3. 对评估结果进行分类处理 签约家庭医生，对照评估结果进行分类处理。新发现或既往确认高血压或糖尿病等疾病者，纳入相应疾病管理，若需转诊治疗者，于2周内随访；存在危险因素者每3个月随访一次，以了解老年人的症状变化、健康危险因素干预情况，进行有针对性的个体化健康教育，开具健康教育处方，定期复查；无异常发现者按常规管理模式进行。

4. 健康指导 告知老年人体检结果，告知或预约下一次健康管理服务的时间。

四、服务要求与工作指标

（一）服务要求

1. 加强与村（居）委会、派出所等相关部门的联系，掌握辖区内老年人口信息变化。

2. 加强宣传，告知服务内容，使更多的老年居民愿意接受服务。

3. 预约65岁及以上居民到乡镇卫生院、村卫生室、社区卫生服务中心（站）接受健康管理。对行动不便、卧床居民可提供预约上门健康检查。

4. 每次健康检查后及时将相关信息记入健康档案，具体内容详见《城乡居民健康档案管理服务规范》健康体检表。对于已纳入相应慢性病管理的老年人，本次健康管理服务可作为一次随访服务。

5. 积极应用中医药方法为老年人提供养生保健、疾病防治等健康指导。

（二）工作指标

老年人健康管理的工作指标，通常用老年人健康管理率来表示，是指年内接收健康管理人数/年内辖区内65岁及以上常住居民数的比例。

老年人健康管理率＝年内接受健康管理人数/年内辖区内65岁及以上常住居民数×100%。接受健康管理指建立健康档案，接受健康体检、健康指导、健康体检表填写完整。

第五节　老年健康与医养结合服务管理工作规范

根据国家卫生健康委员会2022年官方数据，我国有4000多万失能、半失能老年人；而80岁以上的老年人群，失能、半失能率大概占40%左右。随着人口老龄化问题的日益加剧，我国老年人口也随之增长，特别是失独、空巢老人增加，养老需求渐趋增长，医养结合也逐渐成为一种新型的养老模式。医养结合服务模式旨在为全国65岁及以上老年人提供健康管理服务，尤其是为全国65岁及以上失能老年人开展健康评估与健康服务，改善失能老年人的生活质量，提高老年人生活质量和健康水平。

一、服务对象和范围

全国31个省（自治区、直辖市）的65岁及以上老年人。

二、服务内容

医养结合服务项目，即基层医疗卫生机构为65岁及以上老年人提供医养结合服务，以及为65岁及以上失能老年人提供健康评估与健康服务。

（一）为65岁及以上老年人提供医养结合服务

基层医疗卫生机构结合历次老年人健康体检结果，每年对辖区内65岁及以上居家老年人进行两次医养结合服务，内容包含血压测量、末梢血血糖检测、康复指导、护理技能指导、保健咨询、营养改善指导6个方面。对高龄、失能、行动不便的老年人上门进行服务。

（二）为65岁及以上失能老年人提供健康评估与健康服务

基层医疗卫生机构从老年人能力（具体包括日常生活活动能力、精神状态与社会参与能力、感知觉与沟通能力）和老年综合征罹患等维度，每年对辖区内提出申请的65岁及以上失能老年人上门进行健康评估，并对符合条件的失能老年人及照护者年内提供至少1次的健康服务工作。健康服务的具体内容包括康复护理指导、心理支持等。同时，基层医疗卫生机构将开展健康评估与健康服务的失能老年人信息录入信息系统，做好数据信息的及时更新、上报等工作。

三、组织实施

医养结合作为新兴的养老服务模式，需要从国家卫生健康委员会到基层卫生医疗机构，按照国家医养结合规范，切实做好老年人健康管理指导与服务，缓解社会老龄化严重问题，提高老有所养质量，提高老年人生命质量。

（一）组织机制

国家卫生健康委员会制定项目管理规范，对全国的项目服务实施情况进行监督，同时根据实际情况适时对规范进行修订；省级卫生健康行政部门结合当地实际情况，制定本地区的项目管理和服务规范，并对本地区的项目服务实施情况进行管理；县级卫生健康行政部门指导基层医疗卫生机构完成项目工作任务，对其进行考核，并接受上级卫生健康行政部门的考核。

基层医疗卫生机构是承担服务任务的重要主体，对辖区内65岁及以上老年人提供医养结合与失能老年人健康评估和健康服务，按照规定合理使用和管理经费，接受县级卫生健康行政部门考核。

（二）项目实施条件

对老年人进行医养结合服务及对失能老年人进行健康评估与健康服务的基层医疗卫生机构人员，应是专业医护人员。

（三）项目经费

资金使用对象为基层医疗卫生机构，包含65岁及以上老年人医养结合服务经费、失能老年人上门评估与健康服务经费。各地要严格执行相关规定，加强资金监管，并落实督导、培训等工作经费，保障项目顺利实施。

（四）信息化应用

将65岁及以上老年人医养结合服务信息纳入国家基本公共卫生服务管理平台，进行信息化管理。建立失能老年人健康评估与健康服务信息系统，录入失能老年人健康评估服务信息。

（五）其他要求

1. 按照自愿的原则组织实施项目 项目实施过程中要充分尊重老年人的自主意愿，并注重与65岁以上老年人健康管理、家庭医生签约服务等工作的衔接，避免服务项目的重复。

2. 提供就医便利条件 支持、指导一级及以上医疗卫生机构开设方便老年人挂号、就医等便利服务的绿色通道，设置老年人就诊服务处，配置明显标识，配备专、兼职人员进行引导服务，配备轮椅等必需的转运工具，为老年人就医提供便利服务。

3. 培训服务人员提升服务质量 要积极组织开展针对基层医疗卫生机构医养结合与失能老年人健康评估服务人员及照护者的技能培训，不断提升基层医养结合与失能老年人健康评估服务人员及照护者的服务水平。

四、考核指标

（一）65岁及以上老年人医养结合服务率

65岁及以上老年人医养结合服务率是指年内辖区内接受医养结合服务的65岁及以上老年人人数占辖区内老年人总数的比例。

65岁及以上老年人医养结合服务率＝年内辖区内65岁及以上老年人中接受两次医养结合服务的人数/辖区内65岁及以上老年人总数×100%。

（二）65岁及以上失能老年人健康服务率

65岁及以上失能老年人健康服务率是指年内辖区内接受健康服务的失能老年人人数占辖区内接受健康评估的65岁以上失能老年人总数的比例。

失能老年人健康服务率＝年内辖区内接受健康服务的失能老年人人数/辖区内接受健康评估的失能老年人人数×100%。

本章小结

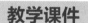

教学课件

拓展练习及参考答案

（杨 林 王金勇）

第八章　高血压患者健康管理

案例导入

【案例】

张某,男性,39岁。近一周自觉头晕、头痛前来就诊。其父亲患高血压20年。本人吸烟15年,经常在晚间赴宴。查体:身高174cm、体重89kg;血压140/96mmHg,心、肺检查未见异常;心电图未见异常,未进行其他检查和治疗。

【问题】

1. 张某属于高血压患者吗?

2. 若张某确诊为高血压,应如何对其进行健康管理?

核心知识拆解

第一节　高血压的概述

一、我国高血压流行现状

2021年中国死因监测数据显示,高血压死亡率为27.09/10万,死因顺位在全死因中为第五位,仅次于脑血管病、缺血性心脏病、肺癌和慢性阻塞性肺疾病。中国居民慢性病与危险因素监测调查研究结果显示,2004～2018年,中国高血压粗患病率从24.9%增加到38.1%,年龄标化患病率从2004年的20.8%增加到2010年的29.6%,而后2018年下降到24.7%。2018年,中国18～69岁的高血压患者约有

2.74亿人，高于2004年的1.72亿人，少于2010年的2.84亿人。2004～2018年，患者的年龄标化高血压知晓率从30.8%提升至38.3%；治疗率从25.9%提升至34.6%；控制率从7.1%提升至12.0%。2018年，2.74亿中国高血压患者中，87%的患者血压控制不佳，其中约68%不清楚自身血压情况，约0.4%知晓但未采取有效治疗措施。尽管血压水平有所下降，但仍有超过10%人群血压＞160/100mmHg却未能确诊或得到有效治疗。整体而言，自2010年以来，中国高血压患病率有所下降，可能与健康促进方案的出台、患者饮食模式改善（如水果摄入增多，精制碳水摄入减少等）、盐摄入量减少等原因有关。但高血压知晓率、治疗率和控制率水平仍然较低。

高血压是一项重要的公共卫生问题。多项研究表明，高血压是导致脑卒中、缺血性心脏病、慢性肾脏病和其他心血管疾病的主要危险因素；高血压造成的严重并发症，如脑卒中、冠心病、心力衰竭、肾脏疾病等致残率和致死率高，为我国家庭和社会的发展带来了沉重的负担。而收缩压每降低10mmHg或舒张压每降低5mmHg，即可让死亡风险降低10%～15%，脑卒中风险降低35%，冠心病风险降低20%，心力衰竭风险降低40%。因此，预防和控制高血压对减轻疾病负担、降低居民死亡率和遏制我国心脑血管疾病流行非常重要。2023年10月，国家卫生健康委员会发布《健康中国行动——心脑血管疾病防治行动实施方案（2023—2030年）》，要求要向公众提供权威健康知识，加大基层医疗机构血压、血糖、血脂"三高共管"力度；到2030年，30岁及以上居民高血压知晓率达到65%，高血压患者基层规范管理服务率达到70%。

二、高血压的基层筛查

开展高血压的基层筛查可以尽早发现高血压患者和高危人群，并通过早诊、早治降低其并发症发生风险。《健康中国行动（2019—2030年）》指出：18岁及以上成人应定期自我监测血压，关注血压变化；要全面落实35岁以上人群首诊测血压制度，同时增加高血压检出的设备与场所，推进实施18岁以上人群首诊测血压。建议血压正常者至少每年测量1次血压，高危人群经常测量血压，并接受医务人员的健康指导。建议血压为正常高值者（120～139/80～89mmHg）及早注意和控制超重或肥胖、高盐饮食、吸烟、长期饮酒、长期精神紧张、体力活动不足等高血压危险因素。

三、高血压的诊断

（一）以诊室血压测量结果为主要诊断依据

1. 首诊发现收缩压≥140mmHg和/或舒张压≥90mmHg，建议在4周内复查两次，非同日3次测量均达到上述诊断界值，即可确诊。

2. 若首诊收缩压≥180mmHg和/或舒张压≥110mmHg，伴有急性症状者建议立即转诊；无明显症状者，排除其他可能的诱因，并安静休息后复测，如仍达此标准，即可确诊，建议立即给予药物治疗。

（二）以诊室外血压测量结果为辅助诊断依据

诊断不确定，或怀疑"白大衣高血压"或"隐蔽性高血压"，有条件的可结合动态血压监测或家庭自测血压辅助诊断；无条件的，建议转诊。

1. 动态血压监测的高血压诊断标准　若能满足下列3项中任意一项，即可确诊。

（1）24小时平均收缩压≥130mmHg和/或舒张压≥80mmHg。

（2）白天平均收缩压≥135mmHg和/或舒张压≥85mmHg。

（3）夜间平均收缩压≥120mmHg和/或舒张压≥70mmHg。

2. 家庭自测血压的高血压诊断标准为 收缩压≥135mmHg和/或舒张压≥85mmHg。

（三）特殊概念

1. 白大衣高血压 反复出现的诊室血压升高，而诊室外的动态血压监测或家庭自测血压正常，为白大衣高血压。诊断条件：在未经治疗的情况下，满足下列条件的（1）（2）或（1）（3）即可诊断为白大衣高血压，建议在3～6个月内确诊。

（1）诊室血压≥140/90mmHg。

（2）动态血压监测24小时平均值＜130/80mmHg，且动态血压监测白天的平均值＜135/85mmHg，且动态血压监测夜间的平均值＜120/70mmHg。

（3）家庭自测血压平均值＜135/85mmHg。

2. 隐蔽性高血压 是指诊室血压正常，而诊室外的动态血压监测和/或家庭自测血压升高。诊断条件：在未经治疗的情况下，满足下列条件的（1）（2）或（1）（3）即可诊断为隐蔽性高血压，建议在3～6个月内确诊。

（1）诊室血压＜140/90mmHg。

（2）动态血压监测24小时平均值≥130/80mmHg，和/或动态血压监测白天的平均值≥135/85mmHg，和/或动态血压监测夜间的平均值≥120/70mmHg。

（3）家庭自测血压平均值≥135/85mmHg。

3. 单纯收缩期高血压 指收缩压≥140mmHg且舒张压＜90mmHg。

（四）血压分类和高血压的分级

依据诊室坐位血压，以收缩压或舒张压的最高水平为准，可将血压分为正常血压、正常高值血压、高血压，其中高血压又可进一步分为1级、2级、3级（表8-1）。

表8-1 诊室血压分类和高血压分级定义

分类	收缩压（mmHg）		舒张压（mmHg）
正常血压	＜120	和	＜80
正常高值血压	120～139	和/或	80～89
高血压	≥140	和/或	≥90
1级高血压（轻度）	140～159	和/或	90～99
2级高血压（中度）	160～179	和/或	100～109
3级高血压（重度）	≥180	和/或	≥110
单纯收缩期高血压	≥140	和	＜90

四、高血压的治疗

（一）高血压的治疗原则

1. 降压达标 为治疗高血压的首要原则。一般高血压患者的血压应控制在140/90mmHg以下；合并糖尿病、冠心病、心力衰竭、慢性肾脏病伴有蛋白尿的患者，如能耐受，血压应降至130/80mmHg以下；65～79岁的患者血压应控制在150/90mmHg以下，如能耐受，血压可进一步降至140/90mmHg以下；80岁及以上的患者血压应控制在150/90mmHg以下。

2. 平稳降压 长期坚持生活方式干预和药物治疗，保持血压长期平稳至关重要。可使用长效制剂平稳控制血压，以减少心血管并发症。

3. 综合干预管理 在选择降压药物时，应综合考虑高血压患者伴随合并症的情况；对于已患心血管疾病的患者及具有某些危险因素的患者，应考虑给予抗血小板及降脂治疗，以降低心血管疾病再发及死亡风险。

（二）生活方式干预

高血压患者的不健康生活方式主要有不良饮食习惯（特别是高盐饮食）、运动不足、吸烟、饮酒及不健康的心理因素等，改变这些不健康的生活方式不仅有利于血压的控制，还可降低患心血管疾病的风险。此外，超重和肥胖也不利于患者健康及高血压管理。因此，确诊高血压的患者应从减少钠盐摄入、减轻体重、规律运动、戒烟、戒酒、心理平衡等方面入手，通过启动并长期坚持生活方式干预，达到降低和控制血压的效果。

（三）药物治疗

对于绝大多数高血压患者来说，一旦确诊，都建议在采取生活方式干预的同时立即启动药物治疗。若患者仅收缩压＜160mmHg且舒张压＜100mmHg，未合并冠心病、心力衰竭、脑卒中、外周动脉粥样硬化、肾脏疾病或糖尿病，也可根据其病情及意愿暂缓给药。但采用单纯生活方式干预不应超过3个月，若血压仍未达标，仍需启动药物治疗。

常用的降血压药物主要包括血管紧张素转化酶抑制药（angiotensin converting enzyme inhibitor，ACEI）、血管紧张素受体Ⅱ阻断药（angiotensin receptor blocker，ARB）、β受体阻滞药、钙通道阻滞药（calcium channel blocker，CCB）和利尿药。

第二节 高血压患者健康管理服务规范

基层医疗卫生机构是高血压管理的主要力量，其管理水平的高低直接影响着我国心脑血管疾病发展的趋势。国家基本公共卫生服务项目中的高血压患者健康管理依托于家庭医生签约制度，通过在基层医疗卫生机构成立由医生、护士和公共卫生人员等组成的管理团队，以签约服务的方式，按照《国家基本公共卫生服务规范（第三版）》《国家基层高血压防治管理指南》等要求，为辖区内的高血压患者提供规范服务。

一、服务对象

辖区内35岁及以上常住居民中的原发性高血压患者。

二、服务内容

1. 筛查
（1）对辖区内35岁及以上常住居民，每年为其免费测量一次血压（非同日三次测量）。

（2）对于第一次发现收缩压≥140mmHg和/或舒张压≥90mmHg的居民，在去除可能引起血压升高的因素后预约其复查，非同日3次测量血压均高于正常，可初步诊断为高血压。建议转诊到有条件的上级医院确诊并取得治疗方案，2周内随访转诊结果。对已确诊的原发性高血压患者，纳入高血压患者健康管理。对可疑继发性高血压患者，及时转诊。

（3）如有以下六项指标中的任一项高危因素，建议每半年至少测量1次血压，并接受医务人员的生活方式指导。①血压高值：收缩压130～139mmHg和/或舒张压85～89mmHg。②超重或肥胖和/或腹型肥胖：超重，28＞BMI≥24；肥胖，BMI≥28；腰围，男≥90cm（2.7尺），女≥85cm（2.6尺）为腹型肥胖。③高血压家族史：一、二级亲属。④长期高盐饮食。⑤长期过量饮酒（每日饮白酒≥100ml）。⑥年龄≥55岁。

2. 随访评估　对原发性高血压患者，每年要提供至少4次面对面的随访。

（1）测量血压并评估是否存在危急情况，如出现收缩压≥180mmHg和/或舒张压≥110mmHg；意识改变、剧烈头痛或头晕、恶心呕吐、视物模糊、眼痛、心悸、胸闷、喘憋不能平卧及处于妊娠期或哺乳期同时血压高于正常等危急情况之一，或存在不能处理的其他疾病时，须在处理后紧急转诊。对于紧急转诊者，乡镇卫生院、村卫生室、社区卫生服务中心（站）应在2周内主动随访转诊情况。

（2）若不需紧急转诊，询问上次随访到此次随访期间的症状。

（3）测量体重、心率，计算体重指数（BMI）。

（4）询问患者疾病情况和生活方式，包括心脑血管疾病、糖尿病、吸烟、饮酒、运动、摄盐情况等。

（5）了解患者服药情况。

3. 分类干预

（1）对血压控制满意（一般高血压患者血压降至140/90mmHg以下；≥65岁老年高血压患者的血压降至150/90mmHg以下，如果能耐受，可进一步降至140/90mmHg以下；一般糖尿病或慢性肾脏病患者的血压目标可以在140/90mmHg基础上再适当降低）、无药物不良反应、无新发并发症或原有并发症无加重的患者，预约下一次随访时间。

（2）对第一次出现血压控制不满意，或出现药物不良反应的患者，结合其服药依从性，必要时增加现用药物剂量、更换或增加不同类的降压药物，2周内随访。

（3）对连续两次出现血压控制不满意或药物不良反应难以控制，以及出现新的并发症或原有并发症加重的患者，建议其转诊到上级医院，2周内主动随访转诊情况。

（4）对所有患者进行有针对性的健康教育，与患者一起制定生活方式改进目标并在下一次随访时评估进展。告诉患者出现哪些异常时应立即就诊。

4. 健康体检　对原发性高血压患者，每年进行1次较全面的健康检查，可与随访相结合。内容包括身高、体重、腰围、体温、脉搏、呼吸、血压、皮肤、浅表淋巴结、心脏、肺、腹部等常规体格检查，并对口腔、视力、听力和运动功能等进行判断。具体内容参照《居民健康档案管理服务规范》健康体检表。

三、服务流程

1. 高血压筛查流程　见图8-1。

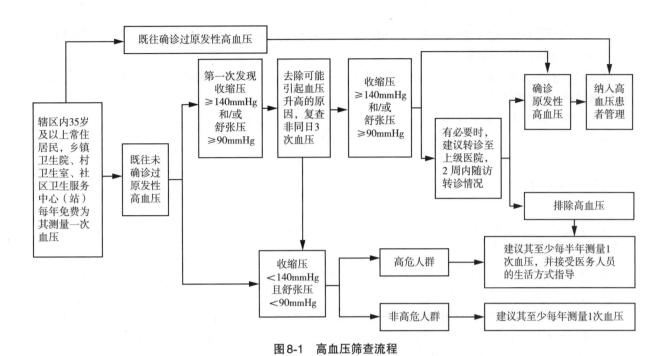

图8-1　高血压筛查流程

2. 高血压患者随访流程　见图8-2。

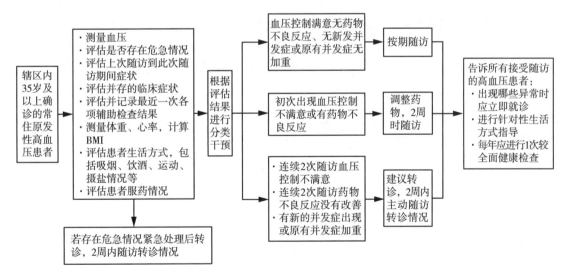

图8-2　高血压患者随访流程

四、服务要求

1. 高血压患者的健康管理由医生负责，应与门诊服务相结合，对未能按照管理要求接受随访的患者，乡镇卫生院、村卫生室、社区卫生服务中心（站）医务人员应主动与患者联系，保证管理的连续性。

2. 随访包括预约患者到门诊就诊、电话追踪和家庭访视等方式。

3. 乡镇卫生院、村卫生室、社区卫生服务中心（站）可通过本地区社区卫生机构诊断和门诊服务等途径筛查和发现高血压患者。有条件的地区，对人员进行规范培训后，可参考《中国高血压防治指南》对高血压患者进行健康管理。

4. 发挥中医药在改善临床症状、提高生活质量、防治并发症中的特色和作用，积极应用中医药方法开展高血压患者健康管理服务。

5. 加强宣传，告知服务内容，使更多的患者和居民愿意接受服务。

6. 每次提供服务后及时将相关信息记入患者的健康档案。

五、工作指标

1. 高血压患者规范管理率＝按照规范要求进行高血压患者健康管理的人数／年内已管理的高血压患者人数×100%。

2. 管理人群血压控制率＝年内最近一次随访血压达标人数／年内已管理的高血压患者人数×100%。

最近一次随访血压指的是按照规范要求最近一次随访的血压，若失访则判断为未达标，血压控制是指收缩压＜140mmHg和舒张压＜90mmHg（65岁及以上患者收缩压＜150mmHg和舒张压＜90mmHg），即收缩压和舒张压同时达标。

六、高血压患者随访服务记录

可采用高血压患者随访服务记录表的形式对随访进行记录（表8-2）。

表8-2 高血压患者随访服务记录表

姓　名：　　　　　　　　　　　　　　　　　　　　　　　　　　　　　编号□□□-□□□□□

随访日期		年　月　日	年　月　日	年　月　日	年　月　日
随访方式		1门诊　2家庭　3电话□	1门诊　2家庭　3电话□	1门诊　2家庭　3电话□	1门诊　2家庭　3电话□
症状	1无症状 2头痛头晕 3恶心呕吐 4眼花耳鸣 5呼吸困难 6心悸胸闷 7鼻出血不止 8四肢发麻 9下肢水肿	□/□/□/□/□ □/□/□ 其他：	□/□/□/□/□ □/□/□ 其他：	□/□/□/□/□ □/□/□ 其他：	□/□/□/□/□ □/□/□ 其他：
体征	血压（mmHg）				
	体重（kg）				
	体重指数（BMI）				
	心率（次/分）				
	其他				

续　表

生活方式指导	日吸烟量（支）				
	日饮酒量（两）				
	运动	次/周　分钟/次 次/周　分钟/次	次/周　分钟/次 次/周　分钟/次	次/周　分钟/次 次/周　分钟/次	次/周　分钟/次 次/周　分钟/次
	摄盐情况（咸淡）	轻/中/重　/　轻/中/重	轻/中/重　/　轻/中/重	轻/中/重　/　轻/中/重	轻/中/重　/　轻/中/重
	心理调整	1良好　2一般　3差　□	1良好　2一般　3差　□	1良好　2一般　3差　□	1良好　2一般　3差　□
	遵医行为	1良好　2一般　3差　□	1良好　2一般　3差　□	1良好　2一般　3差　□	1良好　2一般　3差　□
辅助检查*					
药物不良反应		1无　2有____　□	1无　2有____　□	1无　2有____　□	1无　2有____　□
此次随访分类		1控制满意　2控制不满意 3不良反　4并发症　□	1控制满意　2控制不满意 3不良反　4发症　□	1控制满意　2控制不满意 3不良反　4并发症　□	1控制满意　2控制不满意 3不良反　4并发症　□
用药情况	药物名称1				
	用法用量	每日__次　每次___	每日__次　每次___	每日__次　每次___	每日__次　每次___
	药物名称2				
	用法用量	每日__次　每次___	每日__次　每次___	每日__次　每次___	每日__次　每次___
	药物名称3				
	用法用量	每日__次　每次___	每日__次　每次___	每日__次　每次___	每日__次　每次___
	其他药物				
	用法用量	每日__次　每次___	每日__次　每次___	每日__次　每次___	每日__次　每次___
转诊	原因				
	机构及科别				
下次随访日期					
随访医生签名					

填表说明：

1. 本表为高血压患者在接受随访服务时由医生填写。每年的健康体检后填写健康体检表。若失访，在随访日期处注明失访原因；若死亡，写明死亡日期和死亡原因。

2. 体征：体重指数（BMI）＝体重（kg）/身高的平方（m²），体重和体重指数斜线前填写目前情况，斜线后填写下次随访时应调整到的目标。如果是超重或肥胖的高血压患者，要求每次随访时测量体重并指导患者控制体重；正常体重人群可每年测量一次体重及体重指数。如有其他阳性体征，请填写在"其他"一栏。

3. 生活方式指导：在询问患者生活方式时，同时对患者进行生活方式指导，与患者共同制定下次随访目标。

（1）日吸烟量：斜线前填写目前吸烟量，不吸烟填写"0"，吸烟者写出每天的吸烟量"××支"，斜线后填写吸烟者下次随访目标吸烟量"××支"。

（2）日饮酒量：斜线前填写目前饮酒量，不饮酒填"0"，饮酒者写出每天的饮酒量相当于白酒"××两"，斜线后填写饮酒者下次随访目标饮酒量相当于白酒"××两"（啤酒/10＝白酒量，红酒/4＝白酒量，黄酒/5＝白酒量）。

（3）运动：填写每周几次，每次多少分钟，即"××次/周，××分钟/次"。横线上填写目前情况，横线下填写下次随访时应达到的目标。

（4）摄盐情况：斜线前填写目前摄盐的咸淡情况。根据患者饮食的摄盐情况，按咸淡程度在列出的"轻、中、重"之一上画"√"分类，斜线后填写患者下次随访目标摄盐情况。

（5）心理调整：根据医生印象选择对应的选项。

（6）遵医行为：指患者是否遵照医生的指导去改善生活方式。

4. 辅助检查：记录患者上次随访到这次随访之间在各医疗机构进行的辅助检查结果。

5. 服药依从性："规律"为按医嘱服药，"间断"为未按医嘱服药，频次或数量不足，"不服药"即为医生开了处方，但患者未使用此药。

6. 药物不良反应：如果患者服用的降压药物有明显的药物不良反应，具体描述哪种药物，何种不良反应。

7. 此次随访分类：根据此次随访时的分类结果，由随访医生在4种分类结果中选择一项在"□"中填上相应的数字。"控制满意"是指血压控制满意，无其他异常；"控制不满意"是指血压控制不满意，无其他异常；"不良反应"是指存在药物不良反应；"并发症"是指出现新的并发症或并发症出现异常。如果患者同时并存几种情况，填写最严重的一种情况，同时结合上次随访情况确定患者下次随访时间，并告知患者。

8. 用药情况：根据患者整体情况，为患者开具处方，并填写在表格中，写明用法、用量。同时记录其他医疗卫生机构为其开具的处方药。

9. 转诊：如果转诊要写明转诊的医疗机构及科室类别，如××市人民医院心内科，并在原因一栏写明转诊原因。

10. 下次随访日期：根据患者此次随访分类，确定下次随访日期，并告知患者。

11. 随访医生签名：随访完毕，核查无误后随访医生签署其姓名。

知识拓展

筑牢高血压防治堡垒的"90后"教授——刘力生

刘力生教授出生于1928年，是国内外著名的心血管疾病专家。作为中国高血压防控事业的开创者和先驱之一，她在跨越半个世纪的时间里，始终奔走于高血压防治的第一线，为我国乃至全球的高血压防控做出了卓越贡献。她如今虽已耄耋之年，但其依旧不辍事业，带动和影响了一代又一代的高血压防治工作者。

1969年，刘力生教授带领中国医学科学院阜外医院工作团队在首都钢铁公司建立了我国第一个以控制高血压为主的心血管病人群防治基地。1989年，在"七五"攻关课题协作组基础上，她和龚兰生教授领导组建了中国高血压联盟，开展了一系列高血压防治和健康宣传活动。1999年，在其主持下，中国高血压联盟组织编撰了首部中国高血压防治指南。刘力生教授带领团队在国内开展了众多临床研究，包括脑卒中后降压试验、中国心脏研究Ⅱ、肝素和极化液治疗急性心梗试验、雷米普利心血管预防研究、心血管一级预防研究、高龄老年高血压治疗试验、降压降糖治疗糖尿病研究及其10年随访等，为国内外高血压防治提供了丰富的证据。

资料来源：戴申倩.【大家访谈】路漫修远 筑牢高血压防治堡垒——专访中国医学科学院学部委员刘力生教授. https://www.pumc.edu.cn/yxbd/f345d698fcd140648d6735f05a0e82ec.htm.

本章小结

教学课件

拓展练习及参考答案

（李雁楠　鲁玉苗）

第九章　糖尿病患者健康管理

学 习 目 标

素质目标：根据国家公共卫生服务项目的相关要求，具备对糖尿病高危人群的健康管理的能力。
知识目标：熟悉糖尿病的诊断及三级预防，社区卫生服务中糖尿病的筛查与评估，双向转诊制度。
能力目标：开展社区服务，提高糖尿病并发症识别及急救处理能力。

案例导入

【案例】

患者，男性，48岁，无业。因多食、多饮、消瘦半年，双下肢麻木半个月来诊。患者半年前无明显诱因逐渐食量增加，主食量由原来每天400g逐渐增至500g以上，最多达750g，而体重逐渐下降，半年内下降达5kg以上，同时出现烦渴多饮，伴尿量增多，服中药治疗1个多月无好转。半个月来出现双下肢麻木，有时呈针刺样疼痛。大小便正常，睡眠好。既往体健，无药物过敏史。个人史和家族史无特殊。查体：T 36℃，P 80次/分，R 18次/分，BP 130/80mmHg。血常规：Hb 125g/L，WBC $6.5×10^9$/L，N 65%，L35%，PLT $235×10^9$/L；尿常规：尿蛋白（－），尿糖（＋＋＋），镜检（－）；空腹血糖11mmol/L。

【问题】

1. 患者的诊断是什么？
2. 如何制定患者的预防措施？

核心知识拆解

第一节　糖尿病的概述

一、糖尿病的流行现状

糖尿病是一种代谢性疾病，任何年龄人群都可能患病。糖尿病的最新流行病学调查显示，我国成年人中糖尿病的患病率为12.8%，2021年患者人数约1.41亿，大约还有3.5亿人处于糖尿病前期状态，糖尿病前期检出率仅为35.2%。中国的糖尿病人数居世界第一。现糖尿病的知晓率43.3%，治疗率

49.0%，控制率49.4%。患病率男性高于女性，随年龄增加而增多。此外，中国每年有约83.4万人死于糖尿病引发的各类并发症。

杨文英教授等专家组成的调查组对我国大陆地区≥20岁成年人群进行了为期10年（2007～2017年）的糖尿病患病率调查，结果显示：糖尿病的人群知晓率由2007年的39.4%增加到2017年的53.6%，变化较大；但是糖尿病的治疗率和达标率则无明显变化，糖尿病的治疗率2007年为34.1%，2017年为32.5%；达标率2007年为31.1%，2017年为32.8%。

二、糖尿病诊断及糖尿病前期

（一）糖尿病诊断

糖尿病的诊断是依据患者的症状、体征及血糖浓度。糖尿病患者常见的症状有"三多一少"，即多尿、多饮、多食和体重减少。虽然这不是每个糖尿病患者都具有的表现，但每个糖尿病患者的血糖一定存在异常，也是糖尿病诊断的主要依据。具体诊断标准见表9-1。

表9-1 糖尿病诊断标准

	空腹血糖（mmol/L）	餐后2小时血糖（mmol/L）	糖化血红蛋白（%）
正常	$3.9 \leqslant \cdot \leqslant 6.1$	$\cdot < 7.8$	–
糖尿病前期	$6.1 < \cdot < 7.0$	$7.8 \leqslant \cdot < 11.1$	$\cdot < 6.5$
糖尿病	$\cdot \geqslant 7.0$	$\cdot \geqslant 11.1$	$\cdot \geqslant 6.5$

为了进一步强化预防糖尿病的理念，根据血糖值异常情况，可确定糖尿病干预的重点人群和重要措施。

（二）糖尿病前期

由于人口老龄化、城市化进程、生活方式改变、超重或肥胖及高甘油三酯血症的患病率增加等因素的影响，中国的糖尿病前期患病率持续升高，患病人群数量庞大。据调查显示，糖尿病前期患病率为15.5%。

1. 糖尿病前期的定义　糖尿病前期是指糖尿病发病前的过渡阶段，包括空腹血糖受损（IFG）、糖耐量减低（IGT）及两者的混合状态（IFG＋IGT），是在正常血糖与糖尿病之间的较高血糖状态。根据《中国成人糖尿病前期干预的专家共识（2023版）》的推荐，在采用标准化检测方法且有严格质量控制的医疗机构，可将糖化血红蛋白（HbA1c）作为糖尿病前期的诊断标准指标。

2. 糖尿病前期危害　糖尿病前期意味着发生糖尿病的风险增加。糖尿病前期与心血管疾病、微血管病变、肿瘤、痴呆、抑郁等疾病风险增加相关。每年有5%～10%的糖尿病前期个体进展为糖尿病。大庆的相关研究显示，如不进行干预，每年约有7% IGT个体发展为糖尿病，糖尿病前期患者30年后发展为糖尿病的累计患病率为95.9%。

3. 糖尿病前期干预

（1）糖尿病前期干预原则：依据发病风险的高低进行分层管理。①极高风险人群：HbA1c＞6%者。②高风险人群：IFG＋IGT人群（无论是否合并其他糖尿病危险因素），或者单纯IFG或IGT合并1种及以上的其他糖尿病危险因素者。③低风险人群：单纯的IFG或IGT人群。

（2）糖尿病前期干预措施：主要的干预措施是生活方式的干预。干预的核心是合理膳食和适度运动。低风险人群进行强化生活方式干预，高风险和极高风险人群在生活方式干预基础上考虑联合药物治疗。干预的具体措施是针对重点干预人群的合理膳食、控制热量摄入，并进行每周＞150分钟中至高强度的体育锻炼。药物干预主要是遵医嘱服用二甲双胍、α-糖苷酶抑制药、钠－葡萄糖协同转运蛋白2（SGLT-2）抑制药、胰高血糖素样肽-1（GLP-1）受体激动药、葡萄糖依赖性促胰岛素多肽（GIP）、GLP-1R、噻唑烷二酮类、奥利司他等药物来降低发生糖尿病的风险。

第二节　2型糖尿病患者健康管理服务规范

一、服务对象

辖区内35岁及以上常住居民中2型糖尿病患者。

二、服务内容

（一）筛查

对工作中发现的2型糖尿病高危人群进行有针对性的健康教育，建议其每年至少测量1次空腹血糖，并接受医务人员的健康指导。

（二）随访评估

对确诊的2型糖尿病患者，每年提供4次免费空腹血糖检测，至少进行4次面对面随访。

1. 测量空腹血糖和血压，并评估是否存在危急情况。如血糖≥16.7mmol/L或血糖≤3.9mmol/L；收缩压≥180mmHg和/或舒张压≥110mmHg；意识或行为改变、呼气有烂苹果味、心悸、出汗、食欲缺乏、恶心、呕吐、多饮、多尿、腹痛、有深大呼吸、皮肤潮红；持续性心动过速（心率超过100次/分）；体温超过39℃或有其他的突发情况，如视力突然骤降、妊娠期及哺乳期血糖高于正常值等危险情况之一，或存在不能处理的其他疾病时，须在处理后紧急转诊。对于紧急转诊者，乡镇卫生院、村卫生室、社区卫生服务中心（站）应在2周内主动随访转诊情况。

2. 若不需紧急转诊，询问上次随访到此次随访期间的症状。

3. 测量体重，计算体重指数，检查足背动脉搏动。

4. 询问患者疾病情况和生活方式，包括心脑血管疾病、吸烟、饮酒、运动、主食摄入情况等。

5. 了解患者服药情况。

（三）分类干预

1. 对血糖控制满意（空腹血糖＜7.0mmol/L），无药物不良反应、无新发并发症或原有并发症无加重的患者，预约下一次随访。

2. 对第一次出现空腹血糖控制不满意（空腹血糖值≥7.0mmol/L）或药物不良反应的患者，结合其服药依从情况进行指导，必要时增加现有药物剂量、更换或增加不同类的降糖药物，2周时随访。

3. 对连续两次出现空腹血糖控制不满意或药物不良反应难以控制，以及出现新的并发症或原有并发症加重的患者，建议其转诊到上级医院，2周内主动随访转诊情况。

4. 对所有的患者进行针对性的健康教育，与患者一起制定生活方式改进目标并在下一次随访时评估进展。告诉患者出现哪些异常时应立即就诊。

（四）健康体检

对确诊的2型糖尿病患者，每年进行1次较全面的健康体检，体检可与随访相结合。内容包括身高、体重、腰围、体温、脉搏、呼吸、血压、空腹血糖、皮肤、浅表淋巴结、心脏、肺、腹部等常规体格检查，并对口腔、视力、听力和运动功能等进行判断。具体内容参照《居民健康档案管理服务规范》健康体检表。

三、服务流程

糖尿病患者健康管理服务流程见图9-1。

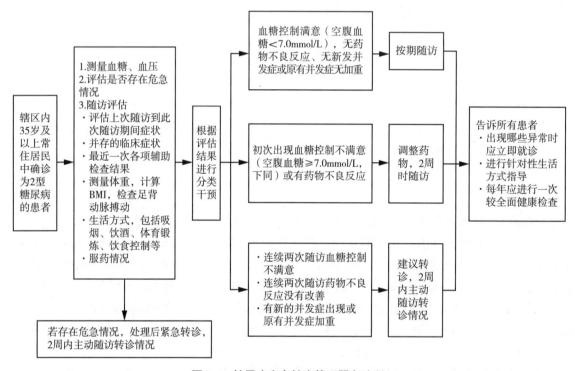

图9-1　糖尿病患者健康管理服务流程

四、服务要求

1. 2型糖尿病患者的健康管理由医生负责，应与门诊服务相结合，对未能按照健康管理要求接受随访的患者，乡镇卫生院、村卫生室、社区卫生服务中心（站）应主动与患者联系，保证管理的连续性。

2. 随访包括预约患者到门诊就诊、电话追踪和家庭访视等方式。

3. 乡镇卫生院、村卫生室、社区卫生服务中心（站）要通过本地区社区卫生诊断和门诊服务等途径筛查和发现2型糖尿病患者，掌握辖区内居民2型糖尿病的患病情况。

4. 发挥中医药在改善临床症状、提高生活质量、防治并发症中的特色和作用，积极应用中医药方法开展2型糖尿病患者健康管理服务。

5. 加强宣传，告知服务内容，使更多的患者愿意接受服务。

6. 每次提供服务后及时将相关信息记入患者的健康档案。

五、工作指标

1. 2型糖尿病患者规范管理率＝按照规范要求进行2型糖尿病患者健康管理的人数/年内已管理的2型糖尿病患者人数×100%。

2. 管理人群血糖控制率＝年内最近一次随访空腹血糖达标人数/年内已管理的2型糖尿病患者人数×100%。

最近一次随访血糖指的是按照规范要求最近一次随访的血糖，若失访则判断为未达标，空腹血糖达标是指空腹血糖＜7mmol/L。

第三节　糖尿病管理的其他规范指南

中华医学会糖尿病学分会与国家基层糖尿病防治管理办公室联合在2018年发布了首个用于糖尿病管理的指南——《国家基层糖尿病防治管理指南（2018）》，指南明确提出要"组建糖尿病管理团队"，即在"基层医疗卫生机构成立由家庭医生、护士、公共卫生人员等组成的服务团队。有条件的基层医疗卫生机构可以配备药师、健康管理师、体育运动指导员、心理咨询师、社（义）工等"。2022年，在2018年指南的基础上，结合国内外研究实践最新进展进行更新，制定了《国家基层糖尿病防治管理指南（2022）》。指南内容如下：

一、组建管理团队

依托家庭医生制度建设，基层医疗卫生机构成立由家庭医生、护士、公共卫生人员等组成的服务团队，发挥团队作用，与二级及以上医疗卫生机构专科医师分工协作，为居民提供糖尿病管理的整合性服务。有条件的基层医疗卫生机构可以配备中医师/中西医结合医师、药师、健康管理师、体育运动指导员、心理咨询师、社（义）工等。团队中的医生应为经国家统一培训合格的医务人员。基层医疗卫生机构结合团队服务绩效，建立并完善相应的激励机制。

二、配置基本设备

（一）社区卫生服务中心、乡镇卫生院

1. **必备设备**　身高体重计、测量腰围的软尺、血压计、便携式血糖仪、生化分析仪、尿常规分析仪、128Hz音叉、10g尼龙单丝、叩诊锤、视力表。

2. **其他应配备设备**　血常规分析仪、心电图机。

有条件的机构可配备糖化血红蛋白检测仪、检眼镜、免散瞳眼底照相机、持续葡萄糖监测仪；鼓励配备通过信息系统实现数据实时上传的检测设备等。

（二）社区卫生服务站、村卫生室

社区卫生服务站、村卫生室应至少配备身高体重计、测量腰围的软尺、便携式血糖仪、血压计、视力表等。

三、保障基本药物

基层医疗卫生机构应配备下述5大类降糖基本药物，即二甲双胍、胰岛素促泌剂、α-糖苷酶抑制剂、噻唑烷二酮类药物和胰岛素。

有条件的基层医疗机构可配备二肽基肽酶-IV抑制剂、钠－葡萄糖共转运蛋白2抑制剂、胰高糖素样肽-1受体激动药。有条件的基层医疗机构还可配置中药饮片、中成药。

四、服务要求

根据《国家基本公共卫生服务规范（第三版）》《糖尿病分级诊疗服务技术方案》（国卫办医函〔2015〕1026号）等文件要求，基层医疗卫生机构向居民提供糖尿病健康管理服务。结合家庭医生签约服务制度，为患者提供全方位、连续性、负责式、医防融合的健康管理服务。与上级医院建立协作机制，实现双向转诊。

（一）健康管理流程

基层医疗卫生机构应承担糖尿病的健康教育、筛查、诊断、治疗及健康管理工作，识别出不适合在基层诊治的糖尿病患者并及时转诊。管理的目标是血糖、血压、血脂综合控制达标，减少或延缓并发症的发生，降低致残率和早死率。

（二）诊疗关键点

1. 糖尿病诊断 三多一少血糖高，症状典型易诊断；多数患者无症状，化验检测是关键，两次异常可诊断；高危人群是线索，莫忘筛查早发现。

2. 糖尿病治疗 行教育、勤监测、管住嘴、迈开腿、药莫忘，"五驾马车"驾驭好。

3. 糖尿病管理 降糖降压加调脂，"三高共管"同实现。

4. 糖尿病转诊 发病较紧急、临床分型难、血糖控制差、并发症严重。

（三）糖尿病诊断

1. 诊断标准

糖尿病诊断标准见表9-1。

2. 分型

我国目前采用世界卫生组织（WHO）（1999年）糖尿病病因学分型体系，将糖尿病分为4种类型，即1型糖尿病、2型糖尿病、特殊类型糖尿病和妊娠糖尿病，其中2型糖尿病是临床最常见类型。

3. 血糖检测

（1）检测方式：血糖检测方式主要包括静脉血浆血糖测定、毛细血管血糖测定、HbA1c测定、糖化白蛋白测定（表9-2）。

（2）检测仪器及方法：便携式血糖仪应符合国家标准（GB/T 19634—2005）并应定期校准。有条件的医疗机构应参加卫生部门组织的实验室间质量评价。测定静脉血浆葡萄糖时应尽可能2小时内分离血浆和送检，以减少葡萄糖酵解对测定值的影响。葡萄糖检测方法参照卫生行业标准（WS/T 350—2011）。HbA1c分析仪及检测方法应符合卫生行业标准（WS/T 461—2015）。

表9-2　血糖检测方式、采样时间及临床意义

检测方法	采样时间	临床意义
静脉血浆血糖	空腹 糖负荷后 随机	诊断糖尿病的依据
毛细血管血糖	空腹 餐后2小时 睡前 餐前 夜间 随机	可快速检测血糖，为临床诊断及治疗提供参考，是自我血糖监测的主要手段
糖化血红蛋白（HbA1c）	空腹 餐后2小时	反映既往2～3个月血糖控制状况，临床决定是否需要调整 治疗的重要依据，也可以作为糖尿病诊断的依据之一
糖化白蛋白	任何时间	反映检测前2～3周的平均血糖，评价患者短期糖代谢控制情况

（3）毛细血管血糖检测规范流程：测试前的准备；毛细血管血糖检测：①用75%乙醇擦拭采血部位，待干后进行皮肤穿刺。②通常采集指腹侧面等末梢毛细血管全血进行检测，水肿或感染的部位不宜采用。在紧急时可在耳垂处采血。③皮肤穿刺后，弃去第一滴血液，将第二滴血液置于试纸上指定区域。④严格按照仪器制造商提供的操作说明书要求和操作规程进行检测。⑤测定结果的记录包括被测试者姓名、测定日期、时间、结果、单位、检测者签名等。⑥使用后的针头应置于专用医疗废物锐器盒内，按医疗废物处理。

4. 筛查

对发现的2型糖尿病高危人群进行有针对性的健康教育，建议其每年至少检测1次空腹血糖，并接受医务人员的健康指导。其中糖尿病前期患者，建议其每半年检测一次血糖，每年到医院进行一次糖尿病诊断。

在糖尿病高危人群中开展空腹血糖筛查是简便易行的糖尿病筛查方法，宜作为常规的筛查方法，但有漏诊的可能性。条件允许行OGTT测空腹血糖和糖负荷后2小时血糖。

5. 评估

目的是评估糖尿病病情及并发症发生风险，是确定糖尿病治疗策略的基础。初诊时及以后每年建议评估一次。评估内容包括病史、体格检查及辅助检查等。

①病史　要详细询问糖尿病、并发症和伴随疾病的临床症状；了解既往治疗方案和血糖控制情况；了解既往高血压、心脑血管疾病、血脂异常等合并症情况；了解糖尿病家族史情况；了解生活方式，包括吸烟、饮酒、运动、饮食情况等。

②体格检查　身高、体重、计算体重指数、腰围、血压、128Hz音叉振动觉检查、10g尼龙单丝压力觉检查、踝反射、足外观、足背动脉搏动及视力等。

③辅助检查　空腹血糖、餐后2小时血糖、甘油三酯、总胆固醇、低密度脂蛋白胆固醇、高密度脂蛋白胆固醇、肝肾功能、尿常规、心电图和神经病变相关检查等。如有条件者推荐做HbA1c、GA、尿白蛋白/肌酐比值、眼底检查等。

（四）糖尿病治疗

1. 治疗原则

糖尿病的治疗应遵循综合管理的原则，包括控制高血糖、高血压、血脂异常、超重肥胖、高凝状态等心血管多重危险因素，在生活方式干预的基础上进行必要的药物治疗，以提高糖尿病患者的生存质量和延长预期寿命。根据患者的年龄、病程、预期寿命、并发症或合并症病情严重程度等确定个体化的控制目标。

2. 治疗目标

2型糖尿病的综合治疗包括降血糖、降血压、调节血脂、抗血小板聚集、控制体重和改善生活方式等。综合控制目标见表9-3。对健康状态差的糖尿病患者，可以酌情放宽控制目标，但应避免高血糖引发的症状及可能出现的急性并发症。HbA1c分层目标值建议见表9-4。

表9-3　中国2型糖尿病综合控制目标

指标	目标值
毛细血管血糖（mmol/L）	—
空腹	4.4～7.0
非空腹	＜10.0
糖化血红蛋白.A1 c.（%）	＜7.0
血压（mmHg）	＜130/80
总胆固醇（mmol/L）	＜4.5
高密度脂蛋白胆固醇（mmol/L）	—
男性	＞1.0
女性	＞1.3
甘油三酯（mmol/L）	＜1.7
低密度脂蛋白胆固醇（mmol/L）	—
未合并动脉粥样硬化性心血管疾病	＜2.6
合并动脉粥样硬化性心血管疾病	＜1.8
体重指数（kg/m²）	＜24.0

注：①体重指数（BMI）＝体重（kg）/身高的平方（m²）。②1mmHg＝0.133kPa。

表9-4　糖化血红蛋白A1c（HbA1c）分层控制目标值建议

HbA1c 水平	适用人群
＜6.5%	年龄较轻、病程较短、预期寿命较长、无并发症、未合并心血管疾病的2型糖尿病患者，其前提是无低血糖或其他不良反应
＜7.0%	大多数非妊娠成年2型糖尿病患者
＜8.0%	年龄较大、病程较长、有严重低血糖史、预期寿命较短、有显著的微血管或大血管并发症或严重合并症的患者

3. 生活方式干预

对已确诊的糖尿病患者，应立即启动并坚持生活方式干预。各类生活方式干预的内容和目标见表9-5。具体干预方法参见《中国糖尿病健康管理规范（2020）》。

表9-5 生活方式干预的内容及目标

内容	目标
控制体重	超重①、肥胖②、患者减重的目标是3～6个月减轻5%～10%的体重，消瘦者③应通过合理的营养计划达到并长期维持理想体重
合理膳食	控制总热量，能量平衡。膳食营养均衡，满足患者对营养素的需求。减少精制碳水化合物（如白米饭、面食、饼干等）和含糖饮料的摄入，以全谷物或杂豆类替代1/3精白米、面等主食。提倡选择低血糖负荷的食品
适量运动	成人2型糖尿病患者每周至少150分钟（如每周运动5天，每次30分钟）中等强度（50%～70%最大心率，运动时有点儿用力，心跳和呼吸加快但不急促）的有氧运动（如快走、骑车、打太极拳等）；应增加日常身体活动，减少坐姿时间。建议每周进行2～3次抗阻练习（两次锻炼间隔≥48小时）。伴有急性并发症或严重慢性并发症时，不应采取运动治疗
戒烟戒酒	科学戒烟，避免被动吸烟。不建议糖尿病患者饮酒。有饮酒习惯的应当戒酒
限盐	食盐摄入量限制在每天5g以内
心理平衡	规律作息，减轻精神压力，保持心情愉悦

注：①超重为$24.0 \leqslant BMI < 28.0kg/m^2$。②肥胖为$BMI \geqslant 28.0kg/m^2$。③消瘦为$BMI < 18.5kg/m^2$。

4. 药物治疗

（1）启动药物治疗的时机：生活方式干预是2型糖尿病的基础治疗措施，应贯穿于糖尿病治疗的始终。对初诊血糖控制较好的糖尿病患者，医生可根据病情及患者意愿采取单纯生活方式干预。如果单纯生活方式干预不能使血糖控制达标，应及时起始药物治疗。

（2）药物治疗的注意事项：①在药物治疗前应根据药品说明书进行禁忌证审查。②不同类型的药物可联用。同一类药物应避免同时使用。③在使用降糖药物时，应开展低血糖警示教育，特别是对使用胰岛素促泌剂及胰岛素的患者。④降糖药物使用中应进行血糖监测，尤其是接受胰岛素治疗的患者。⑤药物选择时应考虑患者经济能力和患者依从性。

（3）降糖药物的选择：基层医疗卫生机构应根据患者的具体病情制定治疗方案，并指导患者使用药物。具体药物禁忌证以药品说明书为准。具体药物如下。

1）二甲双胍，是2型糖尿病患者的基础用药。如无禁忌证且能耐受药物者，二甲双胍应贯药物治疗的全程。药理作用为减少肝脏葡萄糖的输出，改善外周胰岛素抵抗。主要不良反应为胃肠道反应。严重不良反应为乳酸性酸中毒。

2）促胰岛素分泌药，包括磺脲类和格列奈类药物。药理作用为促进胰岛 β 细胞分泌胰岛素，增加体内胰岛素水平。主要不良反应为低血糖和体重增加。

3）α-糖苷酶抑制药，药理作用为延缓碳水化合物在小肠上部的吸收。主要不良反应为胃肠道反应，如腹胀、排气增多等。

4）噻唑烷酮类化合物（thiazolidinediones，TZDs），药理作用为增加机体对胰岛素作用的敏感性。主要不良反应为体重增加和水肿，增加骨折和心力衰竭发生的风险。

5）二肽基肽酶-Ⅳ（dipeptidyl peptidase Ⅳ，DPP-Ⅳ）抑制药，药理作用为通过抑制二肽基肽酶-Ⅳ，减少胰高糖素样肽-1（GLP-1）在体内失活，使内源性GLP-1水平升高。GLP-1以葡萄糖浓度依赖的方式增加胰岛素分泌，抑制胰高糖素分泌。总体不良反应发生率低，可能出现超敏反应、头痛、上呼吸道感染等。

6）钠-葡萄糖协同转运蛋白2（sodium-glucosetransporter2，SGLT-2）抑制药，药理作用为抑制肾脏对葡萄糖的重吸收，降低肾糖阈，从而促进尿糖的排出。主要不良反应为泌尿系统和生殖系统感染及血容量不足，罕见不良反应包括酮症酸中毒等。

7）胰高血糖素样肽-1（glucagon-like peptide-1，GLP-1）受体激动药，药理作用为通过激活GLP-1

受体以葡萄糖浓度依赖的方式刺激胰岛素分泌和抑制胰高糖素分泌，同时增加肌肉和脂肪组织的葡萄糖摄取，抑制肝脏葡萄糖的生成而发挥降糖作用，并延缓胃排空，抑制食欲等。主要不良反应为胃肠道反应，包括腹泻、恶心、腹胀、呕吐等。

8）胰岛素，胰岛素治疗是控制高血糖的重要方法。根据来源和化学结构的不同，胰岛素可分为动物胰岛素、人胰岛素和胰岛素类似物。根据作用特点的差异，胰岛素又可分为超短效胰岛素类似物、常规（短效）胰岛素、中效胰岛素、长效胰岛素、长效胰岛素类似物、预混胰岛素和预混胰岛素类似物和双胰岛素类似物。

2型糖尿病患者经过生活方式和口服降糖药联合治疗3个月，若血糖仍未达到控制目标，应及时起始胰岛素治疗。2型糖尿病患者的胰岛素起始治疗可以采用每日1～2次胰岛素皮下注射，每日1次胰岛素治疗者往往需要联合应用口服降糖药。对于HbA1c≥9.0%或空腹血糖≥11.1mmol/L同时伴明显高血糖症状的新诊断2型糖尿病患者，可考虑短期（2周～3个月）胰岛素强化治疗或及时转诊。

（4）药物治疗方案

2型糖尿病的治疗应根据患者病情等综合因素制定个体化方案。生活方式干预是2型糖尿病的基础治疗措施，应贯穿于糖尿病治疗的始终。如果单纯生活方式不能使血糖控制达标，应开始单药治疗，2型糖尿病药物治疗的首选是二甲双胍。若无禁忌证且能耐受药物者，二甲双胍应一直保留在糖尿病的治疗方案中。有二甲双胍禁忌证或不耐受二甲双胍的患者可根据情况选择胰岛素促泌药、α-糖苷酶抑制药、TZDs、DPP-4i、SGLT-2i或GLP-1RA。如单独使用二甲双胍治疗而血糖未达标，则应加用不同机制的口服或注射类降糖药物进行二联治疗。二联治疗3个月不达标的患者，应启动三联治疗，即在二联治疗的基础上加用一种不同机制的降糖药物。如三联治疗中未包括胰岛素而血糖不达标，可加用胰岛素治疗；如三联治疗已包括胰岛素而血糖仍不达标，应将治疗方案调整为多次胰岛素治疗（基础胰岛素加餐时胰岛素或每日多次预混胰岛素）。

5. 综合干预管理

2型糖尿病患者除降糖治疗外，还应综合控制血压、血脂和抗血小板聚集治疗。

（1）降压治疗

1）降压目标：一般糖尿病合并高血压患者降压目标应低于130/80mmHg（1mmHg＝0.133kPa）；糖尿病伴严重冠心病或年龄在65～80岁的老年患者，可采取相对宽松的降压目标值，控制在140/90mmHg以下；80岁以上患者或有严重慢性疾病（如需要长期护理，慢性疾病终末期）者，血压可控制在150/90mmHg以下。对于伴有缺血性心脏病的老年高血压患者，在强调收缩压达标的同时应关注舒张压，舒张压不宜低于60mmHg。

2）启动药物治疗时机：糖尿病患者的血压≥140/90mmHg者可考虑开始药物降压治疗。血压≥160/100mmHg或高于目标值20/10mmHg时应立即开始降压药物治疗，并可以采取联合治疗方案。

3）药物选择：5类降压药物，血管紧张素转换酶抑制药（ACEI）、血管紧张素Ⅱ受体阻滞药（ARB）、利尿药、钙通道阻滞药（CCB）、β受体阻滞药均可用于糖尿病患者，其中ACEI或ARB在糖尿病合并白蛋白尿或慢性肾脏病时为首选药物。

（2）调脂治疗

1）进行调脂药物治疗时，LDL-C目标值：有明确动脉粥样硬化性心血管疾病（ASCVD）病史患者LDL-C＜1.8mmol/L，无ASCVD病史的糖尿病患者LDL-C＜2.6mmol/L。

2）药物选择：临床首选他汀类药物。起始宜应用中等强度他汀类药物，根据个体调脂疗效和耐受情况，适当调整剂量，若LDL-C水平不能达标，可与其他调脂药物联合使用（如依折麦布）。为了预防急性胰腺炎，空腹TG≥5.7mmol/L者首先使用降低TG的药物。

（3）抗血小板治疗

糖尿病合并ASCVD者，建议使用阿司匹林进行抗血小板治疗。在应用过程中应充分评估出血风险，活动性胃溃疡或消化道出血、过敏者禁用。阿司匹林过敏的ASCVD患者，可使用氯吡格雷。阿司匹林抗血小板治疗的推荐剂量为75～150mg/d，氯吡格雷的推荐剂量为75mg/d。

（五）糖尿病急性并发症的识别与处理

1. 低血糖

（1）常见诱因：进食不足；运动量增加；酒精摄入；药物过量；糖尿病自主神经病变；肝肾功能不全等。

（2）低血糖的识别：如糖尿病患者出现交感神经过度兴奋（如心悸、焦虑、出汗、头晕、手抖、饥饿感等）或中枢神经系统症状（如神志改变、认知障碍、抽搐和昏迷）时应考虑低血糖的可能，及时检测血糖。

（3）诊断标准：糖尿病患者只要血糖水平≤3.9mmol/L就属于低血糖范畴。

（4）处理：血糖≤3.9mmol/L即需要补充葡萄糖或含糖食物。意识清楚者给予口服15-20g糖类食品（葡萄糖为佳）；意识障碍者给予50%葡萄糖溶液20～40ml静脉注射。每15分钟监测血糖1次。如血糖仍≤3.9mmol/L，再给予15～20g葡萄糖口服或50%葡萄糖溶液20～40ml静脉注射；如血糖在3.9mmol/L以上，但距离下一次就餐时间在1h以上，给予含淀粉或蛋白质食物；如血糖≤3.0mmol/L，继续给予50%葡萄糖溶液60ml静脉注射。如低血糖仍未纠正，给予静脉输注5%或10%葡萄糖溶液，并在监护下及时转诊。

（5）预防策略：糖尿病患者应加强血糖自我监测；定时定量进餐；选择适合的运动方式；避免酗酒及空腹饮酒；对有低血糖尤其是严重低血糖或反复发生低血糖的患者应放宽血糖控制目标，及时调整治疗方案；糖尿病患者应常规随身备用碳水化合物类食品，一旦发生低血糖，立即食用。

2. 高血糖危象
包括糖尿病酮症酸中毒（DKA）和高血糖高渗状态（HHS）。临床上糖尿病患者如出现原因不明的恶心、呕吐、腹痛、酸中毒、脱水、休克、神志改变、昏迷，尤其是呼吸有酮味（烂苹果味）、血压低而尿量多者，且血糖≥16.7mmol/L，应考虑高血糖危象，尽快转诊。转诊前推荐建立静脉通道，给予静脉输注生理盐水补液治疗。

（六）糖尿病慢性并发症检查

1. 糖尿病肾病

（1）筛查：推荐基层医疗卫生机构为所有2型糖尿病患者每年至少进行一次肾病筛查，包括尿常规、UACR和血肌酐（计算eGFR）测定。没有能力开展UACR检测的，应转至上级医院检测。

（2）诊断与分期：糖尿病肾病通常是根据UACR增高或eGFR下降、同时排除其他慢性肾脏病（CKD）而做出的临床诊断。推荐采用随机尿测定UACR。随机尿UACR≥30mg/g为尿白蛋白排泄增加。在3～6个月内重复检查UACR，3次中有2次尿白蛋白排泄增加，排除感染等其他因素即可诊断白蛋白尿。临床上常将UACR 30～300mg/g称为微量白蛋白尿，UACR＞300mg/g称为大量白蛋白尿。UACR测定存在较多影响因素，如感染、发热、显著高血糖、显著高血压、24小时内运动、心力衰竭、月经等，结果分析时应考虑这些因素。

推荐每年检测血肌酐（Scr）水平，并采用慢性肾脏病流行病学合作研究（CKD-EPI）公式计算eGFR。糖尿病肾脏病诊断确定后，应根据eGFR进行CKD分期，以进一步判断糖尿病肾病严重程度。

（3）治疗　糖尿病肾脏病治疗参见糖尿病肾脏病治疗相关手册。

2. 糖尿病视网膜病变

推荐有条件的基层医疗卫生机构为2型糖尿病患者每年至少进行一次视网膜病变筛查，包括视力检查、眼底检查等。免散瞳眼底照相机可由经培训的技术人员使用，拍摄至少2张分别以黄斑及视盘为中心的45°角的眼底后极部彩色照片。

3. 糖尿病周围神经病

（1）筛查：推荐基层医疗卫生机构为所有2型糖尿病患者每年至少进行一次周围神经病筛查，包括踝反射、针刺痛觉、振动觉、10g尼龙单丝压力觉、温度觉，有条件可进行神经电生理检查。

（2）诊断标准：①具有明确的糖尿病史。②在确诊糖尿病时或确诊之后出现的神经病变。③出现神经病变的临床症状，如疼痛、麻木、感觉异常等，5项检查（踝反射、振动觉、压力觉、温度觉、针刺痛觉）任意1项异常；若无临床症状，则5项检查任意2项异常也可诊断。

除外其他原因所致的神经病变，包括具有神经毒性的药物（如化疗药物）、维生素B_{12}缺乏、颈腰椎疾病（压迫、狭窄、退行性变）、脑梗死、慢性炎症性脱髓鞘性神经病变、遗传性神经病变和血管炎、感染（如获得性免疫缺陷综合征）及肾功能不全引起的代谢毒物对神经的损伤。如根据以上检查仍不能确诊，需要进行鉴别诊断，可以进行神经电生理检查。

（3）治疗　糖尿病周围神经病治疗见《手册》。

4. 糖尿病下肢动脉病变与糖尿病足

（1）筛查　对于50岁以上的糖尿病患者，应常规进行下肢动脉粥样硬化性病变（LEAD）的筛查。伴有LEAD发病危险因素（如合并心脑血管病变、血脂异常、高血压、吸烟或糖尿病病程5年以上）的糖尿病患者应该每年至少筛查一次。随访糖尿病患者时，应询问其以往是否有足溃疡、截肢（趾）史。进行双足视、触诊，是否有足畸形如胖肿、拇外翻、皲裂和皮肤颜色、温度改变及霉菌感染等，并进行周围血管评估（如足背动脉搏动），有条件可进行踝肱指数（ABI，即踝动脉与肱动脉收缩压的比值）检查或超声多普勒等血管检查。

（2）诊断标准与治疗　糖尿病下肢动脉病变与糖尿病足的诊断标准与治疗见《手册》。

（七）糖尿病的中医药防治

1. 概述

积极支持和鼓励中医药融入糖尿病综合防治体系，发挥整体观、辨证论治优势，结合体质辨识等，综合运用药物和非药物等多种方法开展综合防治。

2. 糖尿病的中医药防治

（1）协同控糖、改善症状　2型糖尿病在常规治疗基础上可辨证联用津力达颗粒、参芪降糖颗粒、天麦消渴片、消渴丸［为含格列本脲（0.25mg/粒）和多种中药成分的复方制剂］、葛根芩连汤、大柴胡汤加减等。

（2）防治并发症　防治并发症，可配合中医药治疗。糖尿病肾脏病，在常规治疗基础上可应用黄葵胶囊、渴络欣胶囊等；糖尿病视网膜病变，在常规治疗基础上可应用芪明颗粒、复方丹参滴丸等；糖尿病周围神经病变，在常规治疗基础上可应用木丹颗粒等。

（3）其他治疗方法　在常规治疗的基础上可结合针刺疗法，有一定的降糖、改善脂代谢和减重作用。常见方法包括手针、电针、耳针、耳穴贴压、穴位按摩等。

对于糖尿病周围神经病变和糖尿病足病者，在常规治疗基础上配合活血化瘀等中药熏洗足浴和足部穴位按摩，可以提高神经传导速度，降低疼痛评分。但注意合并感染、溃疡者慎用。

3. 中医参与健康管理

鼓励中医师与全科、专科医师、健康管理师等开展团队共管。

（1）体质辨识：根据中医体质辨识，建立中医健康档案，制定个性化的教育和管理方案。

（2）食疗药膳："药食同源"类膳食有助控糖，应在中医师和营养师指导下进行，按照食物的"四气五味"，结合中医体质等，制定个性化饮食指导方案。可辨证选用麦冬、桑叶、玉米须等代茶冲泡饮用，兼有补水和调理作用。

（3）传统运动：中国传统锻炼功法，如八段锦、易筋经、心身桩等，通过调节"形、息、意"，发挥预防保健作用，可改善糖脂代谢，提高生活质量。

（4）调畅情志：太极拳等运动可改善心理状态。五音（音乐）疗法、疏肝解郁类中药可减轻抑郁、焦虑。

（八）转诊

1. 上转至二级及以上医院的标准

（1）诊断困难和特殊患者　①初次发现血糖异常，临床分型不明确者。②妊娠和哺乳期妇女血糖异常者。

（2）治疗困难　①原因不明或经基层医生处理后仍反复发生低血糖者。②血糖、血压、血脂长期治疗不达标者。③血糖波动较大，基层处理困难，无法平稳控制者。④出现严重降糖药物不良反应难以处理者。

（3）并发症严重　①糖尿病急性并发症：严重低血糖或高血糖伴或不伴有意识障碍（糖尿病酮症；疑似为 DKA、HHS 或乳酸性酸中毒）。②糖尿病慢性并发症（视网膜病变、肾脏病、神经病变、糖尿病足或周围血管病变）的筛查、治疗方案的制定和疗效评估在社区处理有困难者。③糖尿病慢性并发症导致严重靶器官损害需要紧急救治者，包括急性心脑血管病，糖尿病肾脏病导致的肾功能不全（eGFR $< 60ml \cdot min^{-1} \cdot 1.73m^{-2}$）或大量蛋白尿，糖尿病视网膜病变导致的严重视力下降，糖尿病外周血管病变导致的间歇性跛行和缺血性疼痛、糖尿病足溃疡或严重足畸形等。需紧急转诊。

（4）其他　医生判断患者需上级医院处理的情况或疾病时。

2. 转回基层医疗卫生机构的标准

（1）初次发现血糖异常，已明确诊断和确定治疗方案且血糖控制比较稳定。

（2）糖尿病急性并发症治疗后病情稳定。

（3）糖尿病慢性并发症已确诊、制定了治疗方案并评估疗效，且病情已得到稳定控制。

（4）其他经上级医疗机构医生判定可以转回基层继续治疗管理的患者。

（九）糖尿病健康管理

1. 建立档案
初诊糖尿病患者由基层医疗机构在建立居民健康档案的基础上，建立糖尿病患者管理档案。糖尿病患者的健康管理档案至少应包括健康体检、年度评估和随访服务记录。随着信息化系统的不断完善，医疗卫生服务信息的互联互通，患者的就诊记录、转诊、会诊以及住院记录均应纳入健康档案内容。电子档案按照国家相关规定进行管理。纸质档案由责任医务人员或档案管理人员统一汇总、及时归档。

2. 健康评估
基层医疗卫生机构应对糖尿病患者进行初诊评估和年度评估，评估主要内容包括疾病行为危险因素、并发症及并存临床情况、体格检查及辅助检查信息、用药情况、生活方式等，同时进行针对性健康指导。

3. 随访与管理建议
按照《国家基本公共卫生服务规范（第三版）》对 2 型糖尿病患者开展健康管理服务。有条件的地区可开展糖尿病前期人群的干预管理。基层 2 型糖尿病患者随访服务记录表及糖尿病前期人群的干预管理内容详见《手册》。

基层医疗卫生机构在对糖尿病患者的诊疗过程中应当按照《糖尿病分级诊疗服务技术方案》（国卫办医函〔2015〕1026号）开展临床检查。

知识拓展

肥胖背后隐藏的疾病风险

"肥胖是糖尿病、肿瘤、骨关节疾病等多种慢性病的重要危险因素，与维持健康正常体重人群相比，超重肥胖人群的心血管事件发生风险升高122%"，中国工程院院士、中国疾控中心主任沈洪兵在第十届中国肥胖预防控制科学大会上介绍。同时，大会还公布：目前有约19%的6～17岁青少年、约10.4%的6岁以下儿童超重和肥胖。肥胖人群常伴有甲减、胰岛素抵抗、月经异常、高血压、高血脂、高血糖、痛风、脂肪肝等疾病。

日前，国家卫生健康委等16个部门联合印发《"体重管理年"活动实施方案》（简称《方案》），自2024年起，力争通过3年左右时间，实现体重管理支持性环境广泛建立，全民体重管理意识和技能显著提升，健康生活方式更加普及，全民参与、人人受益的体重管理良好局面逐渐形成，部分人群体重异常状况得以改善。《方案》中围绕学生、婴幼儿和学龄前儿童、职业人群、孕产妇、老年人等重点人群，提出一系列体重管理规划。

国家卫健委、全国妇联将指导各地按照规范，为城乡0～6岁儿童提供相应健康服务，加强科学育儿咨询指导服务，强化体格生长监测、营养喂养与运动指导，预防和减少儿童超重肥胖。国家卫健委、教育部等部门将牵头开展健康学校创建行动计划，配齐学校卫生专业技术人员，加强学校医务室体重管理能力，开展儿童青少年的合理膳食、主动运动和心理干预等工作。高校也将开展大学生健身活动，将合理饮食、体重管理、科学生育等健康教育内容纳入选修课程。

对于当下工作、学习、生活节奏较快的情况，国家体育总局徐建方提倡体育运动生活化、碎片化。中国疾病预防控制中心研究员赵文华表示，大多数超重人群、特别是年轻人群属于能量过剩型肥胖，可通过体重管理回归健康体重，获得健康效益。

资料来源：胡寒笑.多部门启动"体重管理年"，肥胖隐藏哪些风险？.https://www.chinanews.com.cn/sh/2024/06-27/10241783.shtml.

本章小结

教学课件

拓展练习及参考答案

（王金勇　鲁玉苗　刘　超）

第十章　严重精神障碍患者健康管理

⬤学⬤习⬤目⬤标

素质目标： 关注精神卫生，关爱患者，要有敬业精神及服务精神。
知识目标： 掌握严重精神障碍的概念及分类，严重精神障碍患者危险性评估。
能力目标： 具备进行严重精神障碍患者管理，严重精神障碍患者应急处置的能力。

案例导入

【案例】

吴某，男性，28岁，病前是车间工人。在当地精神卫生中心诊断为精神分裂症，患者无冲动、伤人、毁物等行为，目前病情平稳，能坚持服药。因亲戚不理解他的病情，总用异样的眼光看他，故打算继续出去工作。现担心无法完成工作，到社区进行咨询。

【问题】

1. 患者是否为严重精神管理对象？基本公共卫生服务中所指严重精神障碍是什么？
2. 依据严重精神障碍患者健康管理要求，社区应该怎么做？
3. 关注精神卫生，关注患者精神康复，该从哪些方面帮助患者回归社会？

核心知识拆解

第一节　严重精神障碍概述

一、严重精神障碍的概念

1. 精神卫生 又称心理卫生或心理健康、精神健康，是指开展精神障碍预防、医疗和康复，促进公民心理健康的各项活动。

（1）狭义的精神卫生：是指研究精神疾病的处理和预防，即预防精神疾病的发生；早期发现、早期治疗；促使慢性精神病患者的康复，重归社会。

（2）广义的精神卫生：除狭义精神卫生所包含的内容外，还包括促进全体公民心理健康的工作，即通过政府及有关部门、用人单位、学校、新闻媒体等的工作，促进公民了解精神卫生知识，提高社会公众的心理健康水平。

2. 精神障碍　是指由各种原因引起的感知、情感和思维等精神活动的紊乱或者异常，导致患者明显的心理痛苦或者社会适应等功能损害。

3. 严重精神障碍　是指精神疾病症状严重，导致患者社会适应等功能严重损害、对自身健康状况或者客观现实不能完整认识，或者不能处理自身事务的精神障碍，包括精神分裂症、分裂情感障碍、妄想性障碍（偏执性障碍）、双相障碍、癫痫所致精神障碍、精神发育迟滞伴发精神障碍6种疾病。

二、严重精神障碍的临床表现

精神障碍是一类影响个体思维、情感、行为或认知功能的疾病或综合征。它们可以显著影响个体的日常生活、社交关系和工作能力。这些障碍可能是由多种因素引起的，包括遗传因素、生物学因素、环境因素和心理社会因素。

许多精神障碍患者有幻觉、错觉、妄想、思维障碍、情感障碍、言语紊乱、行为怪异、意志力减退等症状，绝大多数患者缺乏自知力，不承认自己有病，认识不到自身疾病对他人的影响，一般不会主动寻求医生的帮助。自知力指患者对其自身精神状态的认知能力，包括能不能意识到别人看这种行为或这种精神状态是异常的；能不能意识到自己这样的精神状态是异常的；能不能意识到这样的异常表现是精神障碍所致；这样的精神障碍是否需要精神科治疗。精神病患者一般均有不同程度的自知力缺陷，在疾病的不同阶段，自知力的完整程度也不同，并随病情变化。

精神科医生对符合诊断标准的严重精神障碍患者应及时明确诊断。对连续就诊半年以上仍未明确诊断者，应当请上级精神卫生医疗机构进行诊断或复核诊断。不具备诊断条件的地区，可由卫生健康行政部门组织精神科医生协助当地开展疑似患者诊断。

（一）精神分裂症

精神分裂症是一种严重的精神疾病，其临床表现可以因个体而异，但通常包括以下几个方面的症状。①幻觉（hallucination）：常见于精神分裂症患者，特别是听觉幻听（听到不存在的声音），也可能出现视觉、嗅觉或触觉上的幻觉。②妄想（delusion）：患者持有固定、坚信的不符合事实的观念或信念，如被迫害、被控制或特殊使命等。③思维紊乱（disorganized thinking）：表现为思维松散、话语混乱、难以理解的言语或行为。患者可能难以组织自己的思维，使交流变得混乱或困难。④社交退缩（social withdrawal）：患者可能避免社交活动，对社交和人际关系失去兴趣。⑤紧张性行为：如兴奋、摆姿势，或蜡样屈曲、违拗、缄默及木僵。⑥阴性症状：如显著的情感淡漠、言语贫乏、情感反应迟钝或不协调，常导致社会功能受损，但必须排查这些症状并非由器质性疾病、抑郁、神经阻滞药、精神活性物质等所致。

（二）分裂情感障碍

分裂情感障碍为一种发作性障碍，情感性症状与分裂性症状在疾病的同一次发作中都很明显。两种症状多为同时出现或最多相差数天。只有在疾病的同一次发作中，明显而确实的分裂性症状和情感性症状同时出现或只差数天，因而该发作既不符合精神分裂症亦不符合抑郁或躁狂发作的标准，此时方可作出分裂情感障碍的诊断。

（三）妄想障碍（偏执障碍）

妄想障碍又称偏执障碍，是一组病因未明，以发展成一种或一整套相互关联的系统妄想（妄想症状持续三个月以上）为主要表现的精神疾病。妄想发作时没有抑郁、躁狂及混合发作的心境障碍，也没有其他精神分裂症的特征性表现（如持续性的听幻觉、思维障碍及阴性症状）。患者可以出现与妄想主题相一致的各种形式的感知觉障碍（如幻觉、错觉和身份认同障碍）及情绪、态度和行为反应，但不涉及妄想内容的情况下，其他方面的精神功能基本正常。

（四）双相障碍

双相障碍也称双相情感障碍，是指临床上既有躁狂或轻躁狂发作，又有抑郁发作的一类心境障碍。一般呈发作性病程，躁狂和抑郁常反复循环或交替出现，也可以混合方式存在，每次发作症状往往持续一段时间，并对患者的日常生活和社会功能等产生不良影响。其特点是反复发作，紊乱有时表现为心境高涨、精力和活动增加（躁狂或轻躁狂），有时表现为心境低落、精力降低和活动减少（抑郁）。发作间期通常以完全缓解为特征。

（五）癫痫所致精神障碍

癫痫是一种常见的神经系统疾病，是一种慢性反复发作性短暂脑功能失调综合征，以脑神经元异常过度放电引起反复痫性为特征。癫痫患者可能会出现一些精神症状。由于累及的部位和病理生理改变不同，导致的精神症状各异。可分为发作性精神障碍和持续性精神障碍两类。前者为一定时间内的感觉、知觉、记忆、思维等障碍，心境恶劣，精神运动性发作，或短暂精神分裂症样发作，发作具有突然性、短暂性，及反复发作的特点；后者为分裂症样障碍、人格改变或智力损害等。

（六）精神发育迟滞伴发精神障碍

精神发育迟滞伴发精神障碍是精神发育不全或受阻。智力水平的评定应基于所有可利用的资料，包括临床发现、适应性行为（参照个体的文化背景进行判断）及心理测验的结果。了解确诊，应存在智力功能水平的降低，并由此导致了在正常社会环境中对日常生活要求的适应能力的下降。伴随的精神或躯体障碍对临床相应各项能力的运用有着很大影响，所选择的诊断类别应基于对能力的整体评估，而不应仅局限于有特异性损害的某一方面或单一技能的评定。

三、严重精神障碍的治疗

（一）药物治疗

严重精神障碍的治疗通常是综合性的，旨在减轻症状、提高生活质量并帮助患者更好地应对疾病。药物治疗应遵循安全、早期、适量、全程、有效、个体化治疗原则。患者应当坚持急性期、巩固期和维持期全程治疗，在巩固期和维持期坚持抗精神分裂症药物治疗，对降低病情复发风险具有重要价值。有条件地区推荐使用第二代抗精神分裂症药物，以减轻药物不良反应，提高患者长期服药的依从性。对于治疗依从性差、家庭监护能力弱或无监护的、具有肇事、肇祸风险的患者推荐采用长效针剂治疗。

1. 常用抗精神分裂征药物和心境稳定剂

（1）第一代抗精神分裂症药物：包括氯丙嗪、奋乃静、氟哌啶醇、舒必利、五氟利多、癸酸氟哌啶醇注射液、哌泊噻嗪棕榈酸酯注射液、癸氟奋乃静注射液、氟哌噻吨癸酸酯注射液等。

（2）第二代抗精神分裂症药物：包括氯氮平、利培酮、奥氮平、喹硫平、齐拉西酮、阿立哌唑、氨磺必利、帕利哌酮、注射用利培酮微球和棕榈酸帕利哌酮注射液等。

（3）心境稳定剂：包括碳酸锂、抗癫痫药（如丙戊酸钠、卡马西平、托吡酯、拉莫三嗪等）和具有心境稳定作用的抗精神分裂症药物（如氯氮平、利培酮、奥氮平、喹硫平等）。

2. 药物不良反应及处理

（1）常见不良反应：急性期治疗时常见过度镇静、直立性低血压、胃肠道反应、流涎、锥体外系反应、泌乳、月经不调、抗胆碱能反应等。巩固期和维持期治疗时，常见体重增加及糖脂代谢异常、心血管系统不良反应和肝功能异常等。根据情况对症治疗，必要时减药、停药或换药。

（2）严重不良反应：包括恶性综合征、癫痫发作、血液系统改变（如氯氮平引起粒细胞减少）、剥脱性皮炎、严重心电图改变、5-羟色胺综合征、药物过量中毒等。一旦发现，必须及时转诊和处理。应当定期进行详细的体检、血常规、血糖、肝肾功能和心电图检查，必要时可增加其他相关检查，并注意药物间相互作用以预防严重不良反应发生。

3. 注意事项

（1）一般人群：按医嘱服药，服药期间勿饮酒、勿擅自减药或停药。密切观察和记录不良反应及病情变化。

（2）老年人群：老年人药物代谢慢，常伴躯体疾病，可能合并服用多种药物，故治疗时应当谨慎，药物起始剂量低，加量要缓慢，尽量减少用药种类。

（3）妊娠期妇女：精神科药物对胎儿存在潜在的不良影响。然而，精神障碍本身对胎儿有较大的不良影响，中断治疗也会使患者病情更加复杂，面临复发的风险。因此，在妊娠期控制病情对母亲和胎儿都非常必要。应当由患者、家属和精神科医生慎重权衡利弊后，做出孕期继续用药或停药的决策。

（4）儿童：儿童的中枢神经系统处于持续发育过程中，对抗精神病药物的反应（包括疗效和不良反应）比较敏感，应当在全面评估的基础上谨慎选择药物，起始量低，缓慢加量。

（二）物理治疗

1. 改良电抽搐治疗　改良电抽搐治疗（modified electroconvulsive therapy，MECT）。是通电前给予麻醉药和肌肉松弛药，使得通电后不发生抽搐，避免了骨折、关节脱位等并发症的发生，更为安全，也易被患者和家属接受。用于治疗多种精神疾病。特别是急性期患者包括严重抑郁，有强烈自伤、自杀企图及行为者，以及明显自责自罪者，极度冲动伤人者，拒食、违拗和紧张性木僵者，精神药物治疗无效或对药物治疗不能耐受者。

2. 经颅磁刺激治疗

经颅微刺激是一种非侵入性的脑刺激，重复经颅磁刺激不需麻醉，一般不诱发疼痛，不引起定向障碍和认知损害。重复经颅磁刺激治疗过程中，患者保持清醒，除头痛和头皮痛外，没有其他的不良反应，因此门诊者可以在治疗结束后立即投入工作。

（三）心理治疗

心理治疗是运用特定的治疗原理、策略及技巧等特殊治愈机制，产生疗效的治疗方法。

（四）支持性治疗

支持性治疗是提供患者所需的支持和指导，包括个人支持、家庭支持、社会工作和康复计划等。这种支持性治疗有助于患者更好地应对生活中的挑战。社会支持是指支持患者建立社交关系，参与社区活动，以及提供职业、教育和社会融合的支持。

（五）生活方式管理

生活方式管理是指促进健康的生活方式，包括良好的睡眠、饮食习惯、适量的运动等，这些对于心理健康的维护非常重要。

四、严重精神障碍患者的精神康复

精神康复是改善精神障碍患者社会功能，帮助患者回归家庭和社会的重要环节，包括医院康复和社区康复。

康复的三项基本原则是功能训练、全面康复、回归社会。①功能训练：是指利用各种康复方法和手段，对精神障碍患者进行各种功能活动，包括心理活动、躯体活动、语言交流、日常生活、职业活动和社会活动等方面能力的训练。②全面康复：是康复的准则和方针，使患者在生理上、心理上、社会活动上和职业上实现全面的、整体的康复。③回归社会：是康复的目标和方向。

康复服务人员与患者及家属共同制订个体化康复计划，开展康复技能训练。对住院患者，帮助其正确认识疾病，学会按时、按量服药和提高个人生活自理能力为主。对居家患者开展服药、生活技能、社交技能等方面的康复训练，同时指导患者家属协助患者进行相关康复训练，进一步提高患者服药依从性、复发先兆识别能力，逐步具备生活、社交和职业技能，改善患者生活质量，促进其回归社会。

（一）服药训练

服药训练的目的是教育患者正确认识疾病，养成遵照医嘱按时、按量服药的习惯。培训内容包括药物治疗重要性和复发严重性教育，熟悉所服的药物名称、剂量，了解药物不良反应及向医生求助的方法。住院患者应当在医护人员指导下进行模拟训练，学会自觉遵医嘱按时、按量服药。居家患者应当在社区精神卫生防治与管理人员（以下简称精防人员）指导和家属帮助下开展服药训练，逐步提高服药依从性，能按时复诊和取药，坚持按医嘱服药。

（二）复发先兆识别

复发先兆识别的目的是预防复发。由医护人员和社区精防人员通过组织专题讲座、一对一指导等形式开展。内容包括帮助患者和家属掌握复发先兆表现，以及如何寻求帮助。如患者病情平稳后又出现失眠、食欲减退、烦躁不安、敏感多疑、遇小事易发脾气、不愿与人为意，不愿按时服药、近期有重大应激事件导致患者难以应对等。出现上述表现时，患者和家属应当及时与精防人员联系，或尽早至精神卫生医疗机构就诊。

（三）躯体管理训练

躯体管理训练的目的是采取针对性措施，提高躯体健康水平。严重精神障碍患者由于精神症状、药物不良反应等因素影响，存在活动减少、体能下降、体重增加，以及血糖、血脂升高等问题。制订个体化的躯体管理计划，如对药物不良反应采取针对性干预措施、提升服药依从性；对超重患者制订训练计划，控制体重等。

（四）生活技能训练

生活技能训练的目的是提高患者独立生活能力，包括个人生活能力和家庭生活技能。通过模训练与日常实践相结合的方式进行，家属应当积极参与和督促患者实施。①个人生活能力：包括个人卫生、规律作息、女性患者月经料理、家务劳动、乘坐交通工具、购物等。②家庭生活技能：包括履行相应的家庭职责，如与家人一起吃饭、聊天、看电视，参与家庭事情的讨论，关心和支持家人等。

（五）社交能力训练

社交能力训练的目的是提高患者主动与人交往及参加社会活动的能力。可通过角色扮演等模拟训练的方式。在社区康复机构或精神卫生医疗机构中开展，包括主动问候、聊天、接打电话、遵守约会时间、合理安排闲暇时间、处理生活矛盾、学会如何面试等。

（六）职业康复训练

职业康复训练的目的是提高患者的学习和劳动能力，包括工作适应性训练、职业技能训练等。住院患者以工作适应性训练为主。居家患者应当在康复机构中以模拟形式进一步开展事职业技能训练。有条件地区可继续在保护性和过渡性就业场所中开展有针对性的、循序渐进新实践训练。

五、严重精神障碍患者的应急处置

应急处置包括对有伤害自身、危害他人安全的行为或危险的疑似或确诊精神障碍患者，病情复发、急性或严重药物不良反应的精神障碍患者的紧急处置。

各地卫生健康行政部门要协调相关部门建立由精防人员、民警、村（居）民委员会成员、网格员等关爱帮扶小组成员和精神科医生、护士等组成的应急处置队伍，组织危险行为防范措施等相关培训，定期开展演练。患者家属、监护人也应当参与应急处置。

承担应急处置任务的精神卫生医疗机构应当建立绿色通道，接收需紧急住院或门（急）诊留观的应急处置患者，设立有专人值守的应急处置专用电话，实行24小时轮班；配备快速起效药物、约束带等应急处置工具包。参加应急处置的精神卫生专业人员应当为具有丰富临床经验的精神科执业医生和注册护士。

（一）应急处置工作流程

1. 伤害自身行为或危险的处置　包括有明显的自杀观念，或既往有自杀行为者。可能出现自伤或自杀行为者；已经出现自伤或者自杀行为，对自身造成伤害者。

获知患者出现上述行为之一时，精防人员应当立即协助家属联系公安机关、村《居）民委员会及上级精神卫生医疗机构，由家属和/或民警协助将患者送至精神卫生医疗机构或有抢救能力的医院进行紧急处置，如系服药自杀，应当将药瓶等线索资料一同带至医院，协助判断所用药物名称及剂量。

2. 危害公共安全或他人安全的行为或危险的处置　发现患者有危害公共安全或他人安全的行为或危险时，精防人员或其他相关人员应当立刻通知公安民警，并协助其进行处置。精防人员应当及时联系上级精神卫生医疗机构开放绿色通道，协助民警、家属或监护人将患者送至精神卫生医疗机构门急诊留观或住院。必要时，精神卫生医疗机构可派出精神科医生和护士前往现场进行快速药物干预等应急医疗处置。

3. 病情复发且精神状况明显恶化的处置　得知患者病情复发且精神状况明显恶化时，精防人员在进行言语安抚等一般处置的同时，应当立即联系上级精神卫生医疗机构进行现场医疗处置。必要时，协助家属（监护人）将患者送至精神卫生医疗机构门急诊留观或住院。

4. 与精神疾病药物相关的急性不良反应的处置 发现患者出现急性或严重药物不良反应时，精防人员应当及时联系上级精神卫生医疗机构的精神科医生，在精神科医生指导下进行相关处置或转诊至精神卫生医疗机构进行处置。

（二）常用处置措施

1. 心理危机干预 根据现场情形判断现场人员的安全性。现场人员安全没有保障时，应当退至安全地带尽快寻求其他人员的帮助。处置时应当与患者保持一定的距离，观察好安全撤离路线。使用安抚性言语，缓解患者紧张、恐惧和愤怒情绪；避免给患者过度的刺激，尊重、认可患者的感受；同时对现场其他人的焦虑、紧张、恐惧情绪给予必要的安慰性疏导。

2. 保护性约束 是为及时控制和制止危害行为发生或者升级，而对患者实施的保护性措施。当患者严重危害公共安全或者他人人身安全时，精防人员或其他相关人员须协助民警使用有效的保护性约束手段对患者进行约束，对其所持危险物品及时全部搜缴、登记、暂存，将患者限制于相对安全的场所。

3. 快速药物干预 精神科医生可根据患者病情采用以下药物进行紧急干预。氟哌啶醇肌内注射，可联合异丙嗪注射，必要时可重复使用；或氯硝西泮肌内注射，必要时可考虑重复使用；或齐拉西酮肌内注射；或奥氮平口崩片口服。用药后，注意观察药物不良反应。

（三）处置记录

对患者实施应急处置前或应急处置过程中，参加处置人员应当与患者家属（监护人）签署严重精神障碍应急处置知情同意书。患者家属（监护人）无法及时赶到现场时，应当由现场履行公务的民警或其他工作人员签字证实。

执行应急处置任务的精防人员或精神卫生专业人员，应当在应急处置完成后24小时内填写严重精神障碍患者应急处置记录单，一式三份。一份交本级精防机构，一份留存基层医疗卫生机构，一份留应急医疗处置机构。基层医疗卫生机构应当在5个工作日内通过信息系统上报处置记录。对未建档的患者，由精神卫生医疗机构在确诊后的5个工作日内登记建档，并录入信息系统。对已建档但未纳入管理的患者，在征得本人和/或监护人同意后纳入社区管理，符合《中华人民共和国精神卫生法》第三十条第二款第二项情形的患者直接纳入社区管理。

六、严重精神障碍患者的管理措施

（一）早期发现

1. 精神卫生医疗机构 居民自行到各级、各类精神卫生医疗机构就诊或咨询时，对疑似严重精神障碍者，接诊医生应尽可能明确诊断。非患者本人到医院咨询时，接诊医生应当建议患者本人来院进行精神检查与诊断。

2. 基层医疗卫生机构 基层医疗卫生机构人员配合政法、公安等部门，每季度与村（居）民委员会联系，了解辖区常住人口中重点人群的情况，参考精神行为异常识别清单（表10-1），开展疑似严重精神障碍患者筛查。对于符合上述清单中一项或以上症状者，应当进一步了解该人的姓名、住址等信息，填写精神行为异常线索调查复核登记表，将发现的疑似患者报县级精防机构，并建议其至精神卫生医疗机构进行诊断。

表10-1　精神行为异常识别清单

（1）曾在精神科住院治疗	有	没有
（2）因精神异常而被家人关锁	有	没有
（3）无故冲动、伤人、毁物，或无故离家出走	有	没有
（4）行为举止古怪，在公共场合蓬头垢面或赤身裸体	有	没有
（5）经常无故自语自笑，或说一些不合常理的话	有	没有
（6）变得疑心大，认为周围人都针对他或者迫害他	有	没有
（7）变得过分兴奋，话多（说个不停）、活动多、爱管闲事、到处乱跑等	有	没有
（8）变得冷漠、孤僻、懒散，无法正常学习、工作和生活	有	没有
（9）有过自杀行为或企图	有	没有

户主：　　　　人口数：　　　　有异常的人口数：　　　　村主任：　　　　调研人员签名：

3．基层多部门疑似患者发现　县级精防机构参考精神行为异常识别清单，对乡镇（街道）办事处、村（居）民委员会、政法、公安、民政、残联等部门人员开展疑似患者筛查培训，培训内容包括上述人员在日常工作中发现疑似患者，及时与基层医疗卫生机构人员联系，进行信息交换共享等。

4．其他途径转介　各级各类医疗机构非精神科医生在接诊中，心理援助热线或网络平台人员在咨询时，应当根据咨询者提供的线索进行初步筛查，如属疑似患者，应当建议其到精神卫生医疗机构进行诊断。监管场所内发现疑似患者可请精神卫生医疗机构指派精神科执业医生进行检查和诊断。

（二）知情同意

对已建档患者，精防人员应当向患者本人和监护人宣传参与严重精神障碍管理治疗服务的益处，讲解服务内容、患者及家属的权益和义务等，征求患者本人和/或监护人意见并签署"参加严重精神障碍管理治疗服务知情同意书"。对于同意参加社区服务管理者，由精防人员定期开展随访服务。对于不同意参加社区服务管理的患者，精防人员应当报告关爱帮扶小组给予重点关注并记录；关爱帮扶小组应当对患者信息于以保密。

符合《中华人民共和国精神卫生法》第三十条第二款第二项情形的患者，告知后直接纳入社区管理。首次随访及病情需要时，由精防人员与村（居）民委员会成员、民警等关爱帮扶小组成员共同进行，充分告知患者本人和监护人关于严重精神障碍管理治疗服务的内容、权益和义务等。

（三）随访干预

与国家基本公共卫生服务项目中的严重精神障碍患者管理服务工作相结合，由基层医疗卫生机构精防人员或签约家庭医生在精神科医生的指导下，对辖区内有固定居所并连续居住半年以上的患者开展随访服务。鼓励有条件的精神卫生医疗机构，承担辖区患者社区随访服务。对首次随访和出院患者，应当在获取知情同意或获得医院转介信息后的10个工作日内进行面访。

1．随访的形式　包括面访（预约患者到门诊就诊、家庭访视等）和电话随访。精防人员应当综合评估患者病情、社会功能、家庭监护能力等情况选择随访形式。因精神障碍评估缺乏客观检查指标，面见患者才能做出更为准确的评估，原则上要求当面随访患者本人。随访要在安全地点进行，注意保护自身安全，同时注意随访时的方式方法，保护患者及家庭隐私。

2．随访的内容　包括危险性评估、精神症状、服药情况、药物不良反应、社会功能、康复措施、躯体情况、生活事件等。随访结束后及时填写严重精神障碍患者随访服务记录表，于10个工作日内录入信息系统。

基层医疗卫生机构应当按照国家有关要求，每年对患者进行1～2次健康体检，必要时增加体检次数。

3. 随访的要求 根据患者危险性评估分级、社会功能状况、精神症状评估、自知力判断，以及患者是否存在药物不良反应或躯体疾病情况对患者开展分类干预，依病情变化及时调整随访周期。

对于不同病情的随访患者，随访内容及随诊时间各异。

（1）失访患者的判定及处理

1）失访患者的判定：走失患者，因迁居他处、外出打工等不知去向的患者，家属拒绝告知信息的患者，正常随访时连续3次未随访到的患者（根据不同类别患者的随访要求，在规定时间范围内通过面访或电话随访未随访到患者或家属，2周内应当再进行1次随访，超过1个月的时间内连续3次随访均未随访到）。

2）处理：对失访患者，精防人员应当立即书面报告政法、公安等综合管理小组协助查找，同时报告上级精防机构，并在严重精神障碍患者随访服务记录表中记录上报。在得知危险性评估3级以上和病情不稳定患者离开属地时，精防人员应当立刻通知公安机关并报告上级精防机构。

（2）随访常见问题及处置：所有患者每半年至少面访一次。电话随访时，要按照随访服务记录表要求，向患者或家属详细了解患者精神症状、服药依从性、不良反应、躯体疾病情况、危险行为、病情是否稳定等情况，发现患者病情有波动时要尽早面访，并请精神科医生给予技术指导。

精防人员要定期与村（居）民委员会成员、网格员、派出所民警等关爱帮扶小组成员交换信息，做好工作记录，特殊情况时随时交换信息。对于有暴力风险、家庭监护能力弱或无监护、病情反复、不配合治疗等情况的患者，应当书面报告关爱帮扶小组。属于公安机关列管对象，或既往有严重伤害行为、自杀行为等情况的患者，精防人员需与民警共同随访。乡镇卫生院（社区卫生服务中心）精防人员要及时汇总辖区严重精神障碍患者管理信息，并填写乡镇（街道）患者管理信息交换表，在召开精神卫生综合管理小组例会时与相关部门人员交换信息，并共同签字盖章。

对于不同意接受社区管理或无正当理由半年以上未接受面访的患者，精防人员应当报告关爱帮扶小组，协同宣传有关政策和服务内容并加强社区关注和监护。对于精神病性症状持续存在或不服药、间断服药的患者，精防人员应当请精神科医生共同对患者进行当面随访，必要时调整治疗方案，开展相应的健康教育，宣传坚持服药对于患者病情稳定、恢复健康和社会功能的重要性。对于家庭贫困、无监护或弱监护的患者，在常规随访的基础上，关爱帮扶小组应当每半年至少共同随访1次，了解患者在治疗、监护、生活等方面困难及需求。协调当地相关部门帮助患者及家属解决问题。对近期遭遇重大创伤事件的患者，关爱帮扶小组应当尽快共同随访，必要时可请精神科医生或心理健康服务人员提供帮助。对于病情稳定、社会就业、家庭监护有力、自知力较好的患者，患者和家属不接受入户访问的，精防人员要以保护患者隐私、不干扰其正常工作和生活为原则，可预约患者到门诊随访或采用电话随访。对于迁居他处、外出务工等不在辖区内生活且知晓去向的患者，精防人员应当通过信息系统将患者信息流转至患者现居住地基层医疗卫生机构。患者现居住地基层医疗卫生机构应当及时接受患者信息，按照有关规定对患者进行随访管理。在患者信息未被接收前，患者原居住地基层医疗卫生机构精防人员应当继续电话随访，与现居住地精防人员定期沟通。

（3）对口帮扶与双向转诊：县级以上健康行政部门要统筹协调精神卫生医疗机构、基层医疗机构、基层医疗卫生机构，建立对口帮扶制度、双向转诊制度，精神科医生与基层精防人员建立点对点技术指导。精神卫生医疗机构每季度对帮扶的基层医疗卫生机构开展技术指导和培训，实行精神科医生与精防人员结对指导。

技术指导和培训内容包括：辖区居民精神卫生科普知识讲座，患者症状识别及诊断，治疗药物调整，药物不良反应识别及处理，病情不稳定患者随访，患者个人信息补充表、随访服务记录表填写、检查和指导等。精神科医生应当至少每季度与对口帮扶地区的精防人员召开座谈会，由精防人员分别介绍其随访患者情况,精神科医生给予指导,并共同面访重点患者。有条件的地区可每个月开展1次。精防人员随访发现病情不稳定或经社区初步处理无效需要转诊的患者,经患者或监护人同意后,填写社区至医院的转诊单,提交至精神卫生医疗机构。精神卫生医疗机构应当开通绿色通道优先收治基层医疗转诊的患者。患者病情稳定后,精神科医生应当填写医院至社区的转诊单,转回患者所在的基层医疗卫生机构。

(四)康复指导

精神康复是改善精神障碍患者社会功能,帮助患者回归家庭和社会的重要环节,包括医院康复和社区康复。①医院康复:由精神卫生医疗机构承担,精神科医生对患者进行药物治疗同时应当制订康复计划。②社区康复:由民政、残联等设立的社区康复机构(如日间康复中心、中途宿舍、职业康复机构等)承担,两者应当有机衔接。

由精神科医生、护士、社会工作者及康复、心理治疗、心理咨询专业人员和志愿者等组成的医院康复团队为住院患者提供康复服务,为各类社区康复机构工作人员提供康复技术指导和培训。由社会工作者及心理咨询、康复专业人员和志愿者等在专业技术人员指导下,向社区康复患者提供康复服务。

(五)宣传教育

通过开展多种形式的科普宣传和健康教育,提高大众尤其是重点人群对精神卫生、心理健康的重视程度,对精神障碍的识别能力和就医意识,普及精神障碍可防可治的知识与理念,营造接纳、理解和关爱精神障碍患者的社会氛围。

1. 大众健康宣传 各级卫生健康行政部门要组织协调医疗卫生机构、健康教育机构、媒体、其他有关部门及社会资源,充分利用传统媒体和各种新媒体(广播、电视、书刊、影视、动漫、公益广告、网站、微信、微博、手机客户端等)开展多种形式的精神卫生宣传活动。普及《中华人民共和国精神卫生法》和精神卫生相关政策,增进公众对心理健康及精神卫生服务的了解,宣传心理健康和心理保健知识,提高自我心理调适能力。

精神卫生医疗机构要长期开展精神障碍防治知识宣教,并指导基层医疗卫生机构开展严重精神障碍防治知识的普及宣传,提高知晓率,促进社区常住人口及流动人口精神障碍的早期识别,及早诊治。

基层医疗卫生机构应当与村(居)民委员会共同开展社区心理健康指导、精神卫生知识宣传教育活动,创建有益于居民身心健康的社区环境。积极倡导社区居民对严重精神障碍患者和家庭给予理解和关心,平等对待患者,促进社区和谐稳定。

2. 重点人群健康教育 医疗机构可通过健康讲座、家庭联谊会、义诊、现场宣传活动等多种形式对患者和家属开展健康教育。健康教育要贯穿于治疗、随访服务中。精神卫生医疗机构对首次确诊患者在进行临床治疗的同时应当开具健康教育处方。基层医疗卫生机构可结合日常随访、康复活动、健康体检等的开展,提高患者和家属对于严重精神障碍的应对能力、治疗依从性,减轻患者及家属的病耻感,预防向慢性和残疾转化。

各级医疗机构要广泛开展精神障碍相关知识的科普宣传,如严重精神障碍的主要表现、常用药物知识等。教育患者和家属了解所患精神障碍的名称、主要症状、复发先兆识别和应对,所服药物的名称、剂量、常见不良反应及如何应对,体重管理,镇静催眠药物合理使用等。

精神卫生医疗机构在患者门诊就诊时或患者出院前、基层医疗卫生机构在随访患者时,要对家属开展患者日常生活、饮食、睡眠、大小便等护理知识,以及与患者沟通技巧等方面的培训教育,提高家属护理患者的能力。向患者及家属讲解长期维持治疗的重要性、培训药物管理知识,使家属能够督促患者服药,提高患者治疗依从性。

3. 患者及家属意外事件预防 教育家属尽早发现患者自伤、自杀和危害公共安全及他人安全的企图，及时与社区精防人员、民警、村（居）民委员会成员等联系。精神发育迟滞伴发精神障碍者，要教育家属防止患者走失、自伤、被拐骗和受到性侵害；同时教育家属识别风险，加强自我保护等。癫痫所致精神障碍者，要教育家属防止癫痫发作时受伤、致残。

4. 患者及家属救治救助信息宣传 广泛宣传严重精神障碍患者救治救助相关政策，各部门及相关组织关于患者医疗及生活救助的信息和申请渠道，提供社区康复机构及相关活动信息，发生各类应急事件时相应的救治救助机构及联系方式。向患者及家属告知关爱帮扶小组成员的联系方式，教育家属在患者病情变化或遇到困难时及时向关爱帮扶小组求助。

5. 青少年健康教育 根据严重精神障碍多在青壮年发病的特点，精神卫生医疗机构应当配合学校开展有针对性的宣传教育活动，提高青少年对心理健康核心知识和精神障碍早期症状的知晓率。

第二节　严重精神障碍患者的报告管理

国务院卫生行政部门建立了精神卫生监测网络，实行严重精神障碍发病报告制度，组织开展精神障碍发生状况、发展趋势等监测和专题调查工作。国家建立重性精神疾病信息管理系统，严重精神障碍发病信息是该信息系统的组成部分。《严重精神障碍发病报告管理办法（试行）》对严重精神障碍发病报告进行相关规定。医疗机构应当对符合《中华人民共和国精神卫生法》第三十条第二款第二项（已经发生危害他人安全的行为，或者有危害他人安全的危险的）情形并经诊断结论、病情评估表明为严重精神障碍的患者，进行严重精神障碍发病报告。

一、精神卫生医疗机构的报告管理

对门诊治疗的严重精神障碍确诊患者，精神卫生医疗机构应当及时填写严重精神障碍患者报告卡；对住院治疗的严重精神障碍患者，确诊后应当填写严重精神障碍患者报告卡，出院时补充填写严重精神障碍患者出院信息单。填表后10个工作日内录入信息系统，并转至患者所属基层医疗卫生机构；不能确定所属基层医疗卫生机构的，转至患者所属县级精防机构、精神卫生医疗机构应当主动向患者本人和监护人告知社区精神卫生服务内容、权益和义务等，征求患者本人和/或监护人意见并签署"参加严重精神障碍社区管理治疗服务知情同意书"。

二、基层医疗卫生机构的报告管理

基层医疗卫生机构应当在5个工作日内接收由精神卫生医疗机构转来的严重精神障碍患者报告卡或出院信息单。对本辖区患者，及时建立或补充居民个人健康档案（含个人基本信息表和严重精神障碍患者个人信息补充表），10个工作日内录入信息系统。对于住址不明确或有误的患者，5个工作日内联系辖区派出所民警协助查找，仍无法明确住址者将信息转至县级精防机构。对于辖区筛查确诊患者，基层医疗卫生机构应当及时建立或补充居民个人健康档案，10个工作日内录入信息系统。

三、县级精防机构的报告管理

县级精防机构在接到严重精神障碍患者报告卡或出院信息单后的5个工作日内，落实患者现住址，将信息转至患者所属基层医疗卫生机构。必要时请县级公安机关协助，仍无法明确住址者将信息转至上级精防机构和公安部门。

暂不具备网络直报条件的责任报告单位，可由所在地的县级精防机构代报。若网络、信息系统故障，无法通过信息系统完成信息流转时，应当通过传真、快递等方式在规定时限内完成患者信息流转，精神卫生医疗机构、基层医疗卫生机构、县级精防机构记录纸质档案转出及接收时间。待网络、信息系统恢复正常时及时完成信息补报。

第三节　严重精神障碍患者健康管理服务规范

一、服务对象

辖区内常住居民中诊断明确、在家居住的严重精神障碍患者。主要包括精神分裂症、分裂情感障碍、妄想障碍、双相障碍、癫痫所致精神障碍、精神发育迟滞伴发精神障碍患者。

二、服务内容

（一）患者信息管理

在将严重精神障碍患者纳入管理时，需由家属提供或直接转自原承担治疗任务的专业医疗卫生机构的疾病诊疗相关信息，同时为患者进行一次全面评估，为其建立居民健康档案，并按照要求填写严重精神障碍患者个人信息补充表。

（二）随访评估

对应管理的严重精神障碍患者每年至少随访4次，每次随访应对患者进行危险性评估；检查患者的精神状况，包括感觉、知觉、思维、情感和意志行为、自知力等；询问和评估患者的躯体疾病、社会功能情况、用药情况及各项实验室检查结果等。其中，危险性评估分为6级。

0级：无符合以下1～5级中的任何行为。

1级：口头威胁，喊叫，但没有打砸行为。

2级：打砸行为，局限在家里，针对财物，能被劝说制止。

3级：明显打砸行为，不分场合，针对财物，不能接受劝说而停止。

4级：持续的打砸行为，不分场合，针对财物或人，不能接受劝说而停止（包括自伤、自杀）。

5级：持械针对人的任何暴力行为，或者纵火、爆炸等行为，无论在家里还是公共场合。

（三）分类干预

根据患者的危险性评估分级、社会功能状况、精神症状评估、自知力判断，以及患者是否存在药物不良反应或躯体疾病情况对患者进行分类干预。

1. 病情不稳定患者　若危险性为3～5级或精神症状明显、自知力缺乏、有严重药物不良反应或严重躯体疾病，对症处理后立即转诊到上级医院。必要时报告当地公安部门，两周内了解其治疗情况。对于未能住院或转诊的患者，联系精神专科医师进行相应处置，并在居委会人员、民警的共同协助下，2周内随访。

2．病情基本稳定患者　若危险性为1～2级，或精神症状、自知力、社会功能状况至少有一方面较差，首先应判断是病情波动或药物疗效不佳，还是伴有药物不良反应或躯体症状恶化，分别采取在规定剂量范围内调整现用药物剂量和查找原因对症治疗的措施，2周时随访；若处理后病情趋于稳定者，可维持目前治疗方案，3个月时随访；未达到稳定者，应请精神专科医师进行技术指导，1个月时随访。

3．病情稳定患者　若危险性为0级，且精神症状基本消失，自知力基本恢复，社会功能处于一般或良好，无严重药物不良反应，躯体疾病稳定，无其他异常，继续执行上级医院制定的治疗方案，3个月时随访。

每次随访根据患者病情的控制情况，对患者及其家属进行有针对性的健康教育和生活技能训练等方面的康复指导，对家属提供心理支持和帮助。

（四）健康体检

在患者病情许可的情况下，征得监护人和/或患者本人同意后，每年进行1次健康检查，可与随访相结合。内容包括一般体格检查、血压、体重、血常规、转氨酶、血糖、心电图。

三、服务流程

严重精神障碍患者管理服务流程见图10-1。

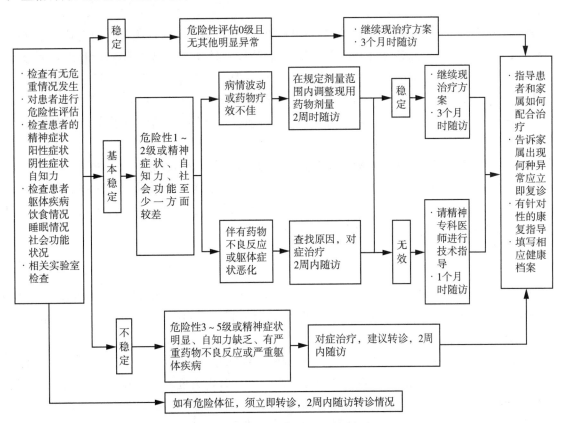

图10-1　严重精神障碍患者管理服务流程

四、服务要求

基本公共卫生健康管理应由接受过严重精神障碍管理相关培训的专职或兼职人员开展。管理需要与公安、民政、残联、村（居）委会等相关部门加强联系，及时为辖区内新发现的严重精神障碍患者建立健康档案并及时更新。

健康管理的随访形式包括3种，即预约患者到门诊就诊、通过电话随访患者情况，以及入户进行家庭访视。原则上要求当面随访患者本人，包括门诊就诊随访和到患者家中进行访视等。对拒绝当面随访者，乡村医生可采用电话随访，但应保证至少每半年当面随访一次；电话随访发现患者病情有波动时，要尽早面访或建议至精神卫生专业机构就诊。基本公共卫生健康管理工作还需加强宣传，鼓励和帮助患者进行生活功能康复训练。指导患者参与社会活动，接受职业训练，促进患者回归社会。

（一）机构职责

1. 卫生健康行政部门 制定工作规划及方案；组织实施与财政部门沟通协调，保障工作经费；组织督导考核评估及培训；统筹资源、组织对口帮扶；开展肇事肇祸案（事）件调查，逐级上报结果；同国家发展和改革委员会等部门健全精神卫生服务体系（省级）；信息系统建设及维护系统管理（市级）；省市级均要成立专家技术指导组，负责技术指导、疑难患者的诊治、质控、培调等。

2. 精神卫生防治技术管理机构 协助同级卫生健康行政部门研究编制相关规划和实施方案；开展技术指导、培训、质控和效果评估；负责国家严重精神障碍信息系统日常管理并定期编制；承担对辖区技术薄弱地区的技术帮扶工作，指导基层医疗卫生机构开展筛查、登记报告、随访管理等；定期调查分析和报告基层机构患者信息，提出改进建议；承担同级卫生健康行政部门和上级精防机构交办的各项任务。

3. 精神卫生医疗机构 提供各类精神障碍诊断治疗、联络会诊等诊疗服务；向上转诊疑难重症和不稳定患者，及时为符合出院条件者办理出院并将其信息转回社区；将本机构门诊和出院确诊的六种严重精神障碍患者和符合《中华人民共和国精神卫生法》第三十条第二款第二项情形患者的相关信息录入信息系统；对基层医疗卫生机构开展对口帮扶，提供随访技术指导；指导基层开展患者应急处置，承担应急医疗处置任务；开展院内康复并对社区康复提供技术指导；在精神卫生健康教育中提供专业技术支持。

4. 基层医疗卫生机构 承担《国家基本公共卫生服务规范》中的服务内容；配合政法、公安开展患者筛查，疑似结果报县级精防机构；接受精神卫生医疗机构技术指导，及时转诊不稳定患者，在指导下开展应急处置，协助医疗机构开展应急医疗处置；组织开展辖区精神卫生健康教育、政策宣传活动；优先为严重精神障碍患者开展家庭医生签约服务。

（二）工作要求

1. 各级卫生健康行政部门要主动配合当地政府，将精神卫生工作经费列入本级财政预算、加大财政投入力度，加强对任务完成情况和财政资金使用绩效的考核，并制定精神卫生从业人员的培养、引进和激励政策。

2. 各级精神卫生医疗机构、基层医疗卫生机构和精防机构要配备接受过严重精神障碍管理培训的专（兼）职人员，开展本规范规定的健康管理工作；要加大宣传力度、鼓励和帮助患者进行社会功能康复训练，指导患者参与社会活动、接受职业训练；要加强部门联动，及时为辖区内新发现的严重精神障碍患者建立健康档案并根据情况及时更新，做好信息保密、信息系统使用和管理工作。

六、工作指标

1. 严重精神障碍患者管理率＝年内辖区内在管的严重精神障碍患者人数/年内辖区内登记在册的

确诊严重精神障碍患者人数×100%。

2. 严重精神障碍患者规范管理率＝年内辖区内按照规范要求进行管理的严重精神障碍患者人数/年内辖区内登记在册的确诊严重精神障碍患者人数×100%。

3. 严重精神障碍患者稳定率＝最近一次随访时分类为病情稳定的患者人数/所有登记在册的确诊严重精神障碍患者人数×100%。

知识拓展

精神疾病的中医辨证论治

精神疾病中医治疗的基本原则是整体观念和辨证论治。辨证主要以证候、舌质、舌苔、脉象为主要依据，以中医八纲（阴、阳、寒、热、虚、实、表、里）为基础，结合病因病机进行辨证。一般认为癫证属阴，多为虚证，治疗癫证以补虚扶正、宁心安神、壮阳兴奋为主；狂证属阳，多为实证，治疗以清热泻火、豁痰开窍、活血化瘀为主，但狂证久则伤阴转为癫证，宜滋阴降火。

中医病证还有"不寐""郁证""健忘""脏躁"等，辨证论治常采用疏肝解郁、清热解毒、益肾化浊、健脾养心、安神定志、豁痰开窍、活血化瘀等治法，通过气机通调、五行相依、阴阳平衡，达到治病求本的目的。

针灸可治疗痴呆、戒断综合征、神经发育迟滞、强迫症、睡眠障碍、胃肠神经症、抑郁症、酒精中毒和梅核气等。遵循辨证论治循经取穴的原则，一般头面部、督脉穴位为多，配伍远端四肢穴位。手法采取实则泻之即重刺提插，虚则补之即轻刺捻转，虚实夹杂即轻重兼施的原则。

本章小结

教学课件

拓展练习及参考答案

（刘瑾倩 慕华桥）

第十一章　肺结核患者健康管理

学 习 目 标

素质目标： 培养学生尊重患者、救死扶伤的人文精神。

知识目标： 掌握结核病的流行过程，结核病的分类、诊断标准；了解结核病的流行概况、病情恶化的原因。

能力目标： 能够开展结核病的治疗与社区预防；具备开展肺结核患者健康管理服务及说明的能力。

案例导入

【案例】

郭某，女性，28岁。2017年1月因持续咳嗽、咳痰20天，到当地医疗机构就诊，经检查确诊为肺结核。患者不听从医生劝告，十分抗拒服药治疗。即便服药，病情稍有好转就自行减量，一个月的药量分成两三个月吃。郭某后来索性也不去配药、检查，擅自停止服药。2018年6月病情复发加重，痰结核分枝杆菌检查发现结核分枝杆菌产生耐药性，并逐渐发展为广泛耐药。后来，患者因双肺被结核分枝杆菌严重毁损而呼吸、心脏衰竭，死亡时不满31岁。

【问题】

1. 出现哪些症状应警惕肺结核？肺结核早期筛查手段有哪些？
2. 在社区中如何正确管理结核病患者？

核心知识拆解

结核病是一种慢性传染性疾病，20世纪80年代后期以来，全球结核病疫情逐渐上升，结核病再次成为全球关注的公共卫生问题和社会问题。据WHO估算，全球结核潜伏感染人群约17亿，占全人群的1/4左右。2022年，全世界估计有1060万人感染结核病。其中580万名男性、350万名女性和130万名儿童。所有国家和所有年龄组都有结核病感染。全球平均结核病发病率为130/10万，各国结核病负担差异较大，发病率分布在低于5/10万到部分国家高于500/10万之间。成年男性患者占全部新发患者的57%，小于15岁的儿童患者与合并艾滋病病毒感染的患者分别占新发患者的11%和8.6%。

结核病是一种可治愈、可控制的疾病，但我国目前耐药情况比较突出，而抗结核新药的研发和引进又相对滞后，故需要强化全民卫生健康意识，加强基层公共卫生资源与管理，减少误诊与漏诊，只有规范化与个体化抗结核治疗相结合，方能提高治疗成功率，最终战胜结核病。

知识拓展

会飞的癌症

结核分枝杆菌是一种狡猾而顽强的细菌，它能够快速地适应药物。如果不彻底消灭体内所有的结核分枝杆菌，它很可能迅速变成更加强壮的耐药菌。一旦耐药，治疗难度将增大，治疗费用增高（是普通肺结核的10～100倍），时刻威胁着患者的健康。因此，耐多药肺结核被专家喻为"会飞的癌症"。结核病治疗要坚持"查出必治，治必彻底"的原则，严格按照医生要求进行规范治疗、密切监控病情发展、定期接受复诊复查。

第一节 肺结核概述

一、肺结核的定义

肺结核是指发生在肺组织、气管、支气管和胸膜的结核，包含肺实质的结核、气管支气管结核和结核性胸膜炎，占各器官结核病总数的80%～90%。

结核病（tuberculosis）是由结核分枝杆菌感染引起的一种慢性传染性疾病，在全球广泛流行，是全球关注的公共卫生和社会问题，也是我国重点控制的疾病之一。其中，肺结核（pulmonary tuberculosis）是结核病最主要的类型。结核病的病原菌为结核菌复合群，包括结核分枝杆菌、牛分枝杆菌、非洲分枝杆菌和田鼠分枝杆菌，人肺结核的致病菌90%为结核分枝杆菌。

二、分类

根据病变部位及胸部影像学表现的不同，肺结核分为以下类型。

1. 原发性肺结核 指初次感染即发病的肺结核，包括原发综合征及胸内淋巴结结核。多见于儿童，胸部影像学主要表现为肺内原发病灶及胸内淋巴结肿大，或单纯胸内淋巴结肿大。

2. 血行播散性肺结核 包括急性、亚急性和慢性血行播散性肺结核。急性血行播散性肺结核胸部影像学表现为两肺均匀分布的大小、密度一致的粟粒结节；亚急性或慢性血行播散性肺结核的弥漫病灶多分布于两肺的中上部，大小不一，密度不等，可有融合。

3. 继发性肺结核 由于初次感染后体内潜伏病灶中的结核分枝杆菌复燃增殖而发病，本型是成人肺结核的最常见类型。根据胸部影像学表现，继发性肺结核可分为5个亚型。

（1）浸润性肺结核：渗出性结核病变和纤维干酪增殖灶多发生在上叶，影像学表现为小片状或斑点状阴影。

（2）空洞性肺结核：空洞大小不一，多为干酪渗出病变溶解形成的洞壁不明显、有多个空腔的虫蚀样空洞；伴周围浸润病变的薄壁空洞，当引流支气管出现炎症伴阻塞时，可形成薄壁的张力性空洞。

（3）结核球：多由干酪样病变吸收和周围纤维包裹形成，常有钙化，周围有小结节的卫星病灶。

（4）干酪性肺炎：机体免疫力减退者受到大量结核分枝杆菌感染，或淋巴结中的大量干酪样物经支气管进入肺内而发生。大叶性干酪性肺炎影像学表现为大叶性密度均匀的磨玻璃状阴影，逐渐出现溶解区，呈虫蚀样空洞，可出现播散灶。

（5）纤维空洞性肺结核：该型病程长，反复进展恶化，肺组织严重破坏，肺功能严重受损，双侧或单侧出现纤维厚壁空洞和广泛的纤维增生，造成肺门抬高和肺纹理呈垂柳样，患侧肺组织收缩，常见胸膜粘连和代偿性肺气肿。

4. 气管支气管结核 指发生在气管支气管的黏膜、黏膜下层、平滑肌、软骨及外膜的结核病。

5. 结核性胸膜炎 包括结核性干性胸膜炎和结核性渗出性胸膜炎。

三、流行病学

（一）发病情况

1. 全球情况 全球有1/3的人（约20亿人）曾受到结核分枝杆菌的感染。结核病的流行状况与经济水平大致相关，全球87%的结核病患者集中在30个结核病高负担国家，其中印度（27%）、中国（9%）、印度尼西亚（8%）等8个国家的新发患者数约占全球患者总数的2/3。全球估算利福平耐药结核病患者数约为48.4万，其中耐多药结核病患者约占78%。结核病仍是全球前10位死因之一，同时自2007年以来，也一直位居单一传染性疾病死因之首。2018年，全球估算结核病死亡数约为124万，死亡率为16/10万。

2. 我国情况 据2010年我国第五次结核病流行病学抽样调查估计，结核病年发病100万例，发病率78/10万；全国现有活动性结核患者499万，患病率459/10万；痰涂片阳性肺结核患者72万，患病率66/10万；菌阴肺结核患者129万，患病率119/10万；结核病年死亡人数5.4万，死亡率4.1/10万。地区差异大，西部地区的活动性肺结核患病率、痰涂片阳性肺结核和培养阳性肺结核患病率明显高于全国平均水平，而东部地区低于平均水平。中国的估算结核病新发患者数为86.6万，估算结核病发病率为61/10万。在30个结核病高负担国家中，我国估算结核病发病率排第28位，高于俄罗斯（54/10万）和巴西（45/10万）。

（二）流行过程

1. 传染源 结核病的传染源主要是痰结核分枝杆菌检查阳性的患者。传染性的大小取决于痰内结核分枝杆菌的数量。直接涂片法检出结核分枝杆菌者排菌量较大，直接涂片法检查阴性而仅痰培养阳性者排菌量较小。

2. 传播途径 主要通过咳嗽、喷嚏、大笑、大声谈话等方式，把含有结核分枝杆菌的微粒排到空气中而传播。飞沫传播是肺结核最重要的传播途径，经消化道和皮肤等其他传播途径现已罕见。

3. 易感人群 很多因素都会影响机体对结核分枝杆菌的自然抵抗力，除遗传因素外，还包括生活贫困、居住拥挤、营养不良等社会因素。婴幼儿细胞免疫系统不完善，老年人、HIV感染者、糖皮质激素和免疫抑制药使用者、糖尿病和肺尘埃沉着病等慢性疾病患者，都是结核病的易感人群。

四、肺结核的诊断

（一）诊断步骤

具有结核中毒症状（低热、乏力、盗汗、食欲缺乏、体重减轻等），或伴呼吸道症状者（咳嗽、咳痰2周以上，或伴咯血、痰中带血），或通过健康体检发现肺部阴影疑似肺结核者，应考虑为肺结核可疑者，需进一步完善相关检查明确是否为肺结核。

（二）诊断依据与方法

1. 临床表现

（1）危险因素：有痰涂片阳性肺结核患者密切接触史，有生活贫困、居住拥挤、营养不良等社会因素，以及婴幼儿、老年人、HIV感染、糖皮质激素和免疫抑制药使用、慢性基础疾病等导致免疫力低下的因素。

（2）症状

1）呼吸系统症状：咳嗽、咳痰2周以上或咯血是肺结核的常见可疑症状。一般咳嗽较轻，干咳为主或少许黏液痰。有空洞形成时，痰量增多，合并其他细菌感染时，痰可呈脓性。部分患者可有咯血，大多数为少量咯血。病灶累及胸膜时可出现胸痛，胸痛随呼吸运动和咳嗽加重。呼吸困难多见于病变累及多个肺叶、段以上支气管或气管、中到大量胸腔积液的患者。

2）全身症状，发热是最常见的症状，多为午后潮热，中低热为主，少数可出现高热。部分患者有倦怠、乏力、盗汗、食欲缺乏和体重减轻等。育龄期女性可有月经不调。

（3）体征：体征多少不一，取决于病变性质及范围。病变范围较小时，可无任何体征。渗出性病变范围较大或干酪样坏死时，可有肺实变体征，如语颤增强、叩诊浊音、听诊闻及支气管呼吸音和细湿啰音。当存在较大的空洞性病变时，可闻及支气管呼吸音。当存在较大范围纤维条索时，可出现气管向患侧移位、患侧胸廓塌陷，叩诊浊音，听诊呼吸音减弱、闻及啰音。结核性胸膜炎多数有胸腔积液体征，气管支气管结核可有局限性干啰音，气管狭窄严重者可出现三凹征。

2. 辅助检查

（1）基层医疗机构

1）胸部X线检查：是诊断肺结核的常规首选方法。病变多位于上叶尖后段、下叶背段和后基底段，呈多态性，即浸润、增殖、干酪样变、纤维钙化性病变可同时存在，病变密度不均匀、边缘较清楚、变化速度较慢，易形成空洞和传播灶。

2）痰直接涂片镜检：是简单、快速、易行和较可靠的方法，但不够敏感，通常菌量≥104CFU/ml方能检测阳性。痰涂片阳性仅说明痰中存在抗酸杆菌。由于我国的非结核分枝杆菌感染并不多见，故痰中检出抗酸杆菌对诊断肺结核有极重要的意义。一般至少检测2次。

3）结核菌素皮肤试验（tuberculin skin test，TST）：用于判断是否存在结核分枝杆菌感染，而非结核病。皮内注射结核分枝杆菌素纯蛋白衍化物5IU，48～72小时观察皮肤硬结直径大小，≥5mm作为阳性判断标准，10～14mm为中度阳性，≥15mm或局部水泡为强阳性。在我国，由于受到卡介苗接种的影响，在临床结核病诊断中，TST阳性的价值低于阴性的价值。重症结核、免疫功能缺陷或抑制者合并结核病时，TST也可为阴性。

4）胸腔积液检查：存在胸腔积液者可行胸腔穿刺术抽取胸腔积液进行胸腔积液常规、生化、结核分枝杆菌等相关检查。结核性胸膜炎的胸腔积液为渗出液，单核细胞为主，胸腔积液腺苷脱氨酶

（adenosine deaminase，ADA）常明显升高，通常≥40U/L。

（2）结核病定点专科医院或综合医院

1）胸部CT：CT较普通胸部X线检查更敏感，能发现隐匿的胸部微小病变和气管支气管内病变，并能清晰地显示肺结核病变特点和性质、病灶与支气管的关系及纵隔淋巴结有无肿大。增强CT和支气管动脉CT有利于与肺癌等疾病的鉴别，同时可明确中量以上咯血的责任血管以指导支气管动脉栓塞术治疗中、大量咯血。

2）结核分枝杆菌培养：结核分枝杆菌培养为痰结核分枝杆菌检查提供准确可靠的结果，灵敏度高于痰涂片，常作为结核病诊断的"金标准"。但培养周期较长，一般为2～8周。培养阳性需行药物敏感性试验，以指导抗结核药物的选择和尽早发现耐药结核病。

3）支气管镜检查或其他病理组织学检查：支气管镜检查常应用于临床表现不典型的肺结核及气管支气管结核的诊断，可以在病变部位钳取活体组织进行病理学检查和结核分枝杆菌培养，同时可采集分泌物或支气管肺泡灌洗液进行结核分枝杆菌的涂片、培养及核酸检测。外周病变性质不清者，可进行经皮肺穿刺获得肺组织；考虑结核性胸膜炎者，可进行内科胸腔镜获取胸膜进行病理组织学检查。

4）结核分枝杆菌核酸检测：以核酸扩增技术为基础的多种分子生物学诊断方法可检测标本中结核分枝杆菌的核酸。分子生物学检测比痰涂片、痰培养敏感，可选择WHO推荐在结核高负担国家使用的结核分枝杆菌及利福平耐药检测系统（XpertMTB/RIF）、环介导等温扩增、恒温扩增、基因芯片等。

5）γ干扰素释放试验（interferon-γ release assay，IGRA）和结核抗体检测：IGRA是通过检测结核分枝杆菌特异性抗原早期分泌抗原6（ESAT.6）和培养滤液蛋白10（CFP-10）刺激T细胞所产生的γ干扰素水平，进一步判断机体是否存在结核分枝杆菌感染。IGRA结果不受卡介苗接种和非结核分枝杆菌感染的影响。在发达国家，IGRA正逐渐取代TST试验作为潜伏性结核分枝杆菌感染的首选检测方法。也可采集外周血清检测结核抗体。

（三）诊断标准与诊断流程

根据病史、影像学和结核分枝杆菌检查结果，可将肺结核患者分为疑似病例、临床诊断病例及确诊病例。若影像学表现不典型、结核分枝杆菌检查阴性，无法确定是否为肺结核时，可进行以下检查：TST，IGRA、结核抗体检测，胸部CT（需与其他疾病鉴别诊断时），支气管镜检查（怀疑存在气管支气管结核或肿瘤者），气管支气管黏膜、胸膜、肺组织活体组织检查。

1. 疑似病例　符合下列条件之一者为疑似病例。①有肺结核可疑症状的5岁以下儿童，同时伴有与痰涂片阳性肺结核患者密切接触史或TST强阳性或IGRA阳性。②仅胸部影像学检查结果显示有与活动性肺结核相符的病变。

2. 临床诊断病例　符合下列条件之一者为临床诊断病例。

（1）痰涂片3次阴性，胸部影像学检查显示有与活动性肺结核相符的病变，且伴有咳嗽、咳痰、咯血等肺结核可疑症状。

（2）痰涂片3次阴性，胸部影像学检查显示有与活动性肺结核相符的病变，且TST强阳性。

（3）痰涂片3次阴性，胸部影像学检查显示有与活动性肺结核相符的病变，且结核抗体检查阳性。

（4）痰涂片3次阴性，胸部影像学检查显示有与活动性肺结核相符的病变，且肺外组织病理检查证实为结核病变。

（5）痰涂片3次阴性的疑似肺结核病例，经诊断性治疗或随访观察可排除其他肺部疾病。

（6）支气管镜检查符合气管、支气管结核改变。

（7）单侧或双侧胸腔积液，胸腔积液检查提示渗出液，胸腔积液ADA明显升高，伴有TST阳性或

IGRA 阳性。

3. 确诊病例 符合下列条件之一者为确诊病例。

（1）痰涂片阳性肺结核者符合下列3项之一者：2份痰标本直接涂片抗酸杆菌镜检阳性；1份痰标本直接涂片抗酸杆菌镜检阳性＋肺部影像学检查符合活动性肺结核影像学表现；1份痰标本直接涂片抗酸杆菌镜检阳性＋1份痰标本结核分枝杆菌培养阳性。

（2）仅培养阳性肺结核者同时符合下列2项：痰涂片阴性；肺部影像学检查符合活动性肺结核影像学表现＋1份痰标本结核菌培养阳性。

（3）肺部影像学检查符合活动性肺结核影像学表现，分子生物学检测阳性（如PCR、XpertMTB/RIF）。

（4）肺或胸膜病变标本病理学诊断为结核病变者。

（四）鉴别诊断

1. 肺炎 主要与继发性肺结核鉴别。各种肺炎因病原体不同而临床特点各异，但大多起病急，伴发热、咳嗽、咳痰。胸部X线片表现为密度较淡且较均匀的片状或斑片状阴影，抗菌治疗后体温迅速下降，1～2周阴影有明显吸收。

2. 慢性阻塞性肺疾病 多表现为慢性咳嗽、咳痰，少有咯血，冬季多发，急性加重期可以有发热。肺功能检查为阻塞性通气功能障碍，胸部影像学检查有助于鉴别诊断。

3. 慢性支气管扩张 反复咳嗽、咳痰，多有大量脓痰，常反复咯血。轻者胸部X线片无异常或仅见肺纹理增粗，典型者可见卷发样改变，高分辨率CT发现扩张的支气管有助于确诊。

4. 肺癌 多有长期吸烟史，表现为刺激性咳嗽、痰中带血、胸痛和消瘦等症状。胸部X线片表现为病灶常呈分叶状，有毛刺、切迹。当癌组织坏死液化后，可以形成偏心厚壁空洞。多次痰标本查脱落细胞和结核分枝杆菌检查及病灶活体组织检查是鉴别的重要方法。

5. 肺脓肿 多有高热、咳大量脓臭痰，胸部X线片表现为带有液平面的空洞伴周围浓密的炎性阴影。血白细胞和中性粒细胞增高。

6. 纵隔和肺门疾病 纵隔和肺门疾病原发型肺结核应与纵隔和肺门疾病相鉴别。小儿胸腺在婴幼儿时期多见，胸内甲状腺多发生于右上纵隔，淋巴系统肿瘤多位于中纵隔，多见于青年人，症状多，结核菌素试验可呈阴性或弱阳性。皮样囊肿和畸胎瘤多呈边缘清晰的囊状阴影，多发生于前纵隔。

7. 其他发热性疾病 肺结核常有不同类型的发热，需与伤寒、败血症、白血病等发热性疾病鉴别。①伤寒：有高热、白细胞计数减少及肝脾大等临床表现，易与急性血行播散性肺结核混淆。但伤寒常呈稽留热，有相对缓脉、皮肤玫瑰疹，血、尿、便培养和肥达试验可以确诊。②败血症：起病急，常伴寒战，弛张热型，白细胞及中性粒细胞增多，常有近期感染史，血培养可发现致病菌。③白血病：急性血行播散性肺结核有发热、肝脾大，偶见类白血病反应或单核细胞异常增多，需与白血病鉴别。白血病多有明显出血倾向，骨髓涂片及动态胸部X线片随访有助于诊断。

五、转诊

在基层医疗卫生机构中初步诊断或怀疑肺结核的患者及抗结核治疗过程中出现以下情况，需转诊至结核病定点医院或有收治结核病能力的综合医院。

1. 紧急转诊建议

（1）存在较严重的合并症或并发症：大气道狭窄有窒息风险者；短时间内出现呼吸循环衰竭症状

及体征者；发生大咯血、生命体征不稳定者。

（2）治疗中出现严重不良反应和器官功能衰竭：急性肝衰竭、急性肾衰竭、严重皮肤变态反应、严重骨髓抑制或明显出血倾向等。

2. 普通转诊建议

（1）临床疑似肺结核者。

（2）直接痰涂片抗酸杆菌镜检阳性者。

（3）肺结核治疗过程中出现明显不良反应者。

（4）抗肺结核治疗效果不佳者。

3. 转诊流程与要求 门诊医生对具有咳嗽、咳痰2周（或2周以上）及咯血等症状的疑似肺结核病例应在门诊日志标注，按乙类传染病疫情报告的要求进行网络直报，完整详细地填写"肺结核病例登记报告卡"。同时填写"肺结核患者转诊单"，一式三联，患者一联，其余两联交预防保健科进行登记报告，及时将患者转诊至县级以上结核病防治所或有条件诊治结核病的综合医院进行确诊。

遇有严重合并症或急重症肺结核患者，应转到县级以上医院的传染科或结核病科积极抢救，待病情稳定出院后再将患者及时转诊至县结核病防治所或结核病定点医院继续治疗管理。

各医疗机构应每日对本单位的肺结核的登记、报告、转诊工作进行核对，了解转诊到位情况，尽力保证结核病的报告率达100%、转诊率达100%，转诊追踪总体到位率达85%以上。

在非结核病定点医疗机构确诊的肺结核患者，应当转诊至当地结核病定点医疗机构进行门诊或住院治疗。在定点医疗机构确诊的肺结核患者，可在确诊机构治疗，或将患者转诊到其居住地定点医疗机构继续治疗。不具备诊断条件的医疗机构或诊断不明确时，应及时将肺结核可疑者转诊至当地卫生行政部门指定的结核病定点医疗机构进行诊断。

六、肺结核的治疗

肺结核的治疗包括化学治疗、对症治疗及手术治疗等，其中化学治疗是核心。

（一）化学治疗

化学治疗的基本原则是早期、规律、全程、适量、联合。整个治疗方案分强化期和巩固期两个阶段。化学治疗的主要作用为杀菌和灭菌、防止耐药菌产生、减少结核分枝杆菌的传播。

1. 常用抗结核病药物

（1）异烟肼（isoniazid，INH，H）：异烟肼是一线抗结核药物中单一杀菌力最强的药物，特别是早期杀菌力。INH对巨噬细胞内外的结核分枝杆菌均有杀菌作用。成人剂量为每日300mg，顿服；儿童为5.10mg/kg，最大剂量每日不超过300mg。偶发生药物性肝炎、周围神经炎等不良反应。

（2）利福平（rifampicin，RFP，R）：对巨噬细胞内外的结核分枝杆菌均有快速杀菌作用，特别是对偶尔繁殖的C菌群有独特杀菌作用。成人剂量为每日8～10mg/kg，体重在50kg以下者为450mg，50kg以上者为600mg，顿服。儿童剂量为每日10～20mg/kg。主要不良反应为肝损害和变态反应。

（3）吡嗪酰胺（pyrazinamide，PZA，Z）：具有独特的杀菌作用，主要是杀灭巨噬细胞内酸性环境中的结核分枝杆菌。成人每日用药为20～30mg/kg，儿童每日30～40mg/kg。常见不良反应为高尿酸血症、肝损害、皮疹、食欲缺乏、关节痛、恶心。

（4）乙胺丁醇（ethambutol，EB，E）：成人口服剂量为0.75g/d。不良反应为球后视神经炎，用于儿童时需密切观察视力变化。

（5）链霉素（streptomycin，SM，S）：对巨噬细胞外碱性环境中的结核分枝杆菌有杀菌作用。肌内注射前需进行皮试，阴性者方可使用，每日量为0.75～1.00g。不良反应主要为耳毒性、前庭功能损害和肾毒性。

2. 标准化学治疗方案

（1）初治活动性肺结核（含痰涂片阳性和阴性）：通常选用2HRZE/4HR方案，即强化期使用异烟肼、利福平、吡嗪酰胺、乙胺丁醇，每日1次，共2个月；巩固期使用异烟肼、利福平每日1次，共4个月。若强化期第2个月末痰涂片仍阳性，强化方案可延长1个月，总疗程6个月不变。对于粟粒性型肺结核或结核性胸膜炎，上述疗程可适当延长，强化期为3个月，巩固期6～9个月，总疗程9～12个月。在异烟肼高耐药地区，可选择2HRZE/4HRE方案。

（2）复治活动性肺结核（含痰涂片阳性和阴性）：常用方案为2HRZSE/6HRE，3HRZE/6HR，2HRZSE/1HRZE/5HRE。复治结核应进行药敏试验，对上述方案治疗无效的复治肺结核应参考耐多药结核可能，需按耐药或耐多药结核治疗。

（3）耐药结核和耐多药结核：对至少包括异烟肼和利福平在内的2种以上药物产生耐药的结核为耐多药结核（multi—drug resistance tuberculosis，MDR-TB）。WHO根据药物的有效性和安全性将治疗耐药结核的药物分为A、B、C、D共4组，其中A、B、C组为核心二线药物，D组为非核心的附加药物。①A组，氟喹诺酮类，包括高剂量左氧氟沙星（≥750mg/d）、莫西沙星及加替沙星。②B组，二线注射类药物，包括阿米卡星、卷曲霉素、卡那霉素、链霉素。③C组，其他二线核心药物，包括乙硫异烟胺（或丙硫异烟胺）、环丝氨酸（或特立齐酮）、利奈唑胺和氯法齐明。④D组，可以添加的药物，但不能作为MDR-TB治疗的核心药物，分为3个亚类，D1组包括吡嗪酰胺、乙胺丁醇和高剂量异烟肼；D2组包括贝达喹啉和德拉马尼；D3组包括对氨基水杨酸、亚胺培南/西司他丁、美罗培南、阿莫西林/克拉维酸、氨硫脲。耐药结核治疗的强化期应包含至少5种有效抗结核药物，包括吡嗪酰胺及4个核心二线抗结核药物（A组1个、B组1个、C组2个）。如果以上的选择仍不能组成有效方案，可以加入1种D2组药物，再从D3组选择其他有效药物，从而组成含5种有效抗结核药物的方案。

（二）手术治疗

对于药物治疗失败或威胁生命的单侧肺结核特别是局限性病变，手术治疗是可选用的重要治疗方法。

（三）对症治疗

1. 发热　有效抗结核治疗后肺结核所致的发热大多在1周内消退，少数发热不退者可应用小剂量非类固醇类退热药，如布洛芬。急性血行播散性肺结核或伴有高热等严重毒性症状或高热持续不退者，可在抗结核药物治疗基础上使用糖皮质激素，一般每日20～30mg泼尼松。糖皮质激素可能有助于改善症状，但必须在充分有效抗结核的前提下使用。

2. 咯血　少量咯血时多以安慰和消除紧张情绪、卧床休息为主，可用氨基己酸、凝血酶、卡洛磺等药物止血。大咯血可危及生命，应特别警惕和尽早发现窒息先兆征象。迅速畅通气道是抢救大咯血窒息的首要措施，包括体位引流、负压吸引、气管插管。大咯血者可使用垂体后叶素8～10U缓慢静脉推注，血压正常者可使用酚妥拉明10～20mg加入生理盐水250ml中缓慢静脉滴注。对于药物难以控制的大咯血，在保证气道通畅的情况下，应紧急转诊至有条件的专科或综合医院进行手术治疗或支气管动脉栓塞术。

3. 气管支气管结核所致气道狭窄　气管支气管结核导致叶及叶以上支气管明显狭窄时，常影响患者呼吸功能，严重者有呼吸衰竭，需在全身抗结核化学治疗基础上，同时给予冷冻、球囊扩张等气道介入治疗。

七、肺结核的管理与预防

（一）基层医疗机构在结核病管理中的职责

1. 疗效判断 协助结核病定点医疗机构或结核病防治所对治疗效果进行判断。疗效判断标准如下。

（1）治愈：痰涂片阳性肺结核患者完成规定疗程，连续2次痰涂片结果阴性，其中1次是治疗末。

（2）完成疗程：痰涂片阴性肺结核患者完成规定的6个月标准疗程，疗程末痰涂片检查结果阴性或未痰检者；痰涂片阳性肺结核患者完成规定的6～12个月疗程，最近一次痰检结果阴性，完成疗程时无痰检结果。

（3）结核死亡：活动性肺结核患者因病变进展或并发咯血、自发性气胸、肺心病、全身多器官衰竭或肺外结核等原因死亡。

（4）非结核死亡：结核病患者因结核病以外的原因死亡。

（5）失败：痰涂片阳性肺结核患者治疗至第6个月末或疗程结束时，痰涂片检查仍阳性。

（6）丢失：肺结核患者在治疗过程中中断治疗超过2个月，或由结核病防治机构转出后，虽经医生努力追访，2个月内仍无信息或已在其他地区重新登记。

2. 宣传、教育与随访 对辖区内的居民进行结核病相关知识的宣传，包括讲座、发放宣传资料等。同时对结核病患者及家属的治疗、预防进行指导、监测与随访，指导患者规律用药，随访患者有无出现药品不良反应，并给予正确处置，如果出现严重并发症或不良反应（见转诊部分），应将患者转诊至有条件的上级医院。

3. 疫情报告 根据《中华人民共和国传染病法》规定，凡在各级各类医疗机构诊断的肺结核（包括确诊病例、临床诊断病例）和疑似肺结核患者均为病例报告对象，应于24小时内进行网络报告；未实行网络直报的责任报告单位，应于24小时内向所属地疾病预防控制机构寄送"传染病报告卡"。

（二）结核病高危人群筛查

结核病筛查对象主要是痰涂片阳性肺结核患者的密切接触者，包括患者的家庭成员、同事和同学等。基层医疗机构的医生要按照肺结核可疑者的诊断程序，督促有症状者的密切接触者到医院或结核病定点医疗机构进一步检查。

（三）分级预防

1. 一级预防 卡介苗问世已100余年，是目前最具有保护力的结核疫苗。尽管卡介苗接种对预防成年人肺结核的效果不理想，但对预防由血行播散引起的结核性脑膜炎和血行播散性肺结核有一定作用。新生儿接种卡介苗是预防结核的主要措施。新生儿进行卡介苗接种后，仍须注意与肺结核患者隔离。

2. 二级预防 高危人群使用预防性抗结核治疗可减少肺结核发病率。预防性化学治疗主要应用于受结核分枝杆菌感染易发病的高危人群。包括HIV感染者、痰涂片阳性肺结核的密切接触者、肺部硬结纤维病灶（无活动性）、硅肺、糖尿病、长期使用糖皮质激素或免疫抑制剂者、吸毒者、营养不良者、35岁以下结核菌素试验硬结直径≥15mm者等。常用异烟肼300mg/d，顿服6～8个月，儿童每日用量为4～8mg/kg；或者利福平和异烟肼联用3个月，每日顿服或每周3次。

3. 三级预防

（1）直接面视下短程督导治疗：是指肺结核患者在治疗过程中，每次用药都必须在医务人员的直接监督下进行，故未用药时必须采取补救措施以保证按医嘱规律用药。督导治疗可以提高治疗依从性，保证规律用药，从而显著提高治愈率，降低复发率和死亡率，同时降低结核病的患病率和多耐药发生率。

（2）并发症防治：咯血、气胸是最常见的并发症。肺结核咯血原因多为存在渗出和空洞病变，或支气管结核及局部结核病变引起支气管变形、扭曲和扩张。咯血者应积极止血，保持气道通畅，注意防止窒息和失血性休克发生。气胸多发生于病变广泛或病变邻近胸膜者。对闭合性气胸肺压缩＜20%，临床无明显呼吸困难者可采用保守疗法。对张力性、开放性气胸及闭合性气胸＞2周仍未愈合者，常用肋间插管水封瓶闭式引流，对闭式引流持续＞1周破口仍未愈合者、有胸腔积液或脓胸者，采用间断负压吸引或持续负压吸引。肺结核空洞、胸膜广泛肥厚粘连、肺大面积纤维病变者常并发支气管扩张、肺不张，易继发其他细菌或真菌感染。细菌感染常以革兰阴性杆菌为主且复合感染多。年老、体弱、应用免疫抑制药及肺部结构性破坏，尤其是空洞长期不能闭合者易继发真菌感染。常见在空洞、支气管扩张囊腔中有曲菌球寄生，胸部影像学检查可发现空腔中的菌球上方气腔呈"新月形"改变，周围有气带且随体位移动，临床表现可有反复大咯血，内科治疗效果不佳。继发感染时应针对不同病原菌给予相应抗菌药物或抗真菌药物进行治疗。

第二节 肺结核患者健康管理服务规范

一、服务对象

辖区内确诊的肺结核患者。

二、服务内容

（一）筛查及推介转诊

对辖区内前来就诊的居民或患者，如发现有慢性咳嗽、咳痰≥2周，咯血、血痰，或发热、盗汗、胸痛或不明原因消瘦等肺结核可疑症状者，在鉴别诊断的基础上，填写"双向转诊单"。推荐其到结核病定点医疗机构进行结核病检查。一周内进行电话随访，看是否前去就诊，督促其及时就医。

（二）第一次入户随访

乡镇卫生院、村卫生室、社区卫生服务中心（站）接到上级专业机构管理肺结核患者的通知单后，要在72小时内访视患者，具体内容如下。

（1）确定督导员，督导员优先为医务人员，也可为患者家属。

（2）对患者的居住环境进行评估，告诉患者及家属做好防护工作，防止传染。

（3）对患者及家属进行结核病防治知识宣传教育。

（4）告诉患者出现病情加重、严重不良反应、并发症等异常情况时，要及时就诊。若72小时内2次访视均未见到患者，则将访视结果向上级专业机构报告。

督导员选择原则

大多数结核病患者总是忘记服药，特别是当他们开始感觉好转并回到工作中去的时候（也就是在强化期前几周的治疗之后），所以督导治疗在进行治疗的最初两个月尤为重要。选择一个合适的督导员能够督促患者按时服药、按时复查，在患者治疗的整个过程中帮助患者克服一些困难、完成整个疗程的规划治疗。选择督导员时应遵循下列原则。

1. 全面了解患者的情况。

2. 尊重患者的选择权。

3. 首先考虑村医/社区医生。

4. 如若选择家属，则必须对家属进行培训。同时与患者确定服药地点和服药时间。按照化疗方案，告知督导员患者的"肺结核患者治疗记录卡"或"耐多药肺结核患者服药卡"的填写方法、取药的时间和地点，提醒患者按时取药和复诊。

（三）督导服药和随访管理

1. 督导服药

（1）医务人员督导：患者服药日，医务人员对患者进行直接面视下督导服药。

（2）家庭成员督导：患者每次服药都要在家属的面视下进行。

2. 随访评估

对于由医务人员督导的患者，医务人员至少每月记录1次对患者的随访评估结果；对于由家庭成员督导的患者，基层医疗卫生机构要在患者的强化期或注射期内每10天随访1次，继续期或非注射期内每1个月随访1次。

（1）评估是否存在危急情况，如有则紧急转诊，2周内主动随访转诊情况。

（2）对无须紧急转诊的，了解患者服药情况（包括服药是否规律，是否有不良反应），询问上次随访至此次随访期间的症状。询问其他疾病状况、用药史和生活方式。

3. 分类干预

（1）对于能够按时服药，无不良反应的患者，则继续督导服药，并预约下一次随访时间。

（2）患者如未按定点医疗机构的医嘱服药，要查明原因。若是不良反应引起的，则转诊；若是其他原因，则要对患者强化健康教育。若患者漏服药次数超过1周及以上，要及时向上级专业机构进行报告。

（3）对出现药物不良反应、并发症或合并症的患者，要立即转诊，2周内随访。

（4）提醒并督促患者按时到结核病定点医疗机构进行复诊。

（四）结案评估

当患者停止抗结核治疗后，要对其进行结案评估，包括：记录患者停止治疗的时间及原因；对其全程服药管理情况进行评估；收集和上报患者的"肺结核患者治疗记录卡"或"耐多药肺结核患者服药卡"。同时将患者转诊至结核病定点医疗机构进行治疗转归评估，2周内进行电话随访，确认其是否前去就诊及确诊结果。

三、服务流程

对辖区前来就诊的居民或患者进行筛查，如发现慢性咳嗽、咳痰≥2周，咳血、发热、盗汗、胸痛或不明原因消瘦≥2周，推介转诊至结核病定点医疗机构进行结核病检查。肺结核患者筛查与推介转诊流程，如图11-1所示。

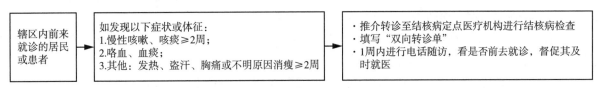

图11-1　肺结核患者筛查与推介转诊流程

在接到上级专业机构管理肺结核患者的通知后，对结核病患者进行第一次入户随访（图11-2）。

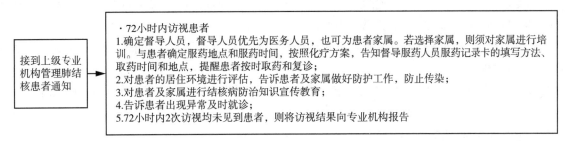

图11-2　肺结核患者第一次入户随访流程

检查患者是否有紧急情况、有无不能处理的危险疾病或其他疾病，根据评估结果进行分类干预。肺结核患者督导服药与随访管理流程，如图11-3所示。

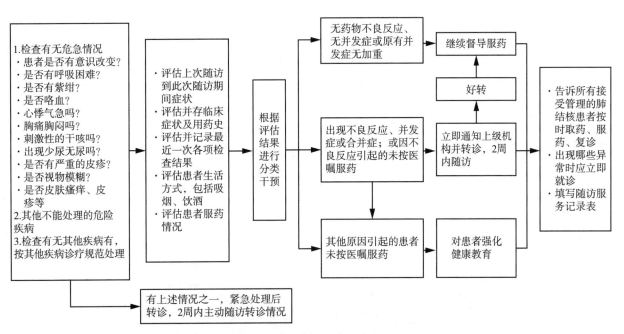

图11-3　肺结核患者督导服药与随访管理流程

四、服务要求

1. 在农村地区，主要由村医开展肺结核患者的健康管理服务。

2. 肺结核患者健康管理医务人员需接受上级专业机构的培训和技术指导。

3. 患者服药后，督导人员按上级专业机构的要求，在患者服完药后在"肺结核患者治疗记录卡"/"耐多药肺结核患者服药卡"中记录服药情况。患者完成疗程后，要将"肺结核患者治疗记录卡"/"耐多药肺结核患者服药卡"交上级专业机构留存。

4. 提供服务后及时将相关信息记入"肺结核患者随访服务记录表"，每月记入1次，存入患者的健康档案，并将该信息与上级专业机构共享。

5. 管理期间如发现患者从本辖区居住地迁出，要及时向上级专业机构报告。

五、工作指标

1. 肺结核患者管理率＝已管理的肺结核患者人数/辖区同期内经上级定点医疗机构确诊并通知基层医疗卫生机构管理的肺结核患者人数×100%。

2. 肺结核患者规则服药率＝按照要求规则服药的肺结核患者人数/同期辖区内已完成治疗的肺结核患者人数×100%。

规则服药：在整个疗程中，患者在规定的服药时间实际服药次数占应服药次数的90%以上。

六、管理服务规范表格及说明

肺结核患者第一次入户随访记录表，见表11-1。肺结核患者随访服务记录表，见表11-2

表 11-1　肺结核患者第一次入户随访记录表

姓名：　　　　　　　　　　　　　　　　　　　　　　　　　　　　　　　　编号□□□-□□□□□

随访时间		年　月　日
随访方式	1 门诊　2. 家庭	□
患者类型	1 初治　2 复治	□
痰菌情况	1 阳性　2 阴性　3 未查痰	□
耐药情况	1 耐药　2 非耐药　3 未检测	□
症状及体征： 0 没有症状　1 咳嗽咳痰 2 低热盗汗　3 咯血或血痰 4 胸痛消瘦　5 恶心纳差 6 头痛失眠　7 视物模糊 8 皮肤瘙痒、皮疹 9 耳鸣、听力下降	□/□/□/□/□/□/□ 其他：	
用药	化疗方案	
	用　法	1 每日　2 间歇　□
	药品剂型	1 固定剂量复合制剂　□　2 散装药　□ 3 板式组合药　□　4 注射剂　□
督导人员选择		1 医生　　2 家属　　3 自服药　　4 其他　□

续　表

家庭居住环境评估	单独的居室	1 有　2 无	☐
	通风情况	1 良好　2 一般　3 差	☐
生活方式评估	吸　烟	／　　　支/天	
	饮　酒	／　　　两/天	
健康教育及培训	取药地点、时间	地点： 时间：　年　月　日	
	服药记录卡的填写	1 掌握　2 未掌握	☐
	服药方法及药品存放	1 掌握　2 未掌握	☐
	肺结核治疗疗程	1 掌握　2 未掌握	☐
	不规律服药危害	1 掌握　2 未掌握	☐
	服药后不良反应及处理	1 掌握　2 未掌握	☐
	治疗期间复诊查痰	1 掌握　2 未掌握	☐
	外出期间如何坚持服药	1 掌握　2 未掌握	☐
	生活习惯及注意事项	1 掌握　2 未掌握	☐
	密切接触者检查	1 掌握　2 未掌握	☐
下次随访时间		年　月　日	
评估医生签名			

填表说明：

1. 本表为医生在首次入户访视结核病患者时填写。同时查看患者的"肺结核患者治疗记录卡"、耐多药患者查看"耐多药肺结核患者服药卡"。

2. 患者类型、痰菌、耐药情况和用药的信息，均在患者的"肺结核患者治疗记录卡"、耐多药患者查看"耐多药肺结核患者服药卡"中获得。

3. 督导人员选择：根据患者的情况，与其协商确定督导人员。

4. 家庭居住环境评估：入户后，了解患者的居所情况并记录。

5. 生活方式评估：在询问患者生活方式时，同时对患者进行生活方式指导，与患者共同制定下次随访目标。

（1）吸烟：斜线前填写目前吸烟量，不吸烟填写"0"，吸烟者写出每天的吸烟量"××支/天"，斜线后填写吸烟者下次随访目标吸烟量"××支/天"。

（2）饮酒情况："从不饮酒者"不必填写其他有关饮酒情况项目。"日饮酒量"应折合相当于白酒"××两"。（啤酒/10＝白酒量，红酒/4＝白酒量，黄酒/5＝白酒量）。

6. 健康教育及培训的主要内容如下。

（1）肺结核治疗疗程：只要配合医生、遵从医嘱，严格坚持规律服药，绝大多数肺结核是可以彻底治愈的。服用抗结核药物1个月以后，传染性一般就会消失。一般情况下，初治肺结核患者的治疗疗程为6个月，复治肺结核患者为8个月，耐多药肺结核患者24个月。

（2）不规律服药危害：如果不遵从医嘱，不按时服药，不完成全疗程治疗，就会导致初次治疗失败，严重者会发展为耐多药结核病。治疗疗程明显延长，治愈率也会大大降低，甚至终生不愈，治疗费用也会大幅增加。如果传染给其他人，被传染者一旦发病也是耐药结核病。

（3）服药方法及药品存放：抗结核药物宜采用空腹顿服的服药方式，一日的药量要在同一时间一次服用。应放在阴凉干燥、儿童接触不到的地方。夏天宜放在冰箱的冷藏室。

（4）服药后不良反应及处理：常见的不良反应有胃肠道不适、恶心、皮肤瘙痒、关节痛、手脚麻木等，严重者可能会呕吐、视物模糊、皮疹、听力下降等；当出现上述任何情况时，应及时和医生联系，不要自行停药或更改治疗方案。服用利福平后出现尿液变红、红色眼泪现象为正常现象，不必担心。为及时发现并干预不良反应，每月应到定点医疗机构进行血常规、肝肾功能复查。

（5）治疗期间复诊查痰：查痰的目的是让医生及时了解患者的治疗状况、是否有效，是否需要调整治疗方案。初治肺结核患者应在治疗满2、5、6个月时，复治肺结核患者在治疗满2、5、8个月时、耐多药肺结核患者注射期每个月、非注射期每两个月均需复查痰涂片和培养。正确的留痰方法是：深呼吸2～3次，用力从肺部深处咳出痰液，将咳出的痰液留置在痰盒中，并拧紧痰盒盖。复查的肺结核患者应收集两个痰标本（夜间痰、清晨痰）。夜间痰：送痰前一日，患者晚间咳出的痰液；清晨痰：患者晨起立即用清水漱口后，留存咳出的第2口、第3口痰液。如果患者在留痰前吃过东西，则应先用清水漱口，再留存咳出的第2口、第3口痰液；装有义齿的患者，在留取痰标本前应先将义齿取出。唾液或口水为不合格标本。

（6）外出期间如何坚持服药：如果患者需要短时间的外出，应告知医生，并带够足量的药品继续按时服药，同时要注意将药品低温、避光保存；如果改变居住地，应及时告知医生，以便能够延续治疗。

（7）生活习惯及注意事项：患者应注意保持良好的卫生习惯。避免将疾病传染他人，最好住在单独的光线充足的房间，经常开窗通风。不能随地吐痰，也不要下咽，应把痰吐在纸中包好后焚烧，或吐在有消毒液的痰盂中；不要对着他人大声说话、咳嗽或打喷嚏；传染期内应尽量少去公共场所，如需外出应佩戴口罩。吸烟会加重咳嗽、咳痰、咯血等症状，大量咯血可危及生命。抗结核药物大部分经肝脏代谢，并且对肝脏有不同程度的损害，饮酒会加重肝损害，降低药物疗效，因此在治疗期间应严格戒烟、禁酒。要注意休息，避免重体力活动，加强营养，多吃奶类、蛋类、瘦肉等高蛋白食物，还应多吃绿叶蔬菜、水果及杂粮等富含维生素和无机盐的食品，避免吃过于刺激的食物。

（8）密切接触者检查：建议患者的家人、同班、同宿舍同学、同办公室同事或经常接触的好友等密切接触者，及时到定点医疗机构进行结核分枝杆菌感染和肺结核筛查。

7. 下次随访时间：确定下次随访日期，并告知患者。

8. 评估医生签名：随访完毕，核查无误后随访医生签署其姓名。

表11-2 肺结核患者随访服务记录表

姓名：　　　　　　　　　　　　　　　　　　　　　　　　　　　　　　　　　　　　　　编号□□□-□□□□□

		年　月　日	年　月　日	年　月　日	年　月　日
治疗月序		第　月	第　月	第　月	第　月
督导人员		1 医生　2 家属 3 自服药　4 其他□	1 医生　2 家属 3 自服药　4 其他□	1 医生　2 家属 3 自服药　4 其他□	1 医生　2 家属 3 自服药　4 其他□
随访方式		1 门诊 2 家庭 3 电话□	1 门诊 2 家庭 3 电话□	1 门诊 2 家庭 3 电话□	1 门诊 2 家庭 3 电话□
症状及体征： 0 没有症状 1 咳嗽咳痰 2 低热盗汗 3 咯血或血痰 4 胸痛消瘦 5 恶心纳差 6 关节疼痛 7 头痛失眠 8 视物模糊 9 皮肤瘙痒、皮疹 10 耳鸣、听力下降		□/□/□/□/□/□ 其他	□/□/□/□/□/□ 其他	□/□/□/□/□/□ 其他	□/□/□/□/□/□ 其他
生活方式 指导	吸烟	／　　支/天	／　　支/天	／　　支/天	／　　支/天
	饮酒	／　　两/天	／　　两/天	／　　两/天	／　　两/天
用药	化疗方案				
	用　法	1 每日 2 间歇　　□	1 每日 2 间歇　　□	1 每日 2 间歇　　□	1 每日 2 间歇　　□
	药品剂型	1 固定剂量复合制剂 □ 2 散装药　　　　　□ 3 板式组合药　　　□ 4 注射剂　　　　　□	1 固定剂量复合制剂 □ 2 散装药　　　　　□ 3 板式组合药　　　□ 4 注射剂　　　　　□	1 固定剂量复合制剂 □ 2 散装药　　　　　□ 3 板式组合药　　　□ 4 注射剂　　　　　□	1 固定剂量复合制剂 □ 2 散装药　　　　　□ 3 板式组合药　　　□ 4 注射剂　　　　　□
	漏服药次数	次	次	次	次
药物不良反应		1 无　　　　□ 2 有_____	1 无　　　　□ 2 有_____	1 无　　　　□ 2 有_____	1 无　　　　□ 2 有_____
并发症/合并症		1 无　　　　□ 2 有_____	1 无　　　　□ 2 有_____	1 无　　　　□ 2 有_____	1 无　　　　□ 2 有_____

续　表

转诊	科别				
	原因				
	2周内随访，随访结果				
处理意见					
下次随访时间					
随访医生签名					
停止治疗及原因	1 出现停止治疗时间　年　月　日 2 停止治疗原因：完成疗程□　死亡□　丢失□　　转入耐多药治疗□				
全程管理情况	应访视患者＿＿＿＿＿次，实际访视＿＿＿＿＿次； 患者在疗程中，应服药＿＿＿＿＿次，实际服药＿＿＿＿＿次，服药率＿＿＿＿＿％				
	评估医生签名：				

填表说明：

1. 本表为结核病患者在接受随访服务时由医生填写。同时查看患者的"肺结核患者治疗记录卡"、耐多药患者查看"耐多药肺结核患者服药卡"。

2. 生活方式指导：在询问患者生活方式时，同时对患者进行生活方式指导，与患者共同制定下次随访目标。

（1）吸烟：斜线前填写目前吸烟量，不吸烟填"0"，吸烟者写出每天的吸烟量"××支/天"斜线后填写吸烟者下次随访目标吸烟量"××支/天"

（2）饮酒情况："从不饮酒者"不必填写其他有关饮酒情况项目。"日饮酒量"应折合相当于白酒"××两"。（啤酒/10＝白酒量，红酒/4＝白酒量，黄酒/5＝白酒量）。

3. 漏服药次数：上次随访至本次随访期间漏服药次数。

4. 药物不良反应：如果患者服用抗结核有明显的药物不良反应，具体描述何种不良反应或症状。

5. 合并症/并发症：如果患者出现了合并症或并发症，则具体记录。

6. 转诊：如果转诊要写明转诊的医疗机构及科室类别，如××市人民医院结核科，并在原因一栏写明转诊原因。

7. 2周内随访，随访结果：转诊2周后，对患者进行随访，并记录随访结果。

8. 处理：根据患者服药情况，对患者督导服药进行分类干预。

9. 下次随访日期：根据患者此次随访分类，确定下次随访日期，并告知患者。

10. 评估医生签名：随访完毕，核查无误后随访医生签署其姓名。

11. 全程服药管理情况：肺结核患者治疗结案时填写。

本章小结

教学课件

拓展练习及参考答案

（肖　竹　王金勇）

第十二章 传染病及突发公共卫生事件报告和处理

学 习 目 标

素质目标：通过本章的学习，培养学生现场处置能力、应变能力及团队协作能力。

知识目标：掌握突发公共卫生事件的概念，传染病及突发公共卫生事件报告和处理服务规范及说明，传染病的定义、流行过程、预防措施、报告时限；熟悉突发公共卫生事件报告分类、应急管理，传染病的潜伏期及流行病学意义，流行过程影响因素，法定传染病的分类分级；了解我国重点监控的突发公共卫生事件。

能力目标：能按照规范要求对传染病及突发公共卫生事件进行流行病学调查。能协助专业防治机构做好传染病的宣传、指导服务。

案例导入

【案例】

2019年11月10日至11月11日，A社区卫生服务中心先后接诊十余名出现"呕吐、腹泻、腹痛"症状的患儿，均来自某小学，腹泻患儿水样便，无黏液和脓血，大便常规镜检白细胞小于15个/高倍视野，未见红细胞，血常规白细胞正常或者升高，患儿呕吐物是胃内容物。

【问题】

1. 假如你是该社区卫生服务中心公共卫生科的医生，你首先考虑的是什么疾病？
2. 如果该疾病具有传染性，下一步如何应对？传播途径可能有哪些？

核心知识拆解

传染病是由病原体（细菌、病毒和寄生虫等）引起的，能在人与人、动物与动物及人与动物之间相互传播的多种疾病的总称。传染病在人群中的发生，必须具备三个相互连接的条件，即传染源、传播途径和易感人群。当这三个条件同时存在并相互作用时，就造成传染病的发生与蔓延。流行过程既受自然因素影响，也受社会因素影响。《中华人民共和国传染病防治法》中规定的传染病分为甲、乙、丙三类，共40种。在未来相当长一段时间内，传染病的预防与控制仍将是我国疾病预防与控制的重要内容之一。针对传染源、传播途径和易感人群三个基本环节采取相应措施，预防和控制传染病的发生。

突发公共卫生事件由于缺乏先兆，突然发生，直接威胁公众身心健康与生命安全。随着全球人口的不断增长和资源的逐渐耗竭，突发公共卫生事件的危害日益突出。当前，许多国家已将突发公共卫生事件列为重要的公共卫生问题。探索突发公共卫生事件的发生、发展规律，以及研究预防突发公共卫生事件发生、控制事件发展、消除事件危害的对策和措施，是突发公共卫生事件研究的重要任务。

建立传染病及突发公共卫生事件报告和处理服务规范，可有效预防、及时处理和控制传染病及突发公共卫生事件。

第一节　突发公共卫生事件概述

近二十年来，世界各国政府经历各种突发公共卫生问题，在处理过程中，逐渐建立起相应的监测防范网络，如SARS、炭疽病、流行性感冒、脊髓灰质炎、疟疾、流行性斑疹伤寒、回归热、登革热、新冠疫情的监测防范网络，为传染病监测预警提供重要依据。同时，通过建立传染病网络直报系统，实现了传染病报告的动态性、实时性和网络化管理。

一、突发公共卫生事件的定义

2003年5月7日施行的《突发公共卫生事件应急条例》，明确了突发公共卫生事件（public health emergency）的概念，即指突然发生，造成或者可能造成社会公众健康严重损害的重大传染病疫情、群体性不明原因疾病、重大食物和职业中毒及其他严重影响公众健康的事件。

二、突发公共卫生事件报告种类

目前突发公共卫生事件的分类常采用两种方法。一是按照引发突发公共卫生事件的原因和性质，将突发公共卫生事件分为生物因素所致疾病，自然灾害、人为事故、不明原因引起的群体性疾病。二是按照《突发公共卫生事件应急条例》，将突发公共卫生事件分为重大传染病疫情、群体不明原因疾病、重大食物和职业中毒、其他严重影响公众健康的事件四类。

1. 重大传染病疫情　指某种传染病在短时间内发生、波及范围广泛，出现大量的患者或死亡病例，其发病率远远超过常年的发病率水平。

2. 群体性不明原因疾病　指在短时间内，某个相对集中的区域内，同时或者相继出现具有共同临床表现患者，且病例不断增加，范围不断扩大，又暂时不能明确诊断的疾病。

3. 重大食物和职业中毒事件　指由于食品污染和职业危害的原因，造成人数众多或者伤亡较重的中毒事件。

4. 其他严重影响公众健康的事件　包括医源性感染暴发，药品或免疫接种引起的群体性反应或死亡事件，严重威胁公众健康的水、环境、食品污染和放射性、有毒有害化学性物质丢失、泄漏等事件，生物、化学、核辐射等恐怖袭击事件，有毒有害化学品、生物毒素等引起的集体性急性中毒事件，有潜在威胁的传染病动物宿主、媒介生物发生异常，学生因意外事故出现1例以上死亡及上级卫生行政部门临时规定的其他重大公共卫生事件。

三、突发公共卫生事件的级别

根据突发公共卫生事件性质、危害程度、涉及范围，国家将突发公共卫生事件分为特别重大（Ⅰ级）、重大（Ⅱ级）、较大（Ⅲ级）和一般（Ⅳ级）四级。

（一）特别重大突发公共卫生事件（Ⅰ级）

有下列情形之一的为特别重大突发公共卫生事件。

1．肺鼠疫、肺炭疽在大、中城市发生并有扩散趋势，或肺鼠疫、肺炭疽疫情波及2个以上的省份，并有进一步扩散趋势。

2．发生传染性非典型肺炎、人感染高致病性禽流感病例，并有扩散趋势。

3．涉及多个省份的群体性不明原因疾病，并有扩散趋势。

4．发生新传染病，或我国尚未发现的传染病发生或传人，并有扩散趋势，或发现我国已消灭的传染病重新流行。

5．发生烈性病菌株、毒株、致病因子等丢失事件。

6．周边以及与我国通航的国家和地区发生特大传染病疫情，并出现输入性病例，严重危及我国公共卫生安全的事件。

7．国务院卫生行政部门认定的其他特别重大突发公共卫生事件。

（二）重大突发公共卫生事件（Ⅱ级）

有下列情形之一的为重大突发公共卫生事件。

1．在一个县（市）行政区域内，一个平均潜伏期内（6天）发生5例以上肺鼠疫、肺炭疽病例，或者相关联的疫情波及2个以上的县（市）。

2．发生传染性非典型肺炎、人感染高致病性禽流感疑似病例。

3．腺鼠疫发生流行，在一个市（地）行政区域内，一个平均潜伏期内多点连续发病20例以上，或流行范围波及2个以上市（地）。

4．霍乱在一个市（地）行政区域内流行，1周内发病30例以上，或波及2个以上市（地），有扩散趋势。

5．乙类、丙类传染病波及2个以上县（市），1周内发病水平超过前5年同期平均发病水平2倍以上。

6．我国尚未发现的传染病发生或传人，尚未造成扩散。

7．发生群体性不明原因疾病，扩散到县（市）以外的地区。

8．发生重大医源性感染事件。

9．预防接种或群体预防性服药出现人员死亡。

10．一次食物中毒人数超过100人并出现死亡病例，或出现10例以上死亡病例。

11．一次发生急性职业中毒50人以上，或死亡5人以上。

12．境内外隐匿运输、邮寄烈性生物病原体、生物毒素造成我境内人员感染或死亡的。

13．省级以上人民政府卫生行政部门认定的其他重大突发公共卫生事件。

（三）较大突发公共卫生事件（Ⅲ级）

有下列情形之一的为较大突发公共卫生事件。

1．发生肺鼠疫、肺炭疽病例，一个平均潜伏期内病例数未超过5例，流行范围在一个县（市）行政区域以内。

2．腺鼠疫发生流行，在一个县（市）行政区域内，一个平均潜伏期内连续发病10例以上，或波及2个以上县（市）。

3．霍乱在一个县（市）行政区域内发生，1周内发病10～29例，或波及2个以上县（市），或市（地）级以上城市的市区首次发生。

4. 一周内在一个县（市）行政区域内，乙、丙类传染病发病水平超过前5年同期平均发病水平1倍以上。

5. 在一个县（市）行政区域内发现群体性不明原因疾病。

6. 一次食物中毒人数超过100人，或出现死亡病例。

7. 预防接种或群体预防性服药出现群体心因性反应或不良反应。

8. 一次发生急性职业中毒10～49人，或死亡4人以下。

9. 市（地）级以上人民政府卫生行政部门认定的其他较大突发公共卫生事件。

（四）一级突发公共卫生事件（Ⅳ级）

有下列情形之一的为一般突发公共卫生事件。

1. 腺鼠疫在一个县（市）行政区域内发生，一个平均潜伏期内病例数未超过10例。

2. 霍乱在一个县（市）行政区域内发生，1周内发病9例以下。

3. 一次食物中毒人数30～99人，未出现死亡病例。

4. 一次发生急性职业中毒9人以下，未出现死亡病例。

5. 县级以上人民政府卫生行政部门认定的其他一般突发公共卫生事件。

四、我国重点监控的突发公共卫生事件

突发公共卫生事件发生后，无论病因是否明确，应迅速成立针对高危人群或者全人群的疾病监测系统，以有效控制其暴发流行。建立健全疫情监测系统能及时掌握疾病的三间分布和疫情动态变化趋势，评价预防措施效果，及时调整预防控制策略和措施，并为不明原因疾病流行特征和自然规律提供研究线索。中国疾病预防控制中心（CDC）组织相关部门和专家对国内外突发公共卫生事件及需关注的重点传染病风险进行评估，通过系统回顾国内外突发公共卫生事件和传染病疫情发生情况。2022年，马鞍山市博望区卫健委提出重点监控疾病包括流行性感冒、病毒性肝炎、红眼病、非典型性肺炎、手足口病、霍乱、狂犬病、鼠疫、脑膜炎、艾滋病、禽流感、炭疽病、口蹄疫、猪链球菌病、风疹、沙门氏菌病、痢疾等引发的突发公共卫生事件。

五、群体性不明原因疾病

群体性不明原因疾病具有临床表现相似性、发病人群聚集性、流行病学关联性、健康损害严重性的特点。这类疾病可能是传染病（包括新发传染病）、中毒或其他未知因素引起的疾病。《群体性不明原因疾病应急处置方案（试行）》中将群体性不明原因疾病分为特别重大群体性不明原因疾病事件（Ⅰ级）、重大群体性不明原因疾病事件（Ⅱ级）、较大群体性不明原因疾病事件（Ⅲ级）3级。

（一）特别重大群体性不明原因疾病事件（Ⅰ级）

在一定时间内，发生涉及两个及以上省份的群体性不明原因疾病，并有扩散趋势；或由国务院卫生行政部门认定的相应级别的群体性不明原因疾病事件。

（二）重大群体性不明原因疾病事件（Ⅱ级）

一定时间内，在一个省多个县（市）发生群体性不明原因疾病；或由省级卫生行政部门认定的相应级别的群体性不明原因疾病事件。

（三）较大群体性不明原因疾病事件（Ⅲ级）

一定时间内，在一个省的一个县（市）行政区域内发生群体性不明原因疾病；或由地市级卫生行政部门认定的相应级别的群体性不明原因疾病事件。

第二节　突发公共卫生事件应急管理

一、突发公共卫生事件应急管理的分期

1. **第一阶段**　潜伏期，即有迹象表明潜在有可能发生突发公共卫生事件。
2. **第二阶段**　发生期，关键的突发公共卫生事件突然暴发，且迅速演变。
3. **第三阶段**　蔓延期，突发公共卫生事件的影响逐步扩大。
4. **第四阶段**　衰退期，突发公共卫生事件的影响渐渐消退，但仍需保持警惕，以免突发公共卫生事件重复。

二、突发事件的预防与应急准备

突发事件的预防与应急准备是指在突发事件发生前，通过政府主导和动员全社会参与，采取各种有效措施，消除突发事件隐患，避免突发事件发生；或在突发事件来临前，做好各项充分准备，防止突发事件升级或扩大，最大限度地减少突发事件造成的损失和影响。突发事件预防和应急准备的主要内容如下。

（一）制定各类突发事件应急预案

国务院制定国家突发事件总体应急预案，组织制定国家突发事件专项应急预案；国务院有关部门根据各自的职责和国务院相关应急预案，制定国家突发事件部门应急预案。地方各级人民政府和县级以上地方各级人民政府有关部门根据有关法律、法规、规章、上级人民政府及其有关部门的应急预案以及本地区的实际情况，制定相应的突发事件应急预案。

（二）注重对民众的宣传教育

居民委员会、村民委员会、企业和事业单位，应开展突发事件应急知识的宣传普及活动和必要的应急演练。新闻媒体应当无偿地开展突发事件预防与应急、自救和互救知识的公益宣传。

（三）普查和监控风险隐患

县级人民政府应当对本行政区域内容易引起自然灾害、事故灾难和公共卫生事件的危险源、危险区域进行调查、登记、风险评估，定期进行检查、监控，并责令有关单位采取安全防范措施。省级和设区的市级人民政府应当对本行政区内容易引发特别重大、重大突发事件的危险源、危险区域进行调查、登记、风险评估，组织进行检查、监控，并责令有关部门采取安全防范措施。

（四）组织培训、建立专业性应急救援队伍、对应急预案进行演练

县级以上人民政府应当建立健全突发事件应急管理培训制度，对人民政府及其有关部门负有处置突发事件职责的工作人员定期进行培训。县级以上人民政府建立综合性应急救援队伍；有关部门建立专业应急救援队；单位应当建立由本单位职工组成的专职或兼职应急救援队。县级以上人民政府组织专业和非专业应急救援队伍合作，联合培训，联合演练。中国人民解放军、中国人民武装警察部队和民兵组织应当有计划地组织、开展应急救援的专门训练。

（五）加强有关突发事件预防技术的研发

国家鼓励、扶持具备相应条件的教学科研机构和有关企业开发用于突发事件预防、监测、预警、应急处置和救援的新技术、新设备和新工具。

（六）确立突发事件应对保障制度

国家建立健全应急物资储备保障制度；设区的市级以上人民政府和突发事件易发、多发地区的县级人民政府建立物资储备制度。应急物资储备制度。从1998年起，民政财政部建立了全国救灾物资储备网络。现有10个中央救灾物资储备库；30多个省、自治区、直辖市和新疆生产建设兵团建立了省级救灾物资储备库、250多个地市建立了地级储备库、近1100个县建立了县级储备库。各级政府预算应当按照本级政府预算支出额的1%～3%设置预备费，用于当年预算执行中的自然灾害救济开支及其他难以预见的特殊开支。国家建立健全应急通信保障体系。

（七）城乡规划符合突发事件预防和应急准备的要求

城乡规划应当符合预防、处置突发事件的需要，统筹安排应对突发事件所必需的设备和基础设施建设，合理确定应急避难场所。

三、突发事件的应急处理

突发公共卫生事件一旦发生应该立即响应，在短时间内使事态得到控制，保障人民群众的生命财产安全及社会稳定和经济发展。

（一）启动应急预案

应急预案启动前，县级以上各级人民政府有关部门应当根据突发事件的实际情况，做好应急处理准备，采取必要的应急措施。应急预案启动后，突发事件发生地的人民政府有关部门，应当根据预案规定的职责要求，服从突发事件应急处理指挥部的统一指挥，立即到达规定岗位，采取有关的控制措施。

（二）应急处理措施

1. 根据突发事件应急处理的需要，突发事件应急处理指挥部有权紧急调集人员、储备的物资、交通工具以及相关设施、设备；必要时，对人员进行疏散或者隔离，并可以依法对传染病疫区实行封锁。突发事件应急处理指挥部根据突发事件应急处理的需要，可以对食物和水源采取控制措施。

2. 县级以上地方人民政府卫生行政主管部门应当对突发事件现场等采取控制措施，宣传突发事件防治知识，及时对易受感染的人群和其他易受损害的人群采取应急接种、预防性投药、群体防护等措施。参加突发事件应急处理的工作人员，应当按照预案的规定，采取卫生防护措施。国务院卫生行

政主管部门或者其他有关部门指定的专业技术机构，有权进入突发事件现场进行调查、采样、技术分析和检验，进行技术指导，有关单位和个人应当予以配合；任何单位和个人不得以任何理由予以拒绝。国务院卫生行政主管部门应当尽快组织力量制定相关的技术标准、规范和控制措施。

3．突发事件发生后，国务院有关部门和县级以上地方人民政府及其有关部门，应当保证突发事件应急处理所需的医疗救护设备、救治药品、医疗器械等物资的生产、供应；铁路、交通、民用航空行政主管部门应当保证及时运送。

4．医疗卫生机构应当对因突发事件致病的人员提供医疗救护和现场救援，对就诊患者必须接诊治疗，并书写详细、完整的病历记录；对需要转送的患者，应当按照规定将患者及其病历记录的复印件转送至接诊的或者指定的医疗机构。医疗卫生机构内应当采取卫生防护措施，防止交叉感染和污染。医疗卫生机构应当对传染病患者密切接触者采取医学观察措施，传染病患者密切接触者应当予以配合。医疗机构收治传染病患者、疑似传染病患者，应当依法报告所在地的疾病预防控制机构。接到报告的疾病预防控制机构应当立即对可能受到危害的人员进行调查，采取必要的控制措施。

5．交通工具上发现根据国务院卫生行政主管部门的规定需要采取应急控制措施的传染病患者、疑似传染病患者，其负责人应当以最快的方式通知前方停靠点，并向交通工具的营运单位报告。交通工具的前方停靠点和营运单位应当立即向交通工具营运单位行政主管部门和县级以上地方人民政府卫生行政主管部门报告。卫生行政主管部门接到报告后，应当立即组织有关人员采取相应的医学处置措施。交通工具上的传染病患者密切接触者，由交通工具停靠点的县级以上各级人民政府卫生行政主管部门或者铁路、交通、民用航空行政主管部门，根据各自的职责，依照传染病防治法律、行政法规的规定，采取控制措施。涉及国境口岸和入出境的人员、交通工具、货物、集装箱、行李、邮包等需要采取传染病应急控制措施的，依照国境卫生检疫法律、行政法规的规定办理。

6．对传染病暴发、流行区域内流动人口，突发事件发生地的县级以上地方人民政府应当做好预防工作，落实有关卫生控制措施；对传染病患者和疑似传染病患者，应当采取就地隔离、就地观察、就地治疗的措施。有关部门、医疗卫生机构应当对传染病做到早发现、早报告、早隔离、早治疗，切断传播途径，防止扩散。在突发事件中需要接受隔离治疗、医学观察措施的患者、疑似患者和传染病患者密切接触者在卫生行政主管部门或者有关机构采取医学措施时应当予以配合；拒绝配合的，由公安机关依法协助强制执行。

四、突发公共卫生事件应急处置的关键环节

（一）建立预警系统

1．确定风险来源。

2．分析应急事件的频率、影响力、管理难度与公众关注度。

3．制定防控策略。

（二）健全决策机制

1．事先决策。

2．效率至上。

3．沟通交流。

4．依法、科学决策。

5．建立问责机制。

（三）规范信息传播

及时、准确、全面公布准确、客观、公正、正确的导向信息。

（四）保障物资供应

医疗设备、防护设备、生活物品、通信设备等。

（五）依法行政

防止无序管理、挪用物资、避免公众心理恐慌、心理危机。

第三节　传染病及突发公共卫生事件报告和处理服务规范

一、服务对象

辖区内服务人口。

二、服务内容

1. 传染病疫情和突发公共卫生事件风险管理　在疾病预防控制机构和其他专业机构指导下，乡镇卫生院、村卫生室和社区卫生服务中心（站）协助开展传染病疫情和突发公共卫生事件风险排查、收集和提供风险信息，参与风险评估和应急预案制（修）订。

2. 传染病和突发公共卫生事件的发现、登记　乡镇卫生院、村卫生室和社区卫生服务中心（站）应规范填写门诊日志、入/出院登记本、X线检查和实验室检测结果登记本。首诊医生在诊疗过程中发现传染病患者及疑似患者后，按要求填写"传染病报告卡"；如发现或怀疑为突发公共卫生事件时，按要求填写"突发公共卫生事件相关信息报告卡"。

3. 传染病和突发公共卫生事件相关信息报告

（1）报告程序与方式：具备网络直报条件的机构，在规定时间内进行传染病和/或突发公共卫生事件相关信息的网络直报；不具备网络直报条件的，按相关要求通过电话、传真等方式进行报告，同时向辖区县级疾病预防控制机构报送"传染病报告卡"和/或"突发公共卫生事件相关信息报告卡"。

（2）报告时限：发现甲类传染病和乙类传染病中的肺炭疽、传染性非典型肺炎、脊髓灰质炎、人感染高致病性禽流感患者或疑似患者，或发现其他传染病、不明原因疾病暴发和突发公共卫生事件相关信息时，应按有关要求于2小时内报告。发现其他乙类、丙类传染病患者、疑似患者和规定报告的传染病病原携带者，应于24小时内报告。

（3）订正报告和补报：发现报告错误，或报告病例转归或诊断情况发生变化时，应及时对"传染病报告卡"和/或"突发公共卫生事件相关信息报告卡"等进行订正；对漏报的传染病病例和突发公共卫生事件，应及时进行补报。

4. 传染病和突发公共卫生事件的处理

（1）患者医疗救治和管理：按照有关规范要求，对传染病患者、疑似患者采取隔离、医学观察等措施，对突发公共卫生事件伤者进行急救，及时转诊，书写医学记录及其他有关资料并妥善保管。

（2）传染病密切接触者和健康危害暴露人员的管理：协助开展传染病接触者或其他健康危害暴露

人员的追踪、查找，对集中或居家医学观察者提供必要的基本医疗和预防服务。

（3）流行病学调查：协助对本辖区患者、疑似患者和突发公共卫生事件开展流行病学调查，收集和提供患者、密切接触者、其他健康危害暴露人员的相关信息。

（4）疫点疫区处理：做好医疗机构内现场控制、消毒隔离、个人防护、医疗垃圾和污水的处理工作。协助对被污染的场所进行卫生处理，开展杀虫、灭鼠等工作。

（5）应急接种和预防性服药：协助开展应急接种、预防性服药、应急药品和防护用品分发等工作，并提供指导。

（6）宣传教育：根据辖区传染病和突发公共卫生事件的性质和特点，开展相关知识技能和法律法规的宣传教育。

5. 协助上级专业防治机构做好结核病和艾滋病患者的宣传、指导服务以及非住院患者的治疗管理工作，相关技术要求参照有关规定。

三、服务流程

针对辖区内服务人口开展传染病和突发公共卫生事件的风险管理。首诊医生在诊疗过程中发现传染病患者及疑似患者后，按要求填写"传染病报告卡"，发现或怀疑为突发公共卫生事件时，按要求填写"突发公共卫生事件相关信息报告卡"。在规定时间内进行传染病和/或突发公共卫生事件相关信息的网络直报，不具备网络直报条件的，按相关要求通过电话、传真等方式进行报告，同时向辖区县级疾病预防控制机构报送"传染病报告卡"和/或"突发公共卫生事件相关信息报告卡"，并进行相关的处理。传染病及突发公共卫生事件报告和处理服务流程，见图12-1。

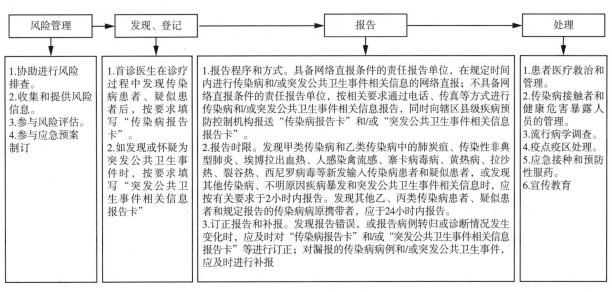

图12-1　传染病及突发公共卫生事件报告和处理服务流程

四、服务要求

1. 乡镇卫生院、村卫生室和社区卫生服务中心（站）应按照《中华人民共和国传染病防治法》《突发公共卫生事件应急条例》《国家突发公共卫生事件应急预案》等法律法规要求，建立健全传染病和突发公共卫生事件报告管理制度，协助开展传染病和突发公共卫生事件的报告和处置。

2. 乡镇卫生院、村卫生室和社区卫生服务中心（站）要配备专（兼）职人员负责传染病疫情及突发公共卫生报告管理工作，定期对工作人员进行相关知识和技能的培训。

3. 乡镇卫生院、村卫生室和社区卫生服务中心（站）要做好相关服务记录，"传染病报告卡"和"突发公共卫生事件相关信息报告卡"应至少保留3年。

五、工作指标

1. 传染病疫情报告率＝报告卡片数/登记传染病病例数×100%。

2. 传染病疫情报告及时率＝报告及时的病例数/报告传染病病例数×100%。

3. 突发公共卫生事件相关信息报告率＝及时报告的突发公共卫生事件相关信息数/应报告突发公共卫生事件相关信息数×100%。

六、管理服务规范表格及说明

传染病相关信息表和突发公共卫生事件相关信息报告卡分别见表12-1和12-2。

表12-1　传染病相关信息表

填报单位（盖章）：_____　　填报日期：_____ 年___月___日
事件名称：_____
传染病类别：1. 甲类传染病；2. 乙类传染病；3. 丙类传染病；4. 其他
初步诊断：
1. 甲类：（1）鼠疫；（2）霍乱
2. 乙类：（1）传染性非典；（2）艾滋病；（3）肝炎（□甲肝、□乙肝、□丙肝、□丁肝、□戊肝□未分型）；（4）脊灰；（5）人感染高致病性禽流感；（6）麻疹；（7）出血热；（8）狂犬病；（9）乙脑；（10）登革热；（11）炭疽（□肺炭疽、□皮肤炭疽、□未分型）；（12）痢疾（□细菌性、□阿米巴性）；（13）肺结核（□涂阳、□仅培阳、□菌阴、□未痰检）；（14）伤寒＋副伤寒（□伤寒、□副伤寒）；（15）流脑；（16）百日咳；（17）白喉；（18）新生儿破伤风；（19）猩红热；（20）布病；（21）淋病；（22）梅毒（□Ⅰ期、□Ⅱ期、□Ⅲ期、□胎传、□隐性）；（23）钩体病；（24）血吸虫病；（25）疟疾（□间日疟、□恶性疟、□未分型）；（26）人感染H7N9禽流感
3. 丙类：（1）流行性感冒；（2）流行性腮腺炎；（3）风疹；（4）急性出血性结膜炎；（5）麻风病；（6）斑疹伤寒；（7）黑热病；（8）包虫病；（9）丝虫病；（10）其他感染性腹泻病；（11）手足口病
4. 其他传染病：_____
致病因素：
1. 细菌性：（1）沙门氏菌；（2）变形杆菌；（3）致泻性大肠埃希氏菌；（4）副溶血性弧菌；（5）肉毒梭菌；（6）葡萄球菌肠毒素；（7）蜡样芽胞杆菌；（8）链球菌；（9）椰毒假单胞菌酵米面亚种菌；（10）伤寒杆菌；（11）布鲁氏菌；（12）志贺氏菌属；（13）李斯特氏菌；（14）空肠弯曲杆菌；（15）产气荚膜梭菌；（16）霍乱弧菌；（17）肠球菌；（18）气单胞菌；（19）小肠结肠炎耶尔森氏菌；（20）类志贺邻单胞菌；（21）炭疽杆菌；（22）其他致病细菌
2. 病毒性：（1）甲型肝炎病毒；（2）乙型肝炎病毒；（3）丙型肝炎病毒；（4）戊型肝炎病毒等；（5）SARS病毒；（7）其他病毒
3. 衣原体支原体：（1）肺炎衣原体；（2）其他衣原体支原体
4. 霉菌性：（1）真菌毒素；（2）其他霉菌
5. 其他新发或不明原因：（1）SARS；（2）禽流感病毒；（3）其他
事件发生原因：
1. 饮用水污染；2. 食物污染；3. 院内感染；4. 医源性传播；5. 生活接触传播；6. 媒介动植物传播；7. 原发性；8. 输入性；9. 不明；10. 其他
患者处理过程：
1. 对症治疗；2. 就地观察；3. 就地治疗；4. 公安机关协助强制执行；5. 免费救治；6. 医学观察；7. 转送定点医院；8. 隔离观察；9. 特异性治疗；10. 明确诊断；11. 采样检验；12. 就地隔离；13. 其他
事件控制措施：
1. 隔离传染病患者；2. 区域实行疫情零报；3. 开展流行病学调查；4. 筹资免费救治5. 多部门协作，群防群治；6. 落实各项公共卫生措施；7. 政府成立专项工作组织；8. 区域实行疫情日报；9. 国家卫生部已公布该事件信息；10. 启动本县区级应急预案；11. 启动本地市级应急预案；12. 预防性服药；13. 启动本省级应急预案；14. 启动全国应急预案；15. 专家评估；16. 上级督察和指导；17. 针对新病种出台新方案；18. 调拨贮备急需物资药品；19. 宣传教育；20. 消毒；21. 疫苗接种；22. 疫点封锁；23. 医疗救护；24. 现场救援；25. 群体卫生防护；26. 其他

注：请在相应选项处画"○"。

表12-2　突发公共卫生事件相关信息报告卡

□初步报告　□进程报告（第　次）　□结案报告

填报单位（盖章）：_____　填报日期：_____年____月___日

报告人：_____　联系电话：_____

事件名称：_____

信息类别：1. 传染病；2. 食物中毒；3. 职业中毒；4. 其他中毒事件；5. 环境卫生；6. 免疫接种；7. 群体性不明原因疾病；8. 医疗机构内感染；9. 放射性卫生；10. 其他公共卫生

突发事件等级：1. 特别重大；2. 重大；3. 较大；4. 一般；5. 未分级；6. 非突发事件

初步诊断：_____　初步诊断时间：_____年___月___日

订正诊断：_____　订正诊断时间：_____年___月___日

确认分级时间：_____年___月___日　　订正分级时间：_____年___月__日

报告地区：_____省_____市_____县（区）

发生地区：_____省_____市_____县（区）_____乡（镇）

详细地点：_____

事件发生场所：1. 学校；2. 医疗卫生机构；3. 家庭；4. 宾馆、饭店、写字楼；5. 餐饮服务单位；6. 交通运输工具；7. 菜场.商场或超市；8. 车站. 码头或机场；9. 党政机关办公场所；10. 企事业单位办公场所；11. 大型厂矿企业生产场所；12. 中小型厂矿企业生产场所13. 城市住宅小区；14. 城市其他公共场所；15. 农村村庄；16. 农村农田野外；17. 其他重要公共场所；18. 如是医疗卫生机构，则：（1）类别：①公办医疗机构；②疾病预防控制机构；③采供血机构；④检验检疫机构；⑤其他及私立机构；（2）感染部门：①病房；②手术室；③门诊；④化验室；⑤药房；⑥办公室；⑦治疗室；⑧特殊检查室；⑨其他场所；19. 如是学校，则类别：（1）托幼机构；（2）小学；（3）中学；（4）大. 中专院校；（5）综合类学校；（6）其他

事件信息来源：1. 属地医疗机构；2. 外地医疗机构；3. 报纸；4. 电视；5. 特服号电话95120；6. 互联网；7. 市民电话报告；8. 上门直接报告；9. 本系统自动预警产生；10. 广播；11. 填报单位人员目睹；12. 其他

事件信息来源详细：_____

事件波及的地域范围：_____

新报告病例数：_____　新报告死亡数：_____　排除病例数：_____

累计报告病例数：_____　累计报告死亡数：_____

事件发生时间：_____年_____月_____日_____时_____分

接到报告时间：_____年_____月_____日_____时_____分

首例患者发病时间：_____年_____月_____日_____时

末例患者发病时间：_____年_____月_____日_____时

主要症状：1. 呼吸道症状；2. 胃肠道症状；3. 神经系统症状；4. 皮肤黏膜症状；5. 精神症状；6. 其他____（对症状的详细描述可在附表中详填）

主要体征：（对体征的详细描述可在附表中详填）

主要措施与效果：（见附表中的选项）

填卡说明：

1. 填报单位（盖章）：填写本报告卡的单位全称。

2. 填报日期：填写本报告卡的日期。

3. 报告人：填写事件报告人的姓名，如事件由某单位上报，则填写单位。

4. 联系电话：事件报告人的联系电话。

5. 事件名称：本起事件的名称，一般不宜超过30字，名称一般应包含事件的基本特征，如发生地，事件类型及级别等。

6. 信息类别：在作出明确的事件类型前画"〇"。

7. 突发事件等级：填写事件的级别，未经过分级的填写"未分级"，非突发事件仅适用于结案报告时填写。

8. 确认分级时间：本次报告级别的确认时间。

9. 初步诊断及时间：事件的初步诊断及时间。

10. 订正诊断及时间：事件的订正诊断及时间。

11. 报告地区：至少填写到县区，一般指报告单位所在的县区。

12. 发生地区：须详细填写到乡镇（街道），如发生地区已超出一个乡镇范围，则填写事件的源发地或最早发生的乡镇（街道），也可直接填写发生场所所在的地区。

13. 详细地点：事件发生场所所处的详细地点，越精确越好。

14. 事件发生场所：在作出明确的事件类型前画"○"。

（1）如是医疗机构，其类别：选择相应类别，并选择事件发生的部门。

（2）如是学校，其类别：选择学校类别，如发生学校既有中学，又有小学，则为综合类学校，余类似。

15. 事件信息来源：填写报告单位接收到事件信息的途径。

16. 事件信息来源详细：填写报告单位接收到事件信息的详细来源，机构需填写机构详细名称，报纸注明报纸名称、刊号、日期、版面；电视注明哪个电视台，几月几日几时哪个节目；互联网注明哪个 URL 地址；市民报告需注明来电号码等个人详细联系方式；广播需注明哪个电台、几时几分哪个节目。

17. 事件波及的地域范围：指传染源可能污染的范围。

18. 新报告病例数：上次报告后到本次报告前新增的病例数。

19. 新报告死亡数：上次报告后到本次报告前新增的死亡数。

20. 排除病例数：上次报告后到本次报告前排除的病例数。

21. 累计报告病例数：从事件发生始到本次报告前的总病例数。

22. 累计报告死亡数：从事件发生始到本次报告前的总死亡数。

23. 事件发生时间：指此起事件可能的发生时间或第一例病例发病的时间。

24. 接到报告时间：指网络报告人接到此起事件的时间。

25. 首例患者发病时间：此起事件中第一例患者的发病时间。

26. 末例患者发病时间：此起事件中到本次报告前最后一例病例的发病时间。

27. 主要症状体征：填写症状的分类。

28. 主要措施与效果：选择采取的措施与效果。

29. 附表：填写相关类别的扩展信息。

知识拓展

暴雨过后，细菌、病毒和蚊虫等孳生，会污染水源和恶化环境。

水坑、积水区很可能成为细菌和病毒的孳生地，而空气中的细菌和病毒也更容易在湿润的环境中生存。这些病原微生物如果被人体吸入，就容易引发呼吸道感染，如感冒、流感等。同时，高湿度环境容易影响气道通畅，也为病原微生物孳生提供温床。

此外，积水区孳生的蚊虫、苍蝇等害虫叮咬人体后，可能传播登革热、乙型脑炎等，还可能导致皮肤过敏和感染。

暴雨使地表积水增多，可能导致下水道、河流、湖泊等水源被污染。饮用被污染的水，容易引发肠道传染病，如细菌性痢疾、感染性腹泻，或其他环境污染性疾病。

暴雨过后，城市环境通常会出现淤泥、垃圾堆积等现象，加之下水道、排水系统可能因为过载而失效，导致环境卫生恶化，不利于个人和家庭卫生的保持，容易传染性疾病的传播风险。

资料来源：广东省医师协会、健康广东.暴雨过后的公共卫生隐患.http://www.czbtv.com/public/siteCache/kcz/detail/1_975483.html.

本章小结

教学课件

拓展练习及参考答案

（肖　竹　王金勇）

第十三章　中医药健康管理

学 习 目 标

素质目标：了解中医药文化底蕴，增强文化自信。
知识目标：掌握中医体质的基本类型与特点；熟悉老年人与0～36个月儿童中医药健康管理服务内容。
能力目标：可开展中医药健康管理服务流程。

案例导入

【案例】

张某，男性，72岁。反复头晕目眩，自觉下肢乏力、关节不灵活，时常出现胸闷、心悸、记忆力下降等问题。查体：肤色晦暗，色素沉着，口唇暗淡，脉涩。既往体健，平时喜欢研究药膳，但喜欢辛辣刺激饮食，退休后无其他娱乐活动，吸烟史40余年，约10支/天，到社区做中医药健康咨询。

【问题】

1. 张某到社区咨询：作为社区医生，初步考虑张某体质辨识类型是什么？
2. 老年人中医药保健管理流程是什么？
3. 结合中医文化及张某喜好，作为社区医生，该怎样建议？

核心知识拆解

第一节　中医体质概述及中医药保健指导

中医药强调从整体把握人的健康状态，注重个体化分析，突出治未病的特色，且临床疗效确切，养生保健作用突出，是我国独具特色的健康服务资源。中医历来重视预防保健，几千年来通过实践逐步构成的"未病先防、已病防变、病后防复"的理论体系，与公共卫生服务以"预防为主"的核心理念十分契合。中医体质学认为，体质现象作为人类生命活动的一种重要表现形式与健康和疾病密切相关。体质决定了我们的健康，决定了我们对某些疾病的易感性，也决定了患病之后的反应形式及治疗效果和预后转归。为此，应用中医体质分类理论，根据不同体质类型的反应状态和特点，辨识体质类型，采取分类管理的方法，"因人制宜"制定防治原则，选择相应的预防、治疗、养生方法进行体质调护，对实现个性化的、有针对性的预防保健具有重要意义。开展中医药健康管理服务，充分发挥中医药在基本公共卫生服务中的优势和作用，是促进基本公共卫生服务逐步均等化的重要内容，也是传播中医"治未病"的理念、传授中医药养生保健知识和技术方法、传承中医药文化的有效途径，对于提高人民健康水平具有十分重要的意义。

一、中医体质的概念

中医体质是指人体生命过程中，在先天禀赋和后天获得的基础上所形成的形态结构、生理功能和心理状态方面综合的、相对稳定的固有特质，是人类在生长、发育过程中所形成的与自然、社会环境相适应的人体个性特征。影响人体质的因素很多，如遗传、营养、环境、生活方式、体育锻炼、卫生保健等。中华中医药协会标准《中医体质分类与判定》将体质分为平和质、气虚质、阳虚质、阴虚质、痰湿质、湿热质、血瘀质、气郁质和特禀质九个类型。中医药保健指导主要是依据体质类型，从生活起居、饮食、运动等方面开展工作。

二、中医体质的辨识原则

人是一个有机的整体，对人的体质辨识必须遵循共同的原则，从整体观点出发，全面审查其神、色、形、态、舌、脉等体征，以及性格、饮食、大小便等情况，结合中医临床辨证论治的实际经验进行综合分析。中医体质的辨识原则包括：整体性原则、形神结合原则、舌脉合参原则等。此外，如性别、年龄、民族、先天禀赋、家族遗传、居处环境及性格类型、饮食习惯、疾病因素等，均与体质有关，临床在辨识体质类型时也需注意。

三、中医体质的基本类型与特征

（一）平和质（A型）

总体特征：阴阳气血调和，以体态适中、面色红润、精力充沛等症状为特征。

形体特征：体形匀称健壮。

常见表现：面色、肤色润泽，头发稠密有光泽，目光有神，鼻色明润，嗅觉通利，唇色红润，不易疲劳，精力充沛，耐受寒热，睡眠良好，食欲佳，二便正常，舌色淡红，苔薄白，脉和缓有力。

心理特征：性格随和开朗。

发病倾向：平素患病较少。

对外界环境适应能力：对自然环境和社会环境适应能力较强。

（二）气虚质（B型）

总体特征：元气不足，以疲乏、气短、容易出汗、声音低弱等气虚表现为特征。

形体特征：肌肉松软不实。

常见表现：平素语音低弱，气短懒言，容易疲乏，精神不振，易出汗。舌淡红，舌边有齿痕，脉弱。

心理特征：性格内向，不喜冒险。他们对事物可能有过度的担忧，往往缺乏自信和耐心。

发病倾向：易患感冒、内脏下垂等；病后康复缓慢。

对外界环境适应能力：不耐受风、寒、暑、湿邪。

（三）阳虚质（C型）

总体特征：阳气不足，以感觉手脚发凉、畏寒、容易腰膝酸软、面色苍白等症状为特征，有时出现腹泻或尿频等症状。

形体特征：肌肉松软不实。

常见表现：平素畏冷，手足不温，喜热饮食，精神不振，舌淡、胖嫩，脉沉迟。

心理特征：性格多沉静、内向。这类人在心理上更容易受到负面情绪的影响，对外界的适应能力较弱。

发病倾向：易患痰饮、肿胀、泄泻等；感邪易从寒化。

对外界环境适应能力：耐夏不耐冬；易感风、寒、湿邪。

（四）阴虚质（D型）

总体特征：阴液亏少，以口干、咽喉不适、烦躁、易怒、夜间多汗、手足心热等症状为特征。

形体特征：体形偏瘦。

常见表现：手足心热，口燥咽干，鼻微干，喜冷饮，大便干燥，舌红少津，脉细数。

心理特征：性情急躁，外向好动、活泼，内心焦躁、易怒、多疑敏感、易怒等。他们可能容易失眠，对外部环境和人际关系的适应性较弱。

发病倾向：易患虚劳、失精、不寐等；感邪易从热化。

对外界环境适应能力：耐冬不耐夏，不耐受暑、热、燥邪。

（五）痰湿质（E型）

总体特征：痰湿凝聚，容易有体重增加、容易困倦、脾气不好、食欲缺乏等症状。

形体特征：体形肥胖，腹部肥满松软。

常见表现：面部皮肤油脂较多，多汗且黏，胸闷，痰多，口黏腻或甜，喜食肥甘甜黏，苔腻，脉滑。

心理特征：性格偏温和、稳重，多善于忍耐。

发病倾向：易患消渴、中风、胸痹等。

对外界环境适应能力：对梅雨季节及湿重环境适应能力差。

（六）湿热质（F型）

总体特征：容易湿热内蕴，出现口苦、口臭、便秘或腹泻、皮肤瘙痒、体味较重等症状。

形体特征：形体中等或偏瘦。

常见表现：面垢油光，易生痤疮，口苦口干，身重困倦，大便黏滞不畅或燥结，小便短黄，男性易阴囊潮湿，女性易带下增多，舌质偏红，苔黄腻，脉滑数。

心理特征：容易心烦、急躁。

发病倾向：易患疮疖、黄疸、热淋等。

对外界环境适应能力：对夏末秋初湿热气候，湿重或气温偏高环境较难适应。

（七）血瘀质（G型）

总体特征：血行不畅，以面色苍白、眩晕头晕、月经不调、容易出血、容易疲劳等症状为特征。

形体特征：胖瘦均见。

常见表现：肤色晦暗，色素沉着，容易出现瘀斑，口唇暗淡，舌暗或有瘀点，舌下络脉紫黯或增粗，脉涩。

心理特征：易烦，健忘。

发病倾向：易患癥瘕及痛证、血证等。

对外界环境适应能力：不耐受寒邪。

（八）气郁质（H型）

总体特征：气机郁滞，以情绪不稳定、容易焦虑抑郁、易悲伤、胸闷、情绪波动等为主要特征。

形体特征为：形体瘦者为多。

常见表现：神情抑郁，情感脆弱，烦闷不乐，舌淡红，苔薄白，脉弦。

心理特征：性格内向不稳定、敏感多虑，情绪不稳定、忧郁沮丧、易怒不安等。这类人可能对自己和外界的要求较高，对事情容易过度思虑。

发病倾向：易患脏躁、梅核气、百合病及郁证等。

对外界环境适应能力：对精神刺激适应能力较差；不适应阴雨天气。

（九）特禀质（I型）

总体特征：先天失常，以生理缺陷、变态反应等为主要特征。

形体特征：特禀质者一般无特殊；先天禀赋异常者或有畸形，或有生理缺陷。

常见表现：特禀质者常见哮喘、风团、咽痒、鼻塞、喷嚏等；患遗传性疾病者有垂直遗传、先天性、家族性特征；患胎传疾病者具有母体影响胎儿个体生长发育及相关疾病特征。

心理特征：随禀质不同情况各异。

发病倾向：特禀质者易患哮喘、荨麻疹、花粉症及药物过敏等；遗传性疾病如血友病、先天愚型等；胎传疾病如五迟（立迟、行迟、发迟、齿迟和语迟）、五软（头软、项软、手足软、肌肉软、口软）、解颅、胎惊、胎痫等。

对外界环境适应能力：适应能力差，如特禀质者对易致敏季节适应能力差，易引发宿疾。

四、中医药保健指导

现代医学认为，个体从健康到疾病要经历一个完整的发生和发展过程。中医学所指的"未病"不仅指疾病的萌芽状态，而且包括疾病在动态变化中可能出现的趋向和未来时段内可能表现出的状态，因此中医治未病的含义包括"未病先防""既病防变""病后康复"三个层次，贯穿于疾病隐而未显、显而未成、成而未发、发而未传、传而未变、变而未果的全过程。中医治未病不仅停留在危险因素控制、健康生活方式等层面上，还体现在积极地、主动地运用中医理论，从中医体质学入手，在中医理论指导下，运用中医传统方法，如四季养生、冬病夏治、饮食养生、运动养生、精神养生、针灸、推拿、药物调养等方法，积极、主动地增强体质，预防疾病，强调"辨证施养、因人而异"的调养方法，更注重人体在先天遗传、后天生长发育，以及生活环境、饮食习惯、地域不同等个体形成的差异，强调"天人合一""形神具备""动静相宜"的养生思想，对于大多数病因或危险因素并不明确的疾病的预防有着积极的意义。同时，中医"治未病"的思想，在既病防变及病后康复方面也显现出了巨大优势。

（一）平和质保健指导

平和质的人应注意节制饮食，粗细粮搭配。不宜吃过冷、过热或不干净的食物，蔬菜、水果要合理搭配。起居应有规律，不要过度劳累。饭后宜缓行百步，不宜食后即睡。作息应有规律，应劳逸结合，保持充足的睡眠时间。根据年龄和性别参加适度的运动，如年轻人可适当跑步、打球，老年人可适当散步、打太极拳等。保持乐观、开朗的情绪，积极进取，节制偏激的情感，及时消除生活中不利事件对情绪的负面影响。

（二）气虚质保健指导

气虚质的人不宜食生冷苦寒、辛辣燥热的食物，不宜选择过于油腻、难以消化的食物。宜常食糯米、小米、山药、红薯、马铃薯、牛肉、黄鱼、鲢鱼、桂圆、大枣等，也可通过药膳来调补，如当归黄炖鸡、人参大枣粥等。多食用具有益气健脾作用的食物，如黄豆、白扁豆、鸡肉等，少食空心菜、生萝卜等。注意避免外感，避免过劳，起居宜有规律，夏季应适当午睡，保持充足的睡眠。平时要注意保暖，避免劳动或剧烈运动时出汗受风。不要过于劳作，以免伤正气。参加适度运动，可做一些舒缓的运动，如在公园广场、庭院、湖畔、河边、山坡等空气清新处散步、打太极拳、做操等，并持之以恒。平时自行按摩足三里穴。不宜做大负荷运动和出汗量大的运动，忌用猛力和做长久憋气的动作。积极、乐观开朗，多参加有益的社会活动，多与别人交谈、沟通，以积极进取的态度面对生活。

（三）阳虚质保健指导

阳虚质的人可多食有温补阳气作用的食物，如羊肉、狗肉、带鱼、虾、核桃、生姜、干姜、洋葱、韭菜等，不宜过食生冷，少饮绿茶。居住环境应空气流通，秋冬注意保暖，夏季避免长时间待在空调房中，可在自然环境下纳凉，但不要睡在穿风的过道及露天空旷之处。平时注意足、背部及丹田部位的防寒保暖。防止出汗过多，在阳光充足的情况下适当进行户外活动。保持足够的睡眠。可做一些舒缓柔和的运动，如慢跑、散步、打太极拳、做广播操。夏天不宜做过分剧烈的运动，冬天避免在大风、大寒、大雾、大雪及空气污染的环境中锻炼。自行按摩气海、足三里、涌泉等穴位，或经常灸足三里、关元。多与别人交谈沟通，对待生活中不顺心的事情，要从正反两面分析，及时消除消极情绪。平时可听一些激扬、高亢、豪迈的音乐，以调动情绪，防止悲忧和惊恐。

（四）阴虚质保健指导

阴虚质的人饮食宜清淡，不宜食用肥腻厚味燥烈之品（包括葱、姜、蒜之类），可常用枸杞子、麦冬代茶饮或食枸杞菊花粥，宜多食黑木耳、黑芝麻、糯米、乌贼、龟、鳖、螃蟹、牡蛎、猪皮、豆腐、牛奶等性寒凉食物，多食瘦猪肉、鸭肉、绿豆、冬瓜等甘凉滋润之品，少食羊肉、韭菜、辣椒等性温燥烈之品。起居应有规律，居住环境宜安静，睡前不要饮茶、锻炼和玩游戏。应早睡早起，中午保持一定的午休时间；避免熬夜、剧烈运动和在高温酷暑下工作；节制房事，戒烟戒酒。适合做中小强度、间断性的身体锻炼，适合进行太极拳、太极剑、气功等锻炼项目，可选择动静结合的传统健身项目。锻炼时要控制出汗量，及时补充水分。平时宜克制情绪，遇事要冷静，正确对待顺境和逆境。可以用练书法、下棋来怡情悦性，以旅游来寄情山水、陶冶情操。平时多听一些曲调舒缓、轻柔、抒情的音乐，防止恼怒。

（五）痰湿质保健指导

痰湿质的人饮食宜清淡，少食肥甘厚腻、生冷之品，酒类也不宜多饮，且勿过饱。多吃蔬菜、水果，尤其是一些具有健脾利湿、化痰祛痰作用的食物，宜多食山药、薏米、扁豆、萝卜、洋葱、冬瓜、红小豆等；药膳可选择白茯苓粥、薏米粥、赤小豆粥，这些都具有健脾利湿之效等。因体形肥胖，易于困倦，故应根据自己的具体情况循序渐进，长期坚持运动锻炼。居住环境宜干燥而不宜潮湿，平时多进行户外活动。衣着应透气，经常晒太阳或进行日光浴。在湿冷的气候条件下，应减少户外活动，避免受寒、淋雨。不要过于安逸，贪恋床榻。因形体肥胖，易于困倦，故应根据自己的具体情况循序渐进，长期坚持锻炼，如散步、慢跑、打乒乓球、打羽毛球、打网球、游泳、练武术，以及适合自己的各种运动，运动中适量出汗。保持心境平和，及时消除不良情绪，避免情绪波动，如大喜大悲。培养业余爱好，转移注意力。

（六）湿热质保健指导

湿热质的人要减少饮酒，可选择的食物有薏米、莲子、红小豆、绿豆、鸭肉、鲫鱼、芹菜、莲藕等，少食辛辣食物，少食牛肉、羊肉，饮食以清淡为主，可多食黄瓜等甘寒的食物。避免居住在低洼潮湿的地方，居住环境宜干燥、通风。不要熬夜，不要过于劳累。暑湿较重的季节，减少户外活动的时间，保持充足而有规律的睡眠。适合做强度、运动量稍大的锻炼，如中长跑、游泳、爬山、各种球类运动、武术等。夏天由于气温高、湿度大，最好选择在清晨或傍晚较凉爽时锻炼。克制过激的情绪。合理安排自己的工作、学习，培养广泛的兴趣爱好。

（七）血瘀质保健指导

血瘀质的人可常食山楂、桃仁、油菜、大豆、黄豆、香菇等具有活血化瘀作用的食物，可少量常饮黄酒、葡萄酒或白酒，多食山楂、醋、玫瑰花等，少食肥肉等滋腻之品。可参加各种舞蹈、步行健身、徒手健身操等。作息时间宜有规律，保持充足睡眠，但不可过于安逸，以免气机郁滞而致血行不畅。可进行一些有助于促进气血运行的运动项目，如太极拳、太极剑、各种舞蹈、步行健身、徒手健身操等。血瘀质的人在运动时如出现胸闷、呼吸困难、脉搏显著加快等不适症状，应停止运动，去医院进一步检查。及时消除不良情绪，保持心情愉快，防止郁闷不乐而致气机不畅，可多听一些抒情柔缓的音乐来调节情绪。

（八）气郁质保健指导

气郁质的人宜多食能行气的食物，如高粱、蘑菇、柑橘、荞麦、洋葱、萝卜、大蒜、苦瓜等。可少量饮酒，以活血，提高情绪，多食黄花菜、海带、山楂、玫瑰花等具有行气、解郁、消食、醒神作用的食物。居住环境应安静，保持有规律的睡眠，睡前避免饮茶、咖啡等具有提神醒脑作用的饮品。气郁质的人不要总待在家里，应尽量增加户外活动，可坚持较大量的运动锻炼，如跑步、登山、游泳、练武术等。多参加群体的体育运动项目，如打球、跳舞、下棋等，以便更多地融入社会，解除自我封闭状态。培养开朗、豁达的性格，多参加有益的社会活动，结交知心朋友，及时向朋友倾诉不良情绪，寻求朋友的帮助。

（九）特禀质保健指导

特禀质的人饮食宜清淡，多食益气固表的食物，少食辛辣刺激，忌可致敏的食物。居室应通风良好。保持室内清洁，被褥、床单经常洗晒，以防止对尘螨过敏。室内装修后不宜立即搬进居住，让油漆、甲醛等化学物质气味挥发干净后再搬进新居。春季室外花粉较多时，要减少室外活动时间，以防止花粉过敏。不宜养宠物，以免对动物皮毛过敏。起居应有规律，保持充足的睡眠时间。积极参加各种体育锻炼，增强体质。天气寒冷时锻炼要注意防寒保暖，防止感冒。合理安排作息时间，正确处理工作、生活和学习的关系，避免情绪紧张。

第二节　老年人中医药健康管理服务

在不同的年龄阶段，人体的结构、代谢、功能及对外界刺激反应等方面表现出体质差异性。随着年龄的增长，人体的生理功能逐渐衰退，随着阴阳、气血、津液代谢和情志活动的变化，老年性疾病逐渐增多，而平和质的人相对较少，偏颇体质的人较多。所以，老年人中医药健康管理服务可以根据老年人的体质特点，从情志调摄、饮食调养、起居调摄、运动保健和穴位保健等方面进行相应的中医药保健指导。对65岁及以上居民可以开展老年人中医药健康管理服务，主要内容包括中医体质辨识和中医药保健指导。

一、服务对象

辖区内65岁及以上常住居民。

二、服务内容

每年为65岁及以上老年人提供1次中医药健康管理服务，内容包括中医体质辨识和中医药保健指导。

（一）中医体质辨识

按照老年人中医药健康管理服务记录表（附表D-1、D-2）前33项问题采集信息，根据体质判定标准进行体质辨识，并将辨识结果告知服务对象。

（二）中医药保健指导

根据不同体质从情志调摄、饮食调养、起居调摄、运动保健、穴位保健等方面进行相应的中医药保健指导。

三、服务流程

老年人中医药健康管理服务流程见图13-1。

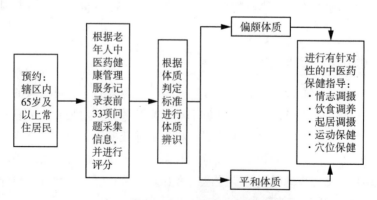

图 13-1　老年人中医药健康管理服务流程

四、服务要求

1. 开展老年人中医药健康管理服务可结合老年人健康体检和慢性病患者管理及日常诊疗时间。
2. 开展老年人中医药健康管理服务的乡镇卫生院、村卫生室和社区卫生服务中心（站）应当具备相应的设备和条件。有条件的地区应利用信息化手段开展老年人中医药健康管理服务。
3. 开展老年人中医体质辨识工作的人员应当为接受过老年人中医药知识和技能培训的卫生技术人员。开展老年人中医药保健指导工作的人员应当为中医类别执业（助理）医师，或接受过中医药知识和技能专门培训能够提供上述服务的其他类别医师（含乡村医生）。
4. 服务机构要加强与村（居）委会、派出所等相关部门的联系，掌握辖区内老年人口信息变化。
5. 服务机构要加强宣传，告知服务内容，使更多的老年人愿意接受服务。
6. 每次服务后要及时、完整记录相关信息，纳入老年人健康档案。

五、工作指标

老年人中医药健康管理率＝年内接受中医药健康管理服务的65岁及以上居民数/年内辖区内65岁及以上常住居民数×100%。

接受中医药健康管理是指建立了健康档案、接受了中医体质辨识、中医药保健指导、服务记录表填写完整。

第三节 0～36个月儿童中医药健康管理服务

儿童中医药健康是指针对儿童群体提供的以中医药理论和实践为基础的综合健康管理服务。这类服务着重于儿童的生长发育、疾病预防和健康促进。

一、服务对象

辖区内常住的0～36个月儿童。

二、服务内容

在儿童6、12、18、24、30、36个月时，对儿童家长进行儿童中医药健康指导，具体内容如下。
1. 向家长提供儿童中医饮食调养、起居活动指导。
2. 在儿童6、12个月时给家长传授摩腹和捏脊方法；在18、24个月时传授按揉迎香、足三里的方法；在30、36个月时传授按揉四神聪的方法。

三、服务流程

0～36个月儿童中医药健康管理服务流程见图13-2。

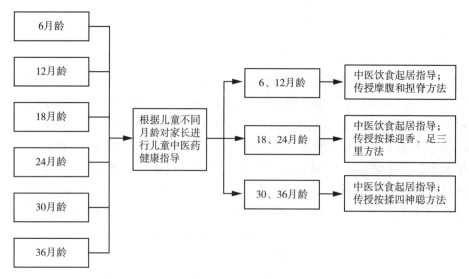

图13-2　0～36个月儿童中医药健康管理服务流程

四、服务要求

1. 开展儿童中医药健康管理服务应当结合儿童健康体检和预防接种的时间。

2. 开展儿童中医药健康管理服务的乡镇卫生院、村卫生室和社区卫生服务中心（站）应当具备相应的设备和条件。

3. 开展儿童中医药健康管理服务的人员应当为中医类别执业（助理）医师，或接受过儿童中医药保健知识和技能培训能够提供上述服务的其他类别医师（含乡村医生）。

4. 服务机构要加强宣传，告知服务内容，提高服务质量，使更多的儿童家长愿意接受服务。

5. 每次服务后要及时记录相关信息，纳入儿童健康档案。

五、工作指标

0～36月龄儿童中医药健康管理服务率＝年度辖区内按照月龄接受中医药健康管理服务的0～36月龄儿童数/年度辖区内应管理的0～36月龄儿童数×100%。

知识拓展

亚健康状态分类

在临床实践中，亚健康表现的形式多种多样，既有躯体方面的亚健康表现，也有心理方面的亚健康表现；既有疾病前期的亚健康表现，也有疾病治愈后的亚健康表现；既有社会人际交往情感方面的亚健康表现，也有个体道德行为异常方面的亚健康表现；既有内在因素，也有外在因素。可以说，亚健康有非常宽泛的范围。简单来说，除了疾病和健康，就是亚健康。据有关专家研究估测，我国亚健康人群高达70%。

　　根据中医学理论，亚健康可以归纳为中医治未病范畴，中医学的未病状态大致可以概括为机体健康未病状态、机体潜病未病状态、机体欲病未病状态和机体传变未病状态，因此中医对未病的治疗也针对性地提出了未病先防、欲病救萌、已病防变、瘥后防复四个方面具体治疗举措，因此运用中医学治未病思想和技术指导临床亚健康状态的判定和干预调理，疗效明显、易于推广，适用于亚健康状态分级、分类调理。

　　中医体质学将人体体质分为平和质、阴虚质、阳虚质等九种体质。从中医体质分类的定义和具体内容来看，从健康到亚健康再到疾病状态，都被中医某种或某几种体质类型所涵盖。从一定意义上讲，中医体质伴随人的生命全过程、全周期，亚健康表现可见于其中某种或某几种中医体质。同理，中医体质的某些表现也可见于某些亚健康的型态。

　　基于亚健康表现、中医证候、中医体质三者之间的密切联系，通过合并同类项、综合集成的方法，将亚健康状态具体分为活动－休息型态亚健康、营养－代谢型态亚健康、排泄型态亚健康、感知型态亚健康、性－生殖型态亚健康和认知－应对－关系型态亚健康六种型态。

本章小结

教学课件

拓展练习及参考答案

（刘瑾倩　慕华桥）

第十四章　卫生计生监督协管

学 习 目 标

素质目标：深化建设健康中国理念，提高基层公共卫生干预实践意识及能力，为提高城乡居民基本公共卫生服务水平贡献力量。

知识目标：掌握卫生计生监督协管的服务对象、服务内容；熟悉卫生计生监督协管的目的；了解卫生计生监督协管与卫生计生监督的关系。

能力目标：具备进行卫生计生监督协管的能力。

案例导入

【案例】

2023年9月7日中午，山西临汾某县的吕先生在当地某酒店宴请400多位亲友用餐。午饭后，有亲人出现发热、腹泻、呕吐等症状，4天内近百位被宴请的亲人出现不同程度的类似症状，其中9人在当地医院接受住院治疗，52人在当地医院门诊进行相关治疗。

【问题】

如果你是当地辖区内的一名基层卫生工作人员，对此如何开展卫生计生监督协管工作？

核心知识拆解

卫生计生监督协管是国家基本公共卫生服务项目的重要内容之一，是依法建设健康中国、推动医药卫生体制改革、有效促进和实施卫生计生系统法律法规、维护广大人民群众健康权益的有力保障。卫生计生监督协管充分利用公共卫生网络和基层医疗卫生机构的前哨作用，解决基层卫生监督相对薄弱的问题，从而建成横向到边、纵向到底、覆盖城乡的卫生监督网络体系，及时发现违反卫生法律法规的行为，保障广大群众公共卫生安全。

一、定义

卫生计生监督协管是指乡镇卫生院、社区卫生服务中心（站）、村卫生室等基层医疗卫生机构，在卫生监督机构的指导下，在辖区内协助开展巡查巡防、信息收集、信息报告、宣传指导及调查处置等活动。

二、卫生计生监督协管与卫生计生监督的关系

卫生计生监督协管服务是对县（市、区）卫生计生监督工作的有力补充，业务上接受辖区卫生计生行政部门和卫生计生监督执法机构的指导与管理，并及时向卫生计生监督执法机构反馈各种卫生计生监督协管信息。二者是协助关系，共同完成卫生计生监督工作任务。而二者的区别在于，卫生计生监督协管不是行政行为，其行为不具备法律效力，而卫生计生监督是政府在实施行政管理中的具体行政行为。因此，卫生计生监督协管以开展巡查、信息收集、信息报告、协助违法行为调查为主。

三、服务对象

服务对象为辖区内居住的所有居民。

工作对象为辖区内的各类学校、二次供水（水箱）单位、农村集中式供水设施，以及非法行医、非法采供血与非法计生服务提供者。

卫生计生监督协管工作即通过对辖区内的各类学校、二次供水（水箱）单位、农村集中式供水设施的运行状态进行监督巡查，卫生计生监督协管巡查的工作内容包括从业单位依法规范经营情况、从业单位履行监督、协管整改意见的情况、主动收集从业单位违法、违规、安全隐患信息并及时上报，以及对非法行医、非法采供血与非法计生服务提供者的行为进行规范及上报，来服务于辖区内的所有居民。

四、服务内容

1. **食源性疾病及相关信息报告** 即发现或怀疑有食源性疾病、食品污染等对人体健康造成危害或可能造成危害的线索和事件，及时报告。

2. **饮用水卫生安全巡查** 协助卫生计生监督执法机构对农村集中式供水、城市二次供水和学校供水进行巡查，协助开展饮用水水质抽检服务，发现异常情况及时报告；协助有关专业机构对供水单位从业人员开展业务培训。

3. **学校卫生服务** 即协助卫生计生监督执法机构定期对学校传染病防控开展巡访，发现问题隐患及时报告；指导学校设立卫生宣传栏，协助开展学生健康教育。协助有关专业机构对校医（保健教师）开展业务培训。

4. **非法行医和非法采供血信息报告** 协助定期对辖区内非法行医、非法采供血开展巡访，发现相关信息及时向卫生计生监督执法机构报告。

5. **计划生育相关信息报告** 协助卫生计生监督执法机构，定期对辖区内计划生育机构的计划生育工作进行巡查；协助对辖区内与计划生育相关活动开展巡访，发现相关信息及时报告。

五、服务形式

卫生计生监督协管工作的服务形式主要包括以下几个方面：①协助卫生健康执法机构对辖区内各卫生计生协管工作对象进行巡查巡防。②协助开展卫生监督检查工作。③信息报告。④协助有关专业机构对服务对象从业人员及群众进行宣传教育。

知识拓展

全面推进健康中国建设

党的十九届五中全会从党和国家事业发展全局的高度，提出了到2035年"建成健康中国"的远景目标，对"十四五"时期全面推进健康中国建设、实施积极应对人口老龄化国家战略作出明确部署。国家卫生健康委员会主任马晓伟指出，全国卫生健康系统要坚持新发展理念，坚持稳中求进工作总基调，更加注重预防为主和风险防范，更加注重提高质量和促进均衡，更加注重资源下沉和系统协作，确保党中央决策部署落地见效。在基本公共卫生服务方面，应以安全为底线，织牢公共卫生防护网。完善疾病预防控制体系，落实医疗机构公共卫生责任，创新医防协同机制。健全医疗救治、科技支撑、物资保障体系，提高应对突发公共卫生事件能力。

本章小结

教学课件

拓展练习及参考答案

（慕华桥）

第十五章　国家基本公共卫生服务项目绩效评价

学习目标

素质目标： 树立"人民健康为中心"的大卫生、大健康理念，培养学生的责任心和严谨、认真的工作态度。

知识目标： 掌握国家基本公共卫生服务项目绩效评价的步骤；熟悉国家基本公共卫生服务项目绩效评价的内容、指标体系和评价方法；了解国家基本公共卫生服务项目绩效评价的意义。

能力目标： 具备开展国家基本公共卫生服务项目绩效评价的能力。

案例导入

【案例】

某社区卫生服务中心将国家基本公共卫生服务项目作为提升群众健康素养的重要抓手，列入卫生健康工作重点内容。该社区卫生服务中心多次召开项目推进会暨业务培训班，把各项任务细化，严格落实责任到人；要求相关工作人员认真学习并对照国家基本公共卫生服务规范要求，对居民健康档案和诊疗、体检、随访等项目工作资料进行每天记录、每周汇总、每月分析，做到"岗位有职、人人有责"，进一步提升为人民服务的意识和工作质量。建立"家庭医生"服务模式，由家庭医生团队直接对签约家庭负责，精准、高效地向辖区居民宣传国家基本公共卫生服务政策、内容与疫情防控知识，定期对慢性病患者等重点人群进行随访和免费体检，主动为老年人群体和行动不便的居民提供上门健康体检与接种服务，实现群众看病就医更高效、更便捷。

接近年终，为对辖区内国家基本公共卫生服务项目的数量指标和服务质量进行正确评价，进一步规范服务内容和服务流程，切实提高项目资金的使用效益，全面落实项目服务相关要求，该社区卫生服务中心决定针对过去一年的国家基本公共卫生服务项目开展情况进行绩效评价自查。

【问题】

作为社区卫生服务中心负责国家基本公共卫生服务项目的工作人员，请你和团队成员一起拟定绩效评价方案，以完成绩效评价自查。

核心知识拆解

一、概述

绩效评价指运用科学方法，建立恰当的评价指标体系，对既定目标的实施过程、效率和效益等进行综合评估分析。国家基本公共卫生服务项目绩效评价是各级政府投资项目后评价的重要组成部分，是全面监测、控制和保证项目成功实施并取得应有效果的关键性措施，是政府绩效评价和投资预算管理的重要内容。

国家基本公共卫生服务项目作为深化医药卫生体制改革的重点工作，由中央和地方共同承担支出责任。中央根据经济社会的发展状况，考虑各地政府财政的最大支持能力，制定国家基本公共卫生服务项目的人均经费国家基础标准，并以转移支付的形式对各地项目的实施进行分档专项补助；各级政府也按一定比例配套下发服务经费，如果地区标准超过国家基础标准，则超出部分的资金需求全部由地方财政承担。自项目实施以来，中央多次调整经费补助标准，对于项目的支持力度与日俱增，同时也越来越关注各项投入是否能够发挥其应有作用。

基本公共卫生服务项目的绩效评价是对整个项目进行系统性评估，可以客观衡量项目的成效。按照《卫生部　财政部关于加强基本公共卫生服务项目绩效考核的指导意见》的要求，加强基本公共卫生服务项目考核工作。考核对象包括按照规定承担基本公共卫生服务的基层医疗卫生机构和其他医疗卫生机构，基层医疗卫生机构包括社区卫生服务中心（站）、乡镇卫生院、村卫生室等。考核内容包括9类基本公共卫生服务项目的数量和质量，地方根据当地经济社会发展状况、面临的主要公共卫生问题等增补制订的基本公共卫生服务项目数量和质量，社会效果即城乡居民对基本公共卫生服务的知晓率和满意度等。从2011年开始，原国家卫生计生委联合财政部，连续多年委托第三方对各地基本公共卫生服务项目开展情况进行考核。两部委联合组织开展"国考"，每年抽查考核一定数量的省（区、市），考核范围覆盖全部省、自治区和直辖市及新疆生产建设兵团。为支持地方开展考核工作，2012年起专门设立中央补助地方基本公共卫生服务考核资金。2015年，为进一步规范国家基本公共卫生服务项目绩效考核工作，国家卫生计生委、财政部、国家中医药局制定了《国家基本公共卫生服务项目绩效考核指导方案》（国卫办基层发〔2015〕35号），细化了省级、地市级以及县国家基本公共卫生服务项目绩效考核指标体系。

二、国家基本公共卫生服务项目绩效评价的意义

开展科学的绩效评价，对加强政府绩效管理，推动资金合理分配，提高基层公共卫生人员积极性，推动国家基本公共卫生服务项目长期可持续发展有重要意义。

1. 开展国家基本公共卫生服务项目绩效评价有助于促进绩效管理，提高资金使用效益。实施绩效评价能够帮助政府掌握项目的执行情况，并以此作为财政部门对各预算实施主体绩效目标未达成进行问责的客观依据。国家基本公共卫生服务项目绩效评价能够推动各地的绩效管理工作，提高其高效执行项目的相关政策，有利于项目方案的落地。目前，多地政府都出台了针对项目工作或专项资金的考核办法，并将绩效评价结果与专项经费的分配直接挂钩，根据卫生行政部门和财政部门的绩效评价结果结算项目资金并拨付至项目实施单位，以发挥项目经费的最大效益。

2. 开展国家基本公共卫生服务项目绩效评价有助于推动项目的可持续发展，提升项目的服务质量。绩效评价能够反映国家基本公共卫生服务项目工作的阶段性成果。按绩效评价结果进行资金补助分配，既推动了资金的合理配置，又提高了基层人员的积极性，不断激励着公共卫生人员更好地向公民提供优质服务。同时，承担项目的不同地区、不同机构之间进行横向比较，也更容易发现自身在项目工作中存在的不足，通过相互学习，有助于各项目主体不断改进自己短板，增强竞争力，进一步推动项目的可持续发展。

3. 开展国家基本公共卫生服务项目绩效评价有助于丰富和发展项目评价理论，进一步完善项目管理工作。实施绩效评价有助于不断完善评价方法和指标体系，促进绩效评价理论的丰富和发展。绩效

考评结果与经费挂钩机制的建立加强了服务过程的管理，确立了项目服务过程、结果和经费保障之间有机结合的管理理念。通过科学的评价，分析项目开展过程中各评价指标值的变化情况，有利于及时发现问题和缺陷，有利于相关政策和措施的完善，让项目内容的设置更有针对性，还能指导各基层卫生机构标准化、规范化的开展项目。

三、国家基本公共卫生服务项目绩效评价的主要依据

绩效评价工作严格遵守国家有关法律、法规和相关政策要求。地方考评还应当符合本省（区、市）卫生、财政和中医药部门制定的有关政策。

（一）深化医药卫生体制改革相关文件

深化医药卫生体制改革相关文件包括《中共中央 国务院关于深化医药卫生体制改革的意见》、《关于促进基本公共卫生服务逐步均等化的意见》（卫妇社发〔2009〕70号）、《关于做好流动人口基本公共卫生计生服务的指导意见》（国卫流管发〔2014〕82号），以及各地结合当地实际情况下发的地方深化医药卫生体制改革通知、要求等。

（二）绩效评价相关文件

绩效评价相关文件包括《关于印发国家基本公共卫生服务项目绩效考核指导方案的通知》（国卫办基层发〔2015〕35号）、《关于印发中医药健康管理服务规范的通知》（国卫基层发〔2013〕7号）、《国家卫生计生委办公厅关于印发结核病患者健康管理服务规范的通知》（国卫办基层函〔2015〕880号）、《国家基本公共卫生服务规范（第三版）》《国家基层高血压防治管理指南（2020版）》《国家基层糖尿病防治管理指南（2022版）》，以及各地结合据当地情况制定的绩效考评指导意见和/或方案等。

（三）资金管理相关文件

资金管理相关文件包括《基本公共卫生服务补助资金管理办法》（财社〔2022〕31号）、《财政部卫生部关于印发基层医疗卫生机构财务制度的通知》（财社〔2010〕307号），以及各地结合实际制定下发的资金管理要求等。

（四）其他相关文件

国家及地方印发的关于做好国家基本公共卫生服务项目工作的通知、开展绩效考核的通知及其他相关文件。如《国家卫生健康委办公厅关于县级疾病预防控制等专业公共卫生机构指导基层开展基本公共卫生服务的通知》（国卫办疾控函〔2019〕817号）、《关于做好2023年基本公共卫生服务工作的通知》（国卫基层发〔2023〕20号）、《财政部 国家卫生健康委关于下达2023年基本公共卫生服务补助资金预算的通知》（财社〔2023〕36号）等。

四、国家基本公共卫生服务项目绩效评价的原则

（一）公平、公正、公开

应明确考核评价的程序、内容、标准，所有按照规定承担基本公共卫生服务项目的医疗卫生机构均要纳入考核范围，考核程序、内容、标准、依据及安排应当事先公布，被考核地区和机构抽取要公

平合理，考核结果要客观、真实地反映基本公共卫生服务项目任务实施和进展情况，考核办法和考核结果要以适当方式向社会公开，自觉接受监督。

（二）科学可行、严谨规范

应采用定量和定性相结合、全面考核与重点考核相结合、日常考核与定期考核相结合、单项考核与综合考核相结合、机构考核与服务考核相结合的考核办法，准确、合理地评价基本公共卫生服务项目的绩效情况。考核方案要根据当地实际调整完善，考核指标要进行严格论证，应当具有科学性和可操作性。同时，要加强对考核组成员的培训和强化考核过程的质控，规范考核程序，不断提高考核质量。

（三）适时调整，突出重点

要按照国家卫生健康委、财政部和国家中医药管理局每年制定的国家基本公共卫生服务项目内容、工作要求和当地实际情况，适时调整，对当年增加的项目内容，要及时纳入本年度项目绩效评价考核指标。在全面考核的基础上，要加大对重点和难点工作的考核力度。

（四）逐级考核、县级为主

各级卫生、财政和中医药部门要切实加强对下级考核工作的指导和监管，通过对考核结果的抽查和复核，促进绩效评价工作不断规范。要强化县级考核的主体责任，县级对基层医疗卫生机构考核的结果经复核后可计入国家及地方绩效考核的最终成绩，形成基层机构自查、县级全面考核、市级及以上抽查复核的绩效考核格局。

（五）奖罚并重、跟踪整改

要坚持考核结果与补助经费挂钩，考核结果好的奖励，落后的适当扣减补助经费。各级卫生、财政部门，以及承担基本公共卫生服务的基层医疗卫生机构和其他医疗卫生机构，要根据考核发现的问题，及时整改，举一反三，持续改进项目工作。

五、国家基本公共卫生服务项目绩效评价的对象

（一）省级、地市级绩效评价的对象

省级、地市级绩效评价的对象主要包括辖区各级卫生计生、财政和中医药部门，各类专业公共卫生机构及其他相关项目指导机构，承担国家基本公共卫生服务项目的基层医疗卫生机构（城市社区卫生服务机构、乡镇卫生院、村卫生室）和其他相关服务提供机构。

（二）县级绩效评价的对象

县级绩效评价的对象主要包括辖区各类专业公共卫生机构及其他相关项目指导机构，承担国家基本公共卫生服务项目的基层医生卫生机构（城市社区卫生服务机构、乡镇卫生院、村卫生室）和其他相关服务提供机构。

六、国家基本公共卫生服务项目绩效评价的内容和指标体系

绩效评价主要针对上一年度国家基本公共卫生服务项目实施情况。现场考核实行百分制，评价内

容和指标体系主要包括组织管理、资金管理、项目执行、项目效果四部分。省级和市级组织的现场考核中，四部分参考分值分别为15分、15分、45分和25分；县级考核中，四部分分值分别为10分、10分、55分和25分。各地可根据实际情况，针对重点工作和薄弱环节，适当增加三级考核指标，适当调整各部分和各指标的分值。

（一）组织管理

组织管理主要由管理体系、管理落实、绩效考核等二级指标构成。具体评价内容如下。

1. 各级卫生计生、财政和中医药行政部门的项目管理和协调机制建设、信息系统建设和使用、人员培训、项目宣传推广、问题整改、绩效考核组织实施等情况。

2. 各类专业公共卫生机构及其他相关项目指导机构的职责分工和落实、人员培训情况。

3. 基层医疗卫生机构及其他相关服务提供机构的职责分工和落实、信息系统建设和使用、人员培训、项目宣传、绩效考核工作落实等情况。

（二）资金管理

资金管理主要由预算安排、预算执行、财务管理等二级指标构成。具体评价内容如下。

1. 各级财政部门的资金预算安排、资金拨付等情况。

2. 各级卫生行政部门补助资金拨付、工作经费安排等情况。

3. 基层医疗卫生机构及其他相关服务提供机构的预算执行、财务管理等情况。

（三）项目执行

项目执行主要由健康档案、健康教育、预防接种、0～6岁儿童健康管理、孕产妇健康管理、老年人健康管理、高血压患者健康管理、糖尿病患者健康管理、严重精神障碍患者健康管理、传染病及突发公共卫生事件报告和处置服务、卫生计生监督协管服务、中医药健康管理服务等二级指标构成。具体评价内容为基层医疗卫生机构以及其他相关服务提供机构完成工作任务的情况，包括服务数量和服务质量。

（四）项目效果

项目效果主要由健康档案应用、重点人群管理效果、知晓率与满意度等二级指标构成。具体评价内容如下。

1. 基层医疗卫生机构及其他相关服务提供机构的健康档案动态使用、重点人群健康管理效果、居民知晓率、服务对象满意度、基层医务人员满意度等情况，反映基本公共卫生服务项目取得的成效。

2. 鼓励地方开展对项目管理和实施中的创新点、工作亮点的考核，开展对政府购买服务试点的考核，创新和完善服务模式，探索政府购买服务项目的管理方式。

七、国家基本公共卫生服务项目绩效评价的方式和方法

（一）评价方式

国家基本公共卫生服务项目实行属地管理，在绩效评价中采取分级考核。

1. 国家级实施抽查考核，根据项目工作重点、难点和上年度考核情况，从指标体系中选择部分指标进行抽样考核，并对地方考核结果进行复核。

2. 省、市、县级卫生计生、财政和中医药部门根据国家指导方案，结合本地实际，制订辖区内基本公共卫生服务项目绩效考核方案，分级组织考核工作，明确负责绩效考核的机构和具体人员，充分发挥公共卫生专业机构及其他项目指导机构的作用，积极推进第三方考核机制的建立。

3. 承担基本公共卫生服务项目的基层医疗卫生机构应当进一步健全内部绩效考核制度，乡镇卫生院和社区卫生服务中心要加强对村卫生室和社区卫生服务站的考核，形成有效的激励约束机制，促进项目工作任务落实。

（二）范围和频次

1. 省级对地市级、地市级对县级的年度考核均应当覆盖100%的辖区。省级考核时，对每个被考核市至少抽查2个县区，对每个被考核县区至少抽查2个基层医疗卫生机构。地市级考核时，对每个被考核县区至少抽查2个基层医疗卫生机构。省级、地市级考核每年至少开展1次，省级考核工作应当在每年5月底前完成，考核结果及时报送国家卫生计生委和财政部。

2. 县级对基层医疗卫生机构每年考核的覆盖面应当达到100%，并按照指标体系进行全面考核，在农村地区至少抽查20%的村卫生室。县级考核至少每半年开展1次，考核结果应当及时报送上级卫生、财政部门。

（三）具体方法

现场考核一般采取听取汇报、查阅资料、现场核查、问卷调查、电话访谈、入户访谈等形式进行。电话调查可委托第三方开展，也可以根据实际情况，由现场考核组同步实施。

八、国家基本公共卫生服务项目绩效评价的步骤

（一）制定考核方案

各级制定本地区年度绩效考核方案，明确考核的具体内容、方法、时间和结果应用方式等，制定考核指标和考核标准，并提前公布。原则上地方考核指标应当不少于国家基本公共卫生服务项目绩效考核指标体系的内容，考核标准不低于国家要求，考核方法要具有可操作性。

（二）确定考核样本

组织抽查考核时，要按照随机抽样原则抽取样本县区、样本机构，以及相关的健康管理档案、服务对象等。

（三）组织考核人员

明确考核人员遴选标准，建立相对稳定的考核队伍，包括从事卫生管理、财务管理、公共卫生、中医药、基层医疗卫生等专业，具有基本公共卫生服务项目相关管理、服务工作经验，责任心强，具有协作精神的人员。根据考核覆盖范围，组成考核组。认真开展考核前培训，使考核人员明确职责和任务，熟悉考核工作要求，统一考核标准。

（四）收集考核材料

现场考核前，应当明确通知被考核地区、机构需准备的相关文件、报告、项目工作进展情况、居民健康档案、资金发文通知、财务管理资料、会计核算资料等材料。提前收集和分析被考核地区的自

查考核报告、自查考核数据、相关人口数据和卫生数据等基础资料，了解项目工作基本情况。

（五）实施现场考核

现场考核包括现场抽样、现场核查、考核评分、反馈交流和质量控制五个环节。

1. 现场抽样 按照考核方案要求，抽取被考核地区和基层医疗卫生机构。

2. 现场核查 听取被考核地区卫生行政部门的项目进展汇报，按照考核方案要求，查阅和收集有关考核情况。在被考核机构，按照考核方案要求，查阅、核查和收集项目管理、资金管理、项目执行的有关文件、数据、问题整改情况和其他相关资料。随机抽取各类健康管理档案，使用相应工具表，核查服务数量和服务质量，核实年度补助资金落实、使用和管理情况。通过问卷调查、访谈等形式，考核基层医务人员培训效果，了解居民知晓率、服务对象满意度等服务效果。应完整、准确地记录所有原始数据和核查情况，对重要数据和资料，通过复印、拍照、收集原件或电子版等方式留存，以备复核。

3. 考核评分 采用相应工具表，对各考核指标进行评分。

4. 反馈交流 及时与被考核地区、机构进行反馈交流，对于有争议的问题，应由被考核地区、机构提供相应的证明材料。

5. 质量控制 现场考核要严格遵循考核方案，遵守工作纪律，实事求是地反映项目开展情况。加强质量控制，制作和使用统一的考核工具表，设立核心专家组，统一解答相关技术问题。各考核组要设立质控员，对考核数据、考核材料的完整性、客观性进行复核。

（六）分析和总结

现场考核结束后，要及时组织专人对考核材料的完整性、准确性、可信性进行整体复核，校正或清理错误的数据，补全不完整的材料。汇总、分析考核数据，形成考核报告。整理、保存考核过程资料，总结考核工作的经验、存在的问题，形成年度考核工作总结。

九、国家基本公共卫生服务项目绩效评价的结果应用

（一）及时公布绩效评价结果

各地要实行考核结果通报制度，及时向上级卫生和财政部门报送考核结果和应用情况，并及时向被考核地区或机构通报考核结果。国家卫生健康委员会、财政部向各省（区、市）卫生健康委员会、财政厅/局通报国家级考核结果，并抄送各省级医改办。

（二）将考核评价结果与补助经费挂钩

各地均应当建立将考核结果与补助经费挂钩的奖惩机制，对考核优秀的县区及基层医疗卫生机构给予奖励，对考核不合格的相应扣减补助经费。合理确定奖惩分数线，原则上奖励分数线应当不低于95分，具体标准各地可结合考核实际情况确定。中央财政将国家级考核结果作为奖励或扣减补助经费的重要依据，对考核优秀的省份予以奖励，对考核不合格的省份按比例扣减补助经费，扣减部分由各省地方财政补足。

（三）落实问题整改

各级卫生和财政部门应当建立对考核中发现问题的整改机制，深入分析问题产生的原因，采取有

效措施，防止类似问题再度出现，切实发挥绩效考核对项目实施的促进作用。

知识拓展

健全"以健康为中心"服务模式，推进国家基本公共卫生服务项目发展

浙江省分别于2005年和2007年启动"农民健康工程"和"城市社区公共卫生服务项目"，率先进行基本公共卫生服务探索。2009年整合农村和城市公共卫生服务项目，把落实基本公共卫生服务项目作为落实医改重点工作任务深入推进。2016年将相关要求列入《健康浙江2030行动纲要》。并从2018年开始明确将项目执行情况作为健康浙江考核的必备指标。通过履行政府治理侧职责，不断完善健全省各级项目管理组织。

资料来源：浙江省卫生健康委.我省基本公共卫生服务项目绩效评价再获第一.https://mp.weixin.qq.com/s?__biz=MzAxNTA5NDI5Mw==&mid=2655444453&idx=1&sn=048c1fa12ca58f699067e4e3c908e2fa&chksm=803b3a9fb74cb389f4d5c48d25b8b2bf091a3d69456508f8e7c3fce1f660c7720830fa103eed&scene=27%EF%BC%9Bhttps://mp.weixin.qq.com/s?__biz=MzAxNTcwNjMzNw==&mid=2651482931&idx=1&sn=c456655ff7a0c5d809b31e874b249fd0&chksm=81efe194b85fd03e477fc57bd51241520507b127df69523437a6bf1c8902765f1553ed3e433c&scene=27.

本章小结		教学课件

拓展练习及参考答案

（李雁楠）

参考文献

［1］曹雪涛. 医学免疫学［M］. 7版. 北京：人民卫生出版社，2018.

［2］国家心血管病中心国家基本公共卫生服务项目基层高血压管理办公室，国家基层高血压管理专家委员会. 国家基层高血压防治管理指南2020版［J］. 中国医学前沿杂志（电子版），2021，13（04）：26-37.

［3］国务院第七次全国人口普查领导小组办公室. 2020年第七次全国人口普查主要数据［M］. 北京：中国统计出版社，2021.

［4］郝伟，陆林. 精神病学［M］. 8版. 北京：人民卫生出版社，2018.

［5］黎海芪. 实用儿童保健学［M］. 2版. 北京：人民卫生出版社，2022.

［6］陆林，沈渔邨. 精神病学［M］. 6版. 北京：人民卫生出版社，2017.

［7］聂建亮，董子越.“三孩”政策：积极影响、多重障碍与因应策略［J］. 广州大学学报（社会科学版），2021，20（06）：77-84.

［8］秦江梅. 国家基本公共卫生服务项目进展［J］. 中国公共卫生，2017，33（09）：1289-1297.

［9］孙涛，何清湖，朱嵘，等. 中医亚健康状态分类指南［J］. 世界中西医结合杂志，2022，17（09）：1891-1893＋1898.

［10］王金勇，沈必成，王轶楠. 基本公共卫生服务实务［M］. 北京：中国医药科技出版社，2023.

［11］王陇德. 健康管理师基础知识［M］. 2版. 北京：人民卫生出版社. 2013.

［12］王卫平，孙锟，常立文. 儿科学［M］. 9版. 北京：人民卫生出版社，2018.

［13］王永红，史卫红，静香芝. 基本公共卫生服务实［M］，北京：化学工业出版社，2020.

［14］谢幸，孔北华，段涛. 妇产科学［M］. 9版. 北京：人民卫生出版社，2014.

［15］熊庆，王临虹，妇女保健［M］. 2版. 北京：人民卫生出版社，2018.

［16］徐薪蓉，汤秋勤，朱叶，等. 三孩政策下妇幼保健服务新需求预测分析［J］. 黑龙江科学，2022，13（17）：14-16.

［17］杨柳清，代爱英，刘明清. 基本公共卫生服务实务［M］. 北京：北京大学医学出版社，2021.

［18］中国食品科学技术学会. 生命早期1000天大脑发育与营养科学证据［J］. 中国食品学报，2023，23（10）：403-419.

［19］ZHANG M，SHI Y，ZHOU B，et al.，Prevalence，awareness，treatment，and control of hypertension in China，2004-18：findings from six rounds of a national survey［J］. BMJ，2023，380：e071952.

附录A 0～6岁儿童健康管理相关图表

表A-1 新生儿家庭访视记录表

姓名： 编号□□□-□□□□□

性别	1男 2女 9未说明的性别 0未知的性别 □		出生日期	□□□□ □□ □□	
身份证号			家庭住址		
父亲	姓名	职业	联系电话		出生日期
母亲	姓名	职业	联系电话		出生日期
出生孕周 周			母亲妊娠期患病情况 1无 2糖尿病 3妊娠期高血压 4其他		
助产机构名称：			出生情况 1顺产 2胎头吸引 3产钳 4剖宫 5双多胎 6臀位 7其他 □/□		
新生儿窒息 1无 2有 （Apgar评分：1分钟 5分钟 不详） □			畸型 1无 2有 □		
新生儿听力筛查：1通过 2未通过 3未筛查 4不详 □					
新生儿疾病筛查：1未进行 2检查均阴性 3甲低 4苯丙酮尿症 5其他遗传代谢病 □/□					
新生儿出生体重 kg		目前体重 kg		出生身长 cm	
喂养方式 1纯母乳 2混合 3人工 □		吃奶量 每次___ml		吃奶次数 次/日	
呕吐 1无 2有 □		大便 1糊状 2稀 3其他 □		大便次数 次/日	
体温 ℃		心率 次/分钟		呼吸频率 次/分钟	
面色1红润 2黄染 3其他_____ □			黄疸部位1无 2面部 3躯干 4四肢 5手足 □/□/□/□		
前囟___cm×___cm 1正常 2膨隆 3凹陷 4其他 □					
眼睛 1未见异常 2异常 □			四肢活动度 1未见异常 2异常 □		
耳外观 1未见异常 2异常 □			颈部包块 1无 2有 □		
鼻 1未见异常 2异常 □			皮肤 1未见异常 2湿疹 3糜烂 4其他 □		
口腔 1未见异常 2异常 □			肛门 1未见异常 2异常 □		
心肺听诊 1未见异常 2异常 □			胸部 1未见异常 2异常 □		
腹部触诊 1未见异常 2异常 □			脊柱 1未见异常 2异常 □		
外生殖器 1未见异常 2异常 □					
脐带 1未脱 2脱落 3脐部有渗出 4其他 □					
转诊建议 1无 2有 原因： 机构及科室： □					
指导 1喂养指导 2发育指导 3防病指导 4预防伤害指导 5口腔保健指导 6其他 □/□/□/□					
本次访视日期 年 月 日			下次随访地点		
下次访视日期 年 月 日			随访医生签名		

表A-2 1～8月龄儿童健康检查记录表

姓　名：　　　　　　　　　　　　　　　　　　　　　　　　　　　　　　　　　　　　　　　编号□□□-□□□□□

月龄		满月	3月龄	6月龄	8月龄
随访日期					
体重/kg		＿＿＿上 中 下	＿＿＿上 中 下	＿＿＿上 中 下	＿＿＿上 中 下
身长/cm		＿＿＿上 中 下	＿＿＿上 中 下	＿＿＿上 中 下	＿＿＿上 中 下
头围/cm					
体格检查	面色	1红润 2黄染 3其他	1红润 2黄染 3其他	1红润 2其他	1红润 2其他
	皮肤	1未见异常 2异常	1未见异常 2异常	1未见异常 2异常	1未见异常 2异常
	前囟	1闭合 2未闭 ＿＿cm×＿＿cm	1闭合 2未闭 ＿＿cm×＿＿cm	1闭合 2未闭 ＿＿cm×＿＿cm	1闭合 2未闭 ＿＿cm×＿＿cm
	颈部包块	1有 2无	1有 2无	1有 2无	—
	眼睛	1未见异常 2异常	1未见异常 2异常	1未见异常 2异常	1未见异常 2异常
	耳	1未见异常 2异常	1未见异常 2异常	1未见异常 2异常	1未见异常 2异常
	听力	—	—	1通过 2未通过	—
	口腔	1未见异常 2异常	1未见异常 2异常	出牙数＿＿（颗）	出牙数＿＿（颗）
	胸部	1未见异常 2异常	1未见异常 2异常	1未见异常 2异常	1未见异常 2异常
	腹部	1未见异常 2异常	1未见异常 2异常	1未见异常 2异常	1未见异常 2异常
	脐部	1未脱 2脱落 3脐部有渗出 4其他	1未见异常 2异常	—	—
	四肢	1未见异常 2异常	1未见异常 2异常	1未见异常 2异常	1未见异常 2异常
	可疑佝偻病症状	—	1无 2夜惊 3多汗 4烦躁	1无 2夜惊 3多汗 4烦躁	1无 2夜惊 3多汗 4烦躁
	可疑佝偻病体征	—	1无 2颅骨软化	1无 2肋串珠 3肋软骨沟 4鸡胸 5手足镯 6颅骨软化 7方颅	1无 2肋串珠 3肋软骨沟 4鸡胸 5手足镯 6颅骨软化 7方颅
	肛门/外生殖器	1未见异常 2异常	1未见异常 2异常	1未见异常 2异常	1未见异常 2异常
	血红蛋白值	—	—	＿＿＿＿g/L	＿＿＿＿g/L
户外活动		＿＿＿＿小时/日	＿＿＿＿小时/日	＿＿＿＿小时/日	＿＿＿＿小时/日
服用维生素D		＿＿＿＿IU/日	＿＿＿＿IU/日	＿＿＿＿IU/日	＿＿＿＿IU/日
发育评估		—	1.对很大声音没有反应 2.逗引时不发音或不会微笑 3.不注视人脸，不追视移动人或物品 4.俯卧时不会抬头	1.发音少，不会笑出声 2.不会伸手抓物 3.紧握拳松不开 4.不能扶坐	1.听到声音无应答 2.不会区分生人和熟人 3.双手间不会传递玩具 4.不会独坐
两次随访间患病情况		1无 2肺炎＿＿次 3腹泻＿＿次 4外伤＿＿次 5其他	1无 2肺炎＿＿次 3腹泻＿＿次 4外伤＿＿次 5其他	1无 2肺炎＿＿次 3腹泻＿＿次 4外伤＿＿次 5其他	1无 2肺炎＿＿次 3腹泻＿＿次 4外伤＿＿次 5其他
转诊建议		1无 2有 原因： 机构及科室：	1无 2有 原因： 机构及科室：	1无 2有 原因： 机构及科室：	1无 2有 原因： 机构及科室：
指导		1科学喂养 2生长发育 3疾病预防 4预防伤害 5口腔保健 6其他	1科学喂养 2生长发育 3疾病预防 4预防伤害 5口腔保健 6其他	1科学喂养 2生长发育 3疾病预防 4预防伤害 5口腔保健 6其他	1科学喂养 2生长发育 3疾病预防 4预防伤害 5口腔保健 6其他
下次随访日期					
随访医生签名					

表A-3　12～30月龄儿童健康检查记录表

姓　名：　　　　　　　　　　　　　　　　　　　　　　　　　　　　　　　　　编号□□□-□□□□□

月（年）龄		12月龄	18月龄	24月龄	30月龄
随访日期					
体重/kg		＿＿＿上 中 下	＿＿＿上 中 下	＿＿＿上 中 下	＿＿＿上 中 下
身长（高）/cm		＿＿＿上 中 下	＿＿＿上 中 下	＿＿＿上 中 下	＿＿＿上 中 下
体格检查	面色	1红润　2其他	1红润　2其他	1红润　2其他	1红润　2其他
	皮肤	1未见异常　2异常	1未见异常　2异常	1未见异常　2异常	1未见异常　2异常
	前囟	1闭合　2未闭 ＿＿＿cm×＿＿＿cm	1闭合　2未闭 ＿＿＿cm×＿＿＿cm	1闭合　2未闭 ＿＿＿cm×＿＿＿cm	—
	眼睛	1未见异常　2异常	1未见异常　2异常	1未见异常　2异常	1未见异常　2异常
	耳外观	1未见异常　2异常	1未见异常　2异常	1未见异常　2异常	1未见异常　2异常
	听力	1通过　2未通过	—	1通过　2未通过	—
	出牙/龋齿数（颗）	/	/	/	/
	胸部	1未见异常　2异常	1未见异常　2异常	1未见异常　2异常	1未见异常　2异常
	腹部	1未见异常　2异常	1未见异常　2异常	1未见异常　2异常	1未见异常　2异常
	四肢	1未见异常　2异常	1未见异常　2异常	1未见异常　2异常	1未见异常　2异常
	步态	—	1未见异常　2异常	1未见异常　2异常	1未见异常　2异常
	可疑佝偻病体状	1无　　　2肋串珠 3肋软骨沟 4鸡胸　5手足镯 6"O"型腿 7"X"型腿	1无　　　2肋串珠 3肋软骨沟 4鸡胸　5手足镯 6"O"型腿 7"X"型腿	1无　　　2肋串珠 3肋软骨沟 4鸡胸　5手足镯 6"O"型腿 7"X"型腿	—
	血红蛋白值	—	＿＿＿g/L	—	＿＿＿g/L
户外活动		＿＿＿小时/日	＿＿＿小时/日	＿＿＿小时/日	＿＿＿小时/日
服用维生素D		＿＿＿IU/日	＿＿＿IU/日	＿＿＿IU/日	—
发育评估		1.呼唤名字无反应 2.不会模仿"再见"或"欢迎"动作 3.不会用拇指指对捏小物品 4.不会扶物站立	1.不会有意识叫"爸爸"或"妈妈" 2.不会按要求指人或物 3.与人无目光交流 4.不会独走	1.不会说3个物品的名称 2.不会按吩咐做简单事情 3.不会用勺吃饭 4.不会扶栏上楼梯/台阶	1.不会说2～3个字的短语 2.兴趣单一、刻板 3.不会示意大小便 4.不会跑
两次随访间患病情况		1无 2肺炎＿＿＿次 3腹泻＿＿＿次 4外伤＿＿＿次 5其他	1无 2肺炎＿＿＿次 3腹泻＿＿＿次 4外伤＿＿＿次 5其他	1无 2肺炎＿＿＿次 3腹泻＿＿＿次 4外伤＿＿＿次 5其他	1无 2肺炎＿＿＿次 3腹泻＿＿＿次 4外伤＿＿＿次 5其他
转诊建议		1无　2有 原因： 机构及科室：	1无　2有 原因： 机构及科室：	1无　2有 原因： 机构及科室：	1无　2有 原因： 机构及科室：
指导		1科学喂养 2生长发育 3疾病预防 4预防伤害 5口腔保健 6其他	1科学喂养 2生长发育 3疾病预防 4预防伤害 5口腔保健 6其他	1合理膳食 2生长发育 3疾病预防 4预防伤害 5口腔保健 6其他	1合理膳食 2生长发育 3疾病预防 4预防伤害 5口腔保健 6其他
下次随访日期					
随访医生签名					

表A-4 3～6岁儿童健康检查记录表

姓　名：　　　　　　　　　　　　　　　　　　　　　　　　　　　　　　　　编号□□□-□□□□□

月龄		3岁	4岁	5岁	6岁
随访日期					
体重/kg		＿＿＿上　中　下	＿＿＿上　中　下	＿＿＿上　中　下	＿＿＿上　中　下
身高/cm		＿＿＿上　中　下	＿＿＿上　中　下	＿＿＿上　中　下	＿＿＿上　中　下
体重/身高		＿＿＿上　中　下	＿＿＿上　中　下	＿＿＿上　中　下	＿＿＿上　中　下
体格发育评价		1正常　2低体重 3消瘦　4生长迟缓 5超重	1正常　2低体重 3消瘦　4生长迟缓 5超重	1正常　2低体重 3消瘦　4生长迟缓 5超重	1正常　2低体重 3消瘦　4生长迟缓 5超重
体格检查	视力	—			
	听力	1通过　2未过	—	—	—
	牙数（颗）/龋齿数	/	/	/	/
	胸部	1未见异常　2异常	1未见异常　2异常	1未见异常　2异常	1未见异常　2异常
	腹部	1未见异常　2异常	1未见异常　2异常	1未见异常　2异常	1未见异常　2异常
	血红蛋白值*	＿＿＿＿＿＿g/L	＿＿＿＿＿＿g/L	＿＿＿＿＿＿g/L	＿＿＿＿＿＿g/L
	其他				
发育评估		1.不会说自己的名字 2.不会玩"拿棍当马骑"等假想游戏 3.不会模仿画圆 4.不会双脚跳	1.不会说带形容词的句子 2.不能按要求等待或轮流 3.不会独立穿衣 4.不会单脚站立	1.不能简单叙说事情经过 2.不知道自己的性别 3.不会用筷子吃饭 4.不会单脚跳	1.不会表达自己的感受或想法 2.不会玩角色扮演的集体游戏 3.不会画方形 4.不会奔跑
两次随访间患病情况		1无 2肺炎＿＿＿次 3腹泻＿＿＿次 4外伤＿＿＿次 5其他	1无 2肺炎＿＿＿次 3腹泻＿＿＿次 4外伤＿＿＿次 5其他	1无 2肺炎＿＿＿次 3腹泻＿＿＿次 4外伤＿＿＿次 5其他	1无 2肺炎＿＿＿次 3腹泻＿＿＿次 4外伤＿＿＿次 5其他
转诊建议		1无　2有 原因： 机构及科室：	1无　2有 原因： 机构及科室：	1无　2有 原因： 机构及科室：	1无　2有 原因： 机构及科室：
指导		1科学喂养 2生长发育 3疾病预防 4预防伤害 5口腔保健 6其他	1科学喂养 2生长发育 3疾病预防 4预防伤害 5口腔保健 6其他	1合理膳食 2生长发育 3疾病预防 4预防伤害 5口腔保健 6其他	1合理膳食 2生长发育 3疾病预防 4预防伤害 5口腔保健 6其他
下次随访日期					
随访医生签名					

男童生长发育监测图

女童生长发育监测图

附录B 重庆市孕产妇产检流程

时间安排	常规保健	必查项目	备查项目	健康教育及指导
孕6～12^{+6}周	1. 建立《重庆市母子健康手册》 2. 确定孕周，推算预产期 3. 评估孕期高危因素 4. 血压、体质量和体重指数 5. 妇科检查 6. 胎心率（孕12周左右）	1. 血常规 2. 尿常规 3. 血型（ABO和Rh） 4. 空腹血糖水平 5. 肝功能 6. 肾功能 7. 乙肝、梅毒、HIV检测 8. 珠蛋白生成障碍性贫血筛查 9. 孕早期超声检查（确定宫内妊娠和孕周）	1. 丙型肝炎（HCV）筛查 2. 抗D效价（Rh血型阴性者） 3. 75g OGTT（高危孕妇） 4. 甲状腺功能检测 5. 血清铁蛋白（血红蛋白＜110g/L者） 6. 结核菌素（PPD）试验（高危孕妇） 7. 子宫颈细胞学检查（孕前12个月未检查者） 8. 子宫颈分泌物检测淋球菌和沙眼衣原体（高危孕妇或有症状者） 9. 细菌性阴道病检测（有症状或早产史者） 10. 孕早期胎儿染色体非整倍体母体血清学筛查（10～13^{+6}周） 11. 孕11～13周超声检查（测量胎儿NT厚度） 12. 孕10～13^{+6}周绒毛穿刺取样术（高危孕妇） 13. 心电图	1. 流产的认识和预防 2. 营养和生活方式的指导 3. 避免接触有毒、有害物质和宠物 4. 慎用药物 5. 改变不良生活方式；避免高强度工作，高噪声环境和家庭暴力 7. 保持心理健康 8. 补充叶酸或含叶酸的复合维生素
孕13～19^{+6}周	1. 分析首次产前检查结果 2. 血压、体质量 3. 宫底高度 4. 胎心率	无	1. 无创产前基因检测（孕12～22^{+6}周） 2. 孕中期胎儿染色体非整倍体母体血清学筛查（孕15～20周，最佳检测孕周为16～18周） 3. 羊膜腔穿刺检查胎儿染色体（16～22周、针对高危人群）	1. 流产的认识和预防 2. 妊娠生理知识 3. 营养和生活方式的指导 4. 孕中期胎儿染色体非整倍体筛查意义 5. 补铁 6. 补钙
孕20～24^{+6}周	1. 血压、体质量 2. 宫底高度 3. 胎心率	1. 胎儿系统超声筛查（孕20～24周） 2. 血常规 3. 尿常规	经阴道超声测量子宫颈长度（早产高危者）	1. 早产的认识和预防 2. 营养和生活方式的指导 3. 胎儿系统超声筛查
孕25～27^{+6}周	1. 血压、体质量 2. 宫底高度 3. 胎心率	1. 75g OGTT 2. 血常规 3. 尿常规	1. 抗D效价复查（Rh阴性者） 2. 子宫颈分泌物fFN检测（子宫颈长度20～30mm者）	1. 早产的认识和预防 2. 妊娠期糖尿病筛查的意义
孕28～32^{+6}周	1. 血压、体质量 2. 宫底高度 3. 胎心率 4. 胎位	1. 产科超声检查 2. 血常规 3. 尿常规	1. 肝功能 2. 肾功能 3. 心电图	1. 分娩方式指导 2. 开始注意胎动 3. 母乳喂养指导 4. 新生儿护理指导
孕33～36^{+6}周	1. 血压、体质量 2. 宫底高度 3. 胎心率 4. 胎位	尿常规	1. GBS筛查（孕35～37周） 2. 肝功能、血清胆汁酸检测（孕32～34周，怀疑ICP孕妇） 3. NST检查（孕32～34周以后） 4. 心电图复查（高危者）	1. 分娩前生活方式的指导 2. 分娩相关知识 3. 新生儿疾病筛查 4. 抑郁症的预防
孕37～41^{+6}周	1. 血压、体质量 2. 宫底高度 3. 胎心率 4. 胎位	1. 产科超声检查 2. NST检查（每周一次）	子宫颈检查（Bishop评分）	1. 分娩相关知识 2. 新生儿免疫接种指导 3. 产褥期指导 4. 胎儿宫内情况的监护 5. 孕≥41周，住院并引产

附录C 严重精神障碍患者管理服务相关表格

表C-1 严重精神障碍患者个人信息补充表

姓 名：　　　　　　　　　　　　　　　　　　　　　　　　　　　　　编号：

监护人姓名		与患者关系	
监护人住址		监护人电话	
辖区村（居）委会联系人、电话			
户别	1城镇　2农村		□
就业情况	1在岗工人　2在岗管理者　3农民　4下岗或无业　5在校学生 6退休　7专业技术人员　8其他　9不详		□
知情同意	1同意参加管理 0不同意参加管理 签字： 签字时间_____年_____月_____日		□
初次发病时间	_____年_____月_____日		
既往主要症状	1幻觉　2交流困难　3猜疑　4喜怒无常　5行为怪异　6兴奋话多　7伤人毁物 8悲观厌世　9无故外走　10自语自笑　11 孤僻懒散　12 其他 　　　　　　　　　　　□/□/□/□/□/□/□/□/□/□/□/□		
既往关锁情况	1无关锁　2关锁　3关锁已解除		□
既往治疗情况	门诊	1未治　2间断门诊治疗　3连续门诊治疗 首次抗精神病药治疗时间_____年_____月_____日	□
	住院	曾住精神专科医院/综合医院精神专科_____次	
目前诊断情况	诊断_____确诊医院_____确诊日期		
最近一次治疗效果	1临床痊愈　2好转　3无变化　4加重		□
危险行为	1轻度滋事____次　2肇事____次 3肇祸____次　　4其他危害行为____次 5自伤____次　　6自杀未遂____次 7无　　　　　　　　□/□/□/□/□/□/□		□
经济状况	1贫困，在当地贫困线标准以上　2非贫困		□
专科医生的意见（如果有请记录			
填表日期	年　　月　　日	医生签字	

填表说明：

1. 对于严重精神障碍患者，在建立居民健康档案时，除填写个人基本信息表外，还应填写此表。在随访中发现个人信息有所变更时，要及时变更。

2. 监护人姓名：法律规定的、目前行使监护职责的人。

3. 监护人住址及监护人电话：填写患者监护人目前的居住地址及可以随时联系的电话。

4. 初次发病时间：患者首次出现精神症状的时间，尽可能精确，可只填写到年份。

5. 既往主要症状：根据患者从第一次发病到填写此表之时的情况，填写患者曾出现过的主要症状。

6. 既往关锁情况：关锁指出于非医疗目的，使用某种工具（如绳索、铁链、铁笼等）限制患者的行动自由。

7. 既往治疗情况：根据患者接受的门诊和住院治疗情况填写。首次抗精神病药治疗时间，尽可能精确，可只填写到年份。若未住过精神专科医院或综合医院精神科，填写"0"，住过院的填写次数。

8. 目前诊断情况：填写患者目前所患精神疾病的诊断名称，并填写确诊医院名称和日期。

9. 临床痊愈：精神症状消失，自知力恢复。

10. 危险行为：根据患者从第一次发病到填写此表之时的情况，若未发生过，填写"0"；若发生过，填写相应的次数。

（1）轻度滋事：是指公安机关出警但仅作一般教育等处理的案情，例如患者打、骂他人或者扰乱秩序，但没有造成生命财产损害。

（2）肇事：是指患者的行为触犯了我国《治安管理处罚法》但未触犯《刑法》，例如患者有行凶伤人毁物等，但未导致被害人轻、重伤。

（3）肇祸：是指患者的行为触犯了《刑法》，属于犯罪行为。

11. 经济状况：指患者经济状况。贫困指低保户。

12. 专科医生意见：是指建档时由家属提供或患者原治疗医疗机构提供的精神专科医生的意见。如没有相关信息则填写"不详"。

表C-2 严重精神障碍患者随访服务记录表

姓　名：　　　　　　　　　　　　　　　　　　　　　　　　　　　　　编号：

随访日期	年　　月　　日			
本次随访形式	1门诊　　2家庭访视　3电话			□
若失访，原因	1外出打工　2迁居他处　3走失　4连续3次未到访　5其他			□
如死亡，日期和原因	死亡日期	年　　月　　日		
	死亡原因	1躯体疾病 ①传染病和寄生虫病　②肿瘤　③心脏病　④脑血管病 ⑤呼吸系统疾病　⑥消化系统疾病　⑦其他疾病　⑧不详		□
		2自杀　3他杀　4意外　5精神疾病相关并发症　6其他		□
危险性评估	0（0级）　1（1级）　2（2级）　3（3级）　4（4级）　5（5级）			□
目前症状	1幻觉　2交流困难　3猜疑　4喜怒无常　5行为怪异　6兴奋话多　7伤人毁物　8悲观厌世 9无故外走　10自语自笑　11孤僻懒散　12其他			□/□/□/□/□/□/□/□/□/□/□
自知力	1自知力完全　2自知力不全　3自知力缺失			□
睡眠情况	1良好　2一般　3较差			□
饮食情况	1良好　2一般　3较差			□
社会功能情况	个人生活料理	1良好　2一般　3较差		□
	家务劳动	1良好　2一般　3较差		□
	生产劳动及工作	1良好　2一般　3较差　9此项不适用		□
	学习能力	1良好　2一般　3较差		□
	社会人际交往	1良好　2一般　3较差		□
危险行为	1轻度滋事_____次　2肇事_____次　3肇祸_____次 4其他危害行为_____次　5自伤_____次　6自杀未遂_____次　7无			□
两次随访期间关锁情况	1无关锁　2关锁　3关锁已解除			□
两次随访期间住院情况	0未住院　1目前正在住院　2曾住院，现未住院 末次出院时间_____年_____月_____日			□
实验室检查	1无　2有			□
用药依从性	1按医嘱规律用药　2间断用药　3不用药　4医嘱勿需用药			□
药物不良反应	1无　2有_____　9此项不适用			□
治疗效果	1痊愈　2好转　3无变化　4加重　9此项不适用			□
是否转诊	1否　2是 转诊原因： 转诊至机构及科室：			□
用药情况	药物1：	用法：每日（月）　　次	每次剂量　　mg	
	药物2：	用法：每日（月）　　次	每次剂量　　mg	
	药物3：	用法：每日（月）　　次	每次剂量　　mg	
用药指导	药物1：	用法：每日（月）　　次	每次剂量　　mg	
	药物2：	用法：每日（月）　　次	每次剂量　　mg	
	药物3：	用法：每日（月）　　次	每次剂量　　mg	
康复措施	1生活劳动能力　2职业训练　3学习能力　4社会交往　5其他			□/□/□/□/
本次随访分类	1不稳定　2基本稳定　3稳定			□
下次随访日期	_____年_____月_____日	随访医生签名		

填表说明：

1. 目前症状：填写从上次随访到本次随访期间发生的情况。

2. 自知力：是患者对其自身精神状态的认识能力。

（1）自知力完全：患者精神症状消失，真正认识到自己有病，能透彻认识到哪些是病态表现，并认为需要治疗。

（2）自知力不全：患者承认有病，但缺乏正确认识和分析自己病态表现的能力。

（3）自知力缺失：患者否认自己有病。

3. 危险行为：填写从上次随访到本次随访期间发生的情况。若未发生过，填写"0"；若发生过，填写相应的次数。

4. 实验室检查：记录从上次随访到此次随访期间的实验室检查结果，包括在上级医院或其他医院的检查。

5. 用药依从性："规律"为按医嘱用药，"间断"为未按医嘱用药，用药频次或数量不足；"不用药"即为医生开了处方，但患者未使用此药；"医嘱勿需用药"为医生认为不需要用药。

6. 药物不良反应：如果患者服用的药物有明显的药物不良反应，应具体描述哪种药物，以及何种不良反应。

7. 本次随访分类：根据从上次随访到此次随访期间患者的总体情况进行选择。

8. 是否转诊：根据患者此次随访的情况，确定是否要转诊，若给出患者转诊建议，填写转诊医院的具体名称。

9. 用药情况：填写患者实际使用的抗精神病药物名称、用法和用量。

10. 用药指导：根据患者的总体情况，填写医生开具的患者需要使用的抗精神病药物名称、用法和用量。

11. 康复措施：根据患者此次随访的情况，给出应采取的康复措施，可以多选。

12. 下次随访日期：根据患者的情况确定下次随访时间，并告知患者及家属。

附录D 老年人中医药健康管理服务相关表格

表D-1 老年人中医药健康管理服务记录表

姓 名：

编号：

请根据近一年的体验和感觉，回答以下问题。	没有（根本不/从来没有）	很少（有一点/偶尔）	有时（有些/少数时间）	经常（相当/多数时间）	总是（非常/每天）
（1）您精力充沛吗？（指精神头足，乐于做事）	1	2	3	4	5
（2）您容易疲乏吗？（指体力如何，是否稍微活动一下或做一点家务劳动就感到累）	1	2	3	4	5
（3）您容易气短，接不上气吗？	1	2	3	4	5
（4）您说话声音低弱无力吗？（指说话没有力气）	1	2	3	4	5
（5）您感到闷闷不乐、情绪低落吗？（指心情不愉快，情绪低落）	1	2	3	4	5
（6）您容易精神紧张、焦虑不安吗？（指遇事是否心情紧张）	1	2	3	4	5
（7）您因为生活状态改变而感到孤独、失落吗？	1	2	3	4	5
（8）您容易感到害怕或受到惊吓吗？	1	2	3	4	5
（9）您感到身体超重不轻松吗？（感觉身体沉重）[BMI指数＝体重（kg）/身高^2（m）]	1（BMI＜24）	2（24≤BMI＜25）	3（25≤BMI＜26）	4（26≤BMI＜28）	5（BMI≥28）
（10）您眼睛干涩吗？	1	2	3	4	5
（11）您手脚发凉吗？（不包含因周围温度低或穿的少导致的手脚发冷）	1	2	3	4	5
（12）您胃脘部、背部或腰膝部怕冷吗？（指上腹部、背部、腰部或膝关节等，有一处或多处怕冷）	1	2	3	4	5
（13）您比一般人耐受不了寒冷吗？（指比别人容易害怕冬天或是夏天的冷空调、电扇等）	1	2	3	4	5
（14）您容易患感冒吗？（指每年感冒的次数）	1 一年＜2次	2 一年感冒2～4次	3 一年感冒5～6次	4 一年8次以上	5 几乎每月
（15）您没有感冒时也会鼻塞、流鼻涕吗？	1	2	3	4	5
（16）您有口黏口腻，或睡眠打鼾吗？	1	2	3	4	5
（17）您容易过敏（对药物、食物、气味、花粉或在季节交替、气候变化时）吗？	1 从来没有	2 一年1～2次	3 一年3～4次	4 一年5～6次	5 每次遇到上述原因都过敏
（18）您的皮肤容易起荨麻疹吗？（包括风团、风疹块、风疙瘩）	1	2	3	4	5

续　表

请根据近一年的体验和感觉，回答以下问题。	没有（根本不/从来没有）	很少（有一点/偶尔）	有时（有些/少数时间）	经常（相当/多数时间）	总是（非常/每天）
（19）您的皮肤在不知不觉中会出现青紫瘀斑吗？（指皮肤在没有外伤的情况下出现青一块紫一块的情况）	1	2	3	4	5
（20）您的皮肤一抓就红，并出现抓痕吗？（指被指甲或钝物划过后皮肤的反应）	1	2	3	4	5
（21）您皮肤或口唇干吗？	1	2	3	4	5
（22）您有肢体麻木或固定部位疼痛的感觉吗？	1	2	3	4	5
（23）您面部或鼻部有油腻感或者油亮发光吗？（指脸上或鼻子）	1	2	3	4	5
（24）您面色或目眶晦黯，或出现褐色斑块/斑点吗？	1	2	3	4	5
（25）您有皮肤湿疹、疮疖吗？	1	2	3	4	5
（26）您感到口干咽燥、总想喝水吗？	1	2	3	4	5
（27）您感到口苦或嘴里有异味吗？（指口苦或口臭）	1	2	3	4	5
（28）您腹部肥大吗？（指腹部脂肪肥厚）	1（腹围<80cm，相当于2.4尺）	2（腹围80～85cm，2.40～2.55尺）	3（腹围86～90cm，2.56～2.70尺）	4（腹围1～105cm，2.71～3.15尺）	5（腹围>105cm或3.15尺）
（29）您吃（喝）凉的东西会感到不舒服或者怕吃（喝）凉的东西吗？（指不喜欢吃凉的食物，或吃了凉的食物后会不舒服）	1	2	3	4	5
（30）您有大便黏滞不爽、解不尽的感觉吗？（大便容易粘在马桶或便坑壁上）	1	2	3	4	5
（31）您容易大便干燥吗？	1	2	3	4	5
（32）您舌苔厚腻或有舌苔厚的感觉吗？（如果自我感觉不清楚可由调查员观察后填写）	1	2	3	4	5
（33）您舌下静脉瘀紫或增粗吗？（可由调查员辅助观察后填写）	1	2	3	4	5

体质类型	气虚质	阳虚质	阴虚质	痰湿质	湿热质	血瘀质	气郁质	特禀质	平和质
体质辨识	1. 得分 2. 是 3. 倾向是	1. 得分 2. 是 3. 倾向是	1. 得分 2. 是 3. 倾向是	1. 得分 2. 是 3. 倾向是	1. 得分 2. 是 3. 倾向是	1. 得分 2. 是 3. 倾向是	1. 得分 2. 是 3. 倾向是	1. 得分 2. 是 3. 倾向是	1. 得分 2. 是 3. 基本是
中医药保健指导	1. 情志调摄 2. 饮食调养 3. 起居调摄 4. 运动保健 5. 穴位保健 6. 其他：	1. 情志调摄 2. 饮食调养 3. 起居调摄 4. 运动保健 5. 穴位保健 6. 其他：	1. 情志调摄 2. 饮食调养 3. 起居调摄 4. 运动保健 5. 穴位保健 6. 其他：	1. 情志调摄 2. 饮食调养 3. 起居调摄 4. 运动保健 5. 穴位保健 6. 其他：	1. 情志调摄 2. 饮食调养 3. 起居调摄 4. 运动保健 5. 穴位保健 6. 其他：	1. 情志调摄 2. 饮食调养 3. 起居调摄 4. 运动保健 5. 穴位保健 6. 其他：	1. 情志调摄 2. 饮食调养 3. 起居调摄 4. 运动保健 5. 穴位保健 6. 其他：	1. 情志调摄 2. 饮食调养 3. 起居调摄 4. 运动保健 5. 穴位保健 6. 其他：	1. 情志调摄 2. 饮食调养 3. 起居调摄 4. 运动保健 5. 穴位保健 6. 其他：
填表日期　　年　月　日				医生签名					

填表说明：

1. 该表采集信息时要能够反映老年人近一年来平时的感受，避免采集老年人的即时感受。

2. 采集信息时要避免主观引导老年人的选择。

3. 记录表所列问题不能空项，须全部询问填写。

4. 询问结果应在相应分值内划"√"，并将计算得分填写在相应空格内。

5. 体质辨识：医务人员应根据体质判定标准表（表D-2）进行体质辨识结果判定，偏颇体质为"是""倾向是"，平和质为"是""基本是"，并在相应选项上划"√"。

6. 中医药保健指导：请在所提供指导对应的选项上划"√"，可多选。其他指导请注明。

表 D-2　体质判定标准表

姓　名：　　　　　　　　　　　　　　　　　　　　　　　　　　　　　　　编号：

体质类型及对应条目	条　件	判定结果
气虚质（2）（3）（4）（14） 阳虚质（11）（12）（13）（29）	各条目得分相加≥11分	是
阴虚质（10）（21）（26）（31） 痰湿质（9）（16）（28）（32）	各条目得分相加9～10分	倾向是
湿热质（23）（25）（27）（30） 血瘀质（19）（22）（24）（33） 气郁质（5）（6）（7）（8） 特禀质（15）（17）（18）（20）	各条目得分相加≤8分	否
平和质（1）（2）（4）（5）（13） （其中，（2）（4）（5）（13）反向计分， 即1→5，2→4，3→3，4→2，5→1）	各条目得分相加≥17分， 同时其他8种体质得分都≤8分	是
	各条目得分相加≥17分， 同时其他8种体质得分都≤10分	基本是
	不满足上述条件者	否

填表说明：

1. 该表不用纳入居民的健康档案。

2. 体质辨识结果的准确性取决于接受服务者回答问题的准确程度，如果出现自相矛盾的问题回答，则会出现自相矛盾的辨识结果，需要提供服务者核对其问题回答的准确性。处理方案有以下几种。

（1）在回答问题过程中及时提醒接受服务者理解所提问题。

（2）出现两种及以上判定结果即兼夹体质是正常的，如气阴两虚，则两个体质都如实记录，以分数高的为主要体质进行指导。

（3）如果出现判定结果分数一致，则由中医师依据专业知识判定，然后进行指导。

（4）如果出现既是阴虚又是阳虚这样的矛盾判定结果，要返回查找原因，帮助老年人准确采集信息，必要时候由中医师进行辅助判定。

（5）如果出现每种体质都不是或者无法判断体质类型等情况，则返回查找原因，或需2周后重新采集填写。

附录E 0～36个月儿童中医药健康管理服务相关表格

表E-1 6～18个月儿童中医药健康管理服务记录表

姓 名：   编号□□□－□□□□□

月 龄	6月龄	12月龄	18月龄
随访日期			
中医药健康管理服务	1. 中医饮食调养指导 2. 中医起居调摄指导 3. 传授摩腹、捏脊方法 4. 其他：	1. 中医饮食调养指导 2. 中医起居调摄指导 3. 传授摩腹、捏脊方法 4. 其他：	1. 中医饮食调养指导 2. 中医起居调摄指导 3. 传授按揉迎香穴、足三里穴方法 4. 其他：
下次随访日期			
随访医生签名			

　　填表说明：中医药健康管理服务一栏，请在所提供服务对应的选项上划"√"，可多选。其他服务请注明。

表E-2 24～36个月儿童中医药健康管理服务记录表

姓 名：   编号□□□－□□□□□

月 龄	24月龄	30月龄	36月龄
随访日期			
中医药健康管理服务	1. 中医饮食调养指导 2. 中医起居调摄指导 3. 传授按揉迎香、足三里方法 4. 其他：	1. 中医饮食调养指导 2. 中医起居调摄指导 3. 传授按揉四神聪方法 4. 其他：	1. 中医饮食调养指导 2. 中医起居调摄指导 3. 传授按揉四神聪方法 4. 其他：
下次随访日期			
随访医生签名			

　　填表说明：中医药健康管理服务一栏，请在所提供服务对应的选项上划"√"，可多选。其他服务请注明。